电休克治疗的研究与临床应用

主 编 李媛媛 曾 勇 阮 冶
副主编 张 帆 周 莉

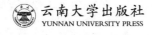
云南大学出版社
YUNNAN UNIVERSITY PRESS

图书在版编目（CIP）数据

电休克治疗的研究与临床应用/李媛媛，曾勇，阮
冶主编 . -- 昆明：云南大学出版社，2018
ISBN 978 - 7 - 5482 - 1272 - 0

Ⅰ. ①电… Ⅱ. ①李… ②曾… ③阮… Ⅲ. ①电休克
疗法 Ⅳ. ①R454.1

中国版本图书馆 CIP 数据核字（2019）第 001731 号

电休克治疗的研究与临床应用
李媛媛　曾　勇　阮　冶　主编

责任编辑：王翌沣
装帧设计：王婳一
出版发行：云南大学出版社
印　　装：云南荣德印务有限公司
开　　本：787 mm×1092 mm 1/16
印　　张：12.25
字　　数：200 千
版　　次：2021 年 1 月第 1 版
印　　次：2021 年 1 月第 1 次印刷
书　　号：ISBN 978 - 7 - 5482 - 1272 - 0
定　　价：49.80 元

社　　址：昆明市一二一大街182号（云南大学东陆校区英华园内）
邮　　编：650091
电　　话：(0871) 65033244　65031071
E - mail：market@ ynup. com
本书若有印装质量问题，请与印厂联系调换，联系电话：0871 - 65302051。

前　言

电休克疗法（ECT）在 1930 年后问世，是在原来认为在癫痫和精神分裂症之间不能同时发作的错误观念之上发展的。它原本打算用人工诱导癫痫发作的方法来改善精神分裂症的症状，然而试行后的结果却是，改善最明显的不是精神分裂症而是严重的抑郁症。起初诱发抽搐是采用药物戊四氮或用电流在脑内通过。现在用电流刺激诱发抽搐已成为常规，后来又出现了附加的简单麻醉和应用肌肉松弛剂，其治疗更为安全和可接受。

2014 年荷兰研究者发现，电休克疗法可用于清除大脑中的痛苦回忆，这项发现为治疗创伤后应激障碍症带来了新的希望。ECT 是重型抑郁快速有效的治疗手段，其效果比用丙咪嗪或苯乙肼等药物治疗的速度更快。治疗对象包括有高度自杀企图的病人、抑郁性木僵的病人或不能充分摄食维持机体需要而有生命危险的病人，以及有持续而严重的抑郁症，尽管进行了充分的抗抑郁剂治疗，仍极度忧伤，需要快速恢复的病人。ECT 亦适用于分娩后需要快速治疗，好去照料婴儿的患抑郁症的母亲。过去 ECT 除了用于治疗抑郁症，也用来控制躁狂症状，尤其是对药物治疗无效的患者。临床经验提示，ECT 还可以加快改善紧张性精神分裂症的症状和分裂情感性精神病的抑郁状态，其他类型的精神分裂症不属于 ECT 的治疗范围。

本书主要介绍 ECT 的发展历史，同时还进行了国内外 ECT 使用情况的比较。美国 72% 的精神科医师认为 ECT 安全、有效、经济，北欧国家使用 ECT 的精神科医师比例逐年增加，接受 ECT 的患者占精神疾病患者比例的 5% ~ 10%。国内的情况是，到 2005 年，我国各地卫生机构开展 ECT 的单位占全国精神卫生机构的 15%，不同地区有明显的差距，开展 ECT 的单位集中在沿海发达地区。

本书还对 ECT 的适应证进行分析，介绍了 ECT 治疗实施过程应注意的事项，以及操作的技术参数，明确了治疗的相关药物和使用注意事项，最后对电休克治疗流程进行了说明。

本书难免存在一定的局限性，存在很多值得商榷的地方，期待在使用过程中得到同行和广大读者的批评指正。

编　者

目　　录

第一章　电休克治疗及其发展历程

第一节　电休克治疗技术

一、电休克治疗简介

电休克疗法（ECT）是用适量的电流刺激中枢神经系统，使中枢神经系统特别是大脑皮层的电活动同步化，同时引起患者意识短暂丧失以达到治疗精神症状目的的一种治疗方法。

在 ECT 中，在病人头部使用电刺激可诱发癫痫大发作。现在，推荐在麻醉下再进行 ECT，可减少产生副作用（如骨折）的风险，并且增加其可接受性。病人在电休克治疗前，应使用快速起效的催眠剂和肌松剂麻醉。治疗通常是每周 3 次，门诊病人、住院病人皆可，总共进行 6 ~ 12 次治疗。以下情况可将 ECT 作为首选治疗方案，优先于药物治疗，但并非绝对：精神疾病的严重程度要求快速有效的治疗效果，其他治疗方法的风险高于 ECT 时，病人以前发病时对药物治疗反应差，却对 ECT 反应良好，病人倾向于 ECT 治疗。在其他情况下，通常会选择一种或多种药物治疗方案优先于 ECT 进行治疗，一旦失败才会选择 ECT。以下情况可能会选择 ECT 治疗：治疗耐受（引发因素涉及药物种类的选择、药物剂量、治疗持续时间以及药物的依从性），药物治疗的不良反应或副作用低于 ECT 时；病人的情况恶化需要更快速有效的治疗手段时。

治疗前手续在治疗开始前完成，临床医师必须说明心理和医学问题，如提及电休克治疗常常会引发病人和家属的严重焦虑；病人加家属必须接受关于电休克和其他治疗的好处及不良效应的教育，以及认识到不恰当治疗和严重抑郁发作的风险。当临床医师感到病人和家庭恰当地理解了这个程序后，病人和家属或监护人应签署知情同意书。治疗前评价应包括完整的麻醉史、躯体检查、心电图以及可能的实验室检查来排除电解质紊乱、心肺或神经系统的危险因素。

副反应与ECT相关的常见副作用：短暂的治疗意识混浊和记忆丧失。虽然在治疗的过程中，记忆会受到损伤几乎成定论，但是6个月的随访资料表明，几乎所有病人均恢复到了原来的认知水平；有些病人主诉持续的记忆困难，但是，单侧运用电刺激非优势大脑半球，并且用产生正方波电流的仪器取代正弦电波电流仪器，可以减少记忆损害的风险和严重程度。轻度心肌梗死病人在未留下后遗症的情况下，其六周后的复发率明显低于ECT并发的重度心梗六个月后的复发率。血管麻醉剂被认为会大大提高供血不足性心衰、瓣膜性心脏病以及不稳定心绞痛等发作的风险，通过药物控制可降低ECT治疗的风险。同样的风险也存在于患有血管性动脉瘤的患者身上，ECT治疗所导致的血管损伤会由于血压的突然升高而导致动脉瘤的破裂。对于中枢神经系统，理论上认为会刺激某些症状，如脑部肿瘤引起颅内压增高，且ECT引起的颅内压增高会导致脑疝，但在临床实践中很少发生。大部分严重的后果都是发生在过去ECT技术还不够完善的时候。脑肿瘤的类型和大小直接影响危险性的大小，体积小生长缓慢的肿瘤危险性就小。例如，一些病例报告ECT可成功治疗。

必须明确的是，每个病例最终的临床决定须依照风险/受益比来确定，大型脑肿瘤应尽量避免使用ECT，同样地，极少有小型稳固的脑膜瘤不依靠ECT治疗的。近期发生过脑梗的病人选用ECT治疗时会有一定的风险。有脑血管疾病的病人接受ECT治疗后血液动力会有相当的改善，因此很少会发生中风，无论是出血性还是缺血性的。严重呼吸系统的疾患会对ECT的治疗造成一定的困难，治疗前需要与麻醉师及其他相应的医师进行协商，例如在ECT治疗前进行气管扩张和给氧治疗。ECT治疗的病人如果有严重的心肺功能或其他组织器官疾病，在治疗时可能会有很高的危险性，因此在进行ECT的治疗前应尽可能地改善病人的身体状况。另外，除了病人本身的症状所带来的风险外，某些药物在体内的代谢也会给ECT的治疗带来一定的风险。

在并不存在绝对的临床禁忌证或有可能引发其他疾病甚至引起死亡的情况下仍然选择ECT作为治疗手段，是因为病人的精神状态甚为严重而ECT又是安全有效的治疗方法。ECT治疗前应进行仔细的风险评估，调整病人的身体状况，选择相应的ECT技术，以减少治疗的风险（以下特殊的临床状况可增加ECT治疗的风险：不稳定或严重的心血管疾患如心肌梗死、不稳定心绞痛、供血不足性心力衰竭以及瓣膜性心脏病等)。ECT 引起血压增高时，动脉瘤或血管畸形的病人血管破裂的风险增高。一些脑肿瘤或颅内占位性损伤的病人会导致颅内压增高，近期有脑梗的病人、有呼吸系统疾病如严重的慢性肺梗阻、哮喘、肺炎等病人行此治疗风险会较高。无抽搐治疗由业务院长及医疗科统一领导，在治疗室主任具体指导下，由无抽搐治疗室全体医护人员实施具体治疗工作。进行无抽搐治疗的医护人员应具有全心全意为病员服务的思想、高尚的医德医风、严谨细致的工作作风、熟练的治疗技术、不断更新知识的治学态度，全体医护人员应严格遵守治疗室的一切规章制度。各类人员应牢记并认真履行各自的岗位职责，认真准确地填写各类表格和文书资料，严格依法管理精神药品、麻醉药品、抢救药品和各类医疗设备。进行无抽搐治疗的全体医务人员要团结合作，密切配合，确保无抽搐治疗的成功。如遇病人病情发生变化甚至危及生命时，要立即组织抢救并急请有关科室会诊，必要时应立即向医务科或院领导汇报。无抽搐治疗室负责人应定期或随时向上级主管部门甚至院领导反映工作中存在的问题并提出意见建议。

二、电休克对机体的影响

随着电休克的进一步发展，内脏器官功能的损害是必然的，而内脏器官功能的损害，又严重地影响着电休克的治疗效果。在休克过程中，心、肺、脑、肾等器官所发生的问题，一部分学者认为是休克的并发症，另一部分学者认为是休克发展不同病程的表现。不管怎样说，在电休克治疗过程中，必须高度重视身体重要器官的变化，并及时给予处理，这也是电休克治疗中的重要措施。休克时心脏的主要病理改变是冠状动脉系统血流量减少，使心肌处于缺血、缺氧状态而发生酸中毒，心肌的去甲基肾上腺素贮存量明显减少，并且因此引起心肌功能的损害，使心肌收缩无力，血液循环的基本动力减弱，发生程度不等的心脏的严重病理改变。

心脏的不可逆性病理改变是电休克治疗的三大死亡原因之一。在休克时，由于微循环灌注量的锐减，或因心脏存在原发性病变，或因前述两个原因，心脏必然产生下述的病理改变，造成心脏输血量的降低：心脏是血液循环的基本动力，它把回心的血液像水泵一样排送到血管中去，以保证组织和器官的氧合血液不断灌注，正常人的心排血量为 5~6 升/分，心脏指数为 3~3.5 升/分·米。休克时，心脏功能减退，心排血量减少，冠状动脉血流率下降，表现为中心静脉压升高，阻力和容量血管收缩，周围末梢发绀，发生代谢性酸中毒，这一组循环系统症状称为低心排血量综合征。

当心排血量下降，发生代谢变化即会引起心肌的损害。有人报告休克晚期心排血量只有正常的1/2，心脏指数大约下降25%，如心脏指数小于2升/分·米时，死亡率可达67%。心排血量降低的原因是冠状循环血流减少，脑血流减少，交感神经功能紊乱，特别是在抑制状态，可发生血管扩张、血液瘀滞的现象。由于缺氧，毛细血管通透性增加，血浆外渗，出现继发性血容量下降。身体其他组织器官缺血会产生代谢产物和毒素从而抑制心脏功能，这些物质和毒素还会增加毛细血管的通透性并使毛细血管扩张。由于排血量的降低，冠状动脉系统供血随之减少。正常情况下，冠状循环的血流量相当于心脏输出量的5%，左右冠状动脉血流量差不多相等，每100克心肌组织每分钟约为80毫升。用微型电硅流量换能器测定，左侧冠状动脉血流量随着心室肌的收缩而突然下降，这是因为血管外边压迫的缘故，因而70%～90%的冠状动脉血流会在舒张期得到，这说明舒张压在调节冠状动脉血流方面起重要作用。休克后，主动脉压下降，冠状动脉血管床明显扩张，这种扩张可能是代谢产物如腺嘌呤核苷、组织胺、钾、缓激肽、二氧化碳和氢离子等作用于毛细血管前小动脉的结果。Braunwald研究证明，正常的冠状血管床具有自动调节作用，代谢性或反应性扩张的冠状血管床则丧失了自动调节的作用。休克血压低时，冠状血管灌流不足会加重或/和抑制心肌活动，从而使心脏收缩力量减弱。有的研究证明，休克时机体可以分泌一种低分子量、对热稳定、可以透析的多肽物质，它能够抑制心肌，使其收缩力量减弱，这种物质被称为"象心肌抑制因子"。

高排量是休克的另一种严重状态，多见于心源性和感染性休克。此时，排血量相对增多，但组织灌注明显减少，血浆中儿茶酚胺和乳酸浓度很高，血管明显收缩，但总的外周阻力下降是由于动—静脉短路开放所致。小动脉收缩，动—静脉短路开放，动脉血不经过微循环直接进入小静脉而使微静脉呈扩张形态。

由于缺氧和代谢产物的刺激，以及心脏本身的代偿机能，休克时伴有心律的改变，窦性心动过速比窦性心动过缓多见。休克时，由于内源性儿茶酚胺的增高，高血钾、低血钾、酸中毒以及冠状动脉血流量减少等原因，经常有心律的改变，最常见的有窦性心律不齐、室性过早扑动、心房扑动、心室颤动以及各种传导阻滞等。

　　容量血管由大小静脉组成，形成一集合血管系统，是循环系统中一个容量变化很大的低压贮存所，是血动力的一个血容量贮备力量。容量血管收缩而使回心血量有所增加，发挥了休克早期容量血管的贮备作用；若休克进一步发展，则出现容量血管扩张，大量的循环血将瘀积在容量血管系统中，使回心血量减少，从而发生心排出量降低等一系列变化。全静脉血管床的容积是最大的，正常时所含血量达全身的60%～75%。静脉血管壁薄，肌纤维少，但肌张力微小的变化即可使有效血容量明显改变，因此，它对全身血循环的平衡调节起很大的作用。全身循环血液体积的掌握，主要在静脉系统。一般情况下，循环血的体积增减不超过5%～10%，都可由静脉被动性扩张或能动性收缩予以调节，而不致改变心脏的静脉血回流量，中心静脉压也不会改变。如循环血量增加15%～25%，就容易导致早期心衰，就会增加静脉回流，扩大心脏体积；如循环血量减少15%～25%，静脉回流就受到限制，心脏房室填充不足，可致心脏排血量降低，因此，将会发生心力衰竭和心排血量降低等一系列改变。

　　休克时，心肌收缩力量的减弱、心排血量的降低或增多、心律和心律的变化以及因容量血管改变所致的影响，最终将导致心脏缺血缺氧，缺氧状态下的无氧代谢，就不可能提供心肌不断收缩所必须消耗的能量。缺氧首先会引起酸中毒，酸中毒本身可引起心肌去甲基肾上腺素贮存量的明显减少，并由此而引起心室功能的破坏。缺氧能限制心肌的需氧代谢，使ATP产生减少，从而影响心脏的功能。有的学者认为，休克时心脏损害的主要原因是心肌缺氧。心肌供氧不足的一个主要指标是冠状窦的氧分压和氧饱和度。正常的冠状窦氧含量为容积的5%～7%，冠状窦氧分压的临界值是2.6千帕（20毫米汞柱）。如果氧分压低于这个值，心脏将发生无氧代谢而受到严重影响。心肌供氧不足的另一个指标是冠状窦乳酸盐含量，正常冠状窦乳酸盐值约为每升1.0毫克分子量，在缺氧代谢时，其中的乳酸盐含量显著增高。学者Bing等利用冠状静脉和动脉间氧化还原电位差的降低来估计心肌缺氧的程度。因缺氧而致的酸中毒以及能量来源受阻等首先将引发左心室衰竭，左心室衰竭会使肺静脉血回流不畅而发生肺瘀血。肺瘀血除引起肺本身的病变外，还可因肺内高压而发生右心室衰竭，如不能及时纠正，将导致全心衰竭。

　　心脏的收缩结构是心肌，心肌由心肌纤维组成，每一条心肌纤维含有多个心肌细胞，细胞表面盖有一层肌膜，同细胞和外液分开，肌膜由外层的基底膜和内层的细胞浆膜构成。细胞浆膜又是一种三层的膜样结构，厚度大约为100

埃，其内层和外层是含有蛋白质与脂类分子的亲水部分，中层为脂类的双分子层的疏水部分，肌膜之下包括有肌浆、细胞核、肌原纤维、线粒体、肌浆小管系统、溶酶体、网基质、钠泵等，而心肌细胞间则以闰盘为分界，通过电子显微镜的研究充分证明，心肌细胞的基本收缩成分是肌原纤维，肌原纤维又分成较小结构和功能单位，称为肌节。每一肌节被两条平行的最暗的 Z 线围住，肌节的横纹主要由中央的暗带 A 和明带 L 互相交替排列而成，2 线位于明带 L 的中部，将明带分为两段。肌节里平行排列着无数粗细交错的肌丝，粗肌丝是肌凝蛋白丝，其直径为 100～110 埃，主要构成暗带。

紧贴 Z 线，在肌原纤维之间排列着由横向和纵向小管组成的错综复杂的网状系统，即肌浆小管系统，它由两个不同的而且不连通的小管网组成。在心肌纤维表面的不同部位，肌膜可往肌浆深处凹入，最初凹入的方向同细胞表面垂直，但很快又转成90°角，在邻近 Z 线处穿过二条肌原纤维，形成了与细胞长轴平行的横行管道，称为 T 系统，T 系统管道的直径较大，管内为细胞外液。纵行管道——肌浆纲，也称 L 系统，围绕每条肌原纤维，形成无孔的管道系统，在纵向上与肌原纤维平行，与相邻的肌原纤维之间又呈现侧向连接，每一条 L系统小管有两个纵行管道，后两者环绕 T 系统小管的一边或两边而发生接触，但并未互相连通。L 系统与 T 系统这种紧密接触点，称为终脊或侧袋，在终脊处的肌浆网常变为横向排列，含有颗粒物质肌浆小管系统的生理功能在于输送营养物质，与肌原纤维进行交换，排出代谢产物，它们还在心肌的收缩和舒张过程中发挥重要作用。

线粒体占细胞容积的 30%～50%，整齐地排列在平行的肌节之间，也有紧贴肌节插入的。少数线粒体可在细胞表面及核区域出现，其外形是包有双层膜的圆柱体。线粒体膜上含有丰富的酶类，能催化组织呼吸和氧化磷酸化，生成大量 ATP，以供肌纤维利用。关于心肌的收缩与舒张问题，目前有的研究认为，当心肌纤维的表面随着神经冲动出现动作电位时，去极化波就会沿着 T 系统的管膜传播生物电，继而向整个肌纤维内部扩展，引起肌浆网终脊膜内外的电位发生改变，使储存在终脊内的结合钙释放出来。Ca 离子在肌浆网管内朝肌节的 A 带弥散，Ca 离子能激活具有 ATP 酶活性的肌凝蛋白分子以分解 ATP，放出大量能量，为心肌收缩作准备。另外，在 Ca^{2+} 的存在下，肌凝蛋白可同肌纤蛋白相互作用，形成肌纤凝蛋白，于是，肌原纤维开始收缩。当肌浆中 Ca^{2+} 再度返回终脊，肌凝蛋白仍与肌纤蛋白分开，心肌即舒张。心肌收缩与舒张时，肌凝蛋白丝和肌纤蛋白丝发生交错滑动，暗带的长度始终不变，只是肌纤蛋白丝同肌凝蛋白丝相互重叠部分的长度有所增减。休克时，肌节长度的变化主要与明带 L 的长度有关。Spotnitz 证明左心室功能直接取决于肌节的长度，左心室功能正常时，肌节的长度小于 2.2 微米，而心力衰竭时，肌节长度会超过 2.3 微米，由于肌原纤维的过分拉长，可导致复杂精细、纵横交错的肌浆小管系统破裂，从而使主持能量合成的线粒体发生移位。同时，闰盘也可能裂开，造成心肌细胞脱离接触，形成大的间隙，于是，肌节的机械收缩趋于无效。缺氧状态还能引起线粒体的不可逆性肿胀，由于细胞内离子的变化，很快就出现线粒体颗粒。局部缺血又改变了线粒体膜上的磷脂部分，这就使线粒体膜的功能出现严重的障碍。线粒体膜的机械—化学特性受到不良影响，线粒体的磷脂含量随之降低。

　　休克时心脏发生病理改变的原因有很多，冠状动脉供血不足是主要因素。心脏的整个搏出量，约有 5% 要供给自身，许多学者的研究证明，每 100 克心脏组织，每分钟必须供给氧合血 80 毫升，才能保证其正常活动。机体组织的血液都是在心脏收缩时得到，冠状动脉的循环血则相反，70% ~ 90% 的血液是在舒张期得到，收缩期得到的血液仅占 10% ~ 30%。上述的研究说明，心脏的正常活动所需要的血量是相当大的，也只有在充分的血液供应下，心脏才能保证正常的功能活动。休克时，机体最根本的变化就是微循环衰竭，静脉回心血量减少，心脏血液排出量降低，冠状动脉得不到充足的血液供应，心脏则因缺血而缺氧。冠状血管对心肌缺氧的反应是血管舒张，正常的冠状血管床具有自动调节的作用，而自动调节作用在根据代谢需要而调节冠状血管血流方面具有重要的意义。休克时，冠状血管的反应性扩张可抑制其自动调节功能，这时，冠状血管血流几乎完全随压力改变而变化。当发生严重低血压时，冠状血管的灌流不足会加重进而抑制心肌的活动，这是休克时心脏发生病理改变的根本原因。休克时必然产生酸中毒，而且随着对休克研究的深入，酸中毒愈来愈重要的机理和实践已为大家所熟悉。酸中毒本身可以引起心肌去甲基肾上腺素贮存量的明显减少，并由此而引起心室功能的破坏。学者 Hoppe 经过动物实验证明，当细胞外的 pH 值在临界值 7.1 以下时，由于心脏机械功效的减低，可使心律和峰压明显下降。缺氧和酸中毒能限制心肌的需氧代谢，也会影响心脏的功能。当发生酸中毒时，体内 H^+ 浓度增高，在血氧分压降低的情况下，不但使酸中毒进一步加剧，而且丙酮酸与 H^+ 结合形成乳酸，会阻断丙酮酸参与三羧酸循环的过程，使 ATP 生成量大为降低。作为心肌细胞收缩的基本成分，当心肌中 ATP 浓度降低时，肌原纤维的最小结构和功能单位肌节变长，闰盘也因此而断裂，心肌细胞相互脱离，心肌的收缩降低，心肌收缩就逐渐趋向无效。

心肌具有较大的适应能力，能广泛利用各种营养物质。心肌的主要能量由有氧代谢过程供给，心肌细胞的线粒体容积占全细胞的35%以上，为心肌的有氧代谢提供了主要场所。低氧血症能干扰心肌的有氧代谢，这也是造成心肌损伤的首要原因。缺氧时，正常心肌的功能甚至不能维持1分钟，由此引起的心肌糖原分解和糖酵解，只能为心肌提供少量的能源。缺氧必然使心肌处于应激状态，通过交感神经系统的反应，分泌大量的儿茶酚胺。儿茶酚胺、高血糖素、甲状腺素均能增强心肌的腺甙酸环化酶活性，这种酶能催化 ATP 变成一环状 AMP（CAMP），因此，心肌中的 CAMP 明显积聚。此时，ATP 贮存降低，CAMP、ADP 和无机磷酸盐浓度增高，这些皆能激活心肌中的磷酸果糖激酶等糖酵解系统，从而使心脏的糖酵解过程加速。学者 Rovetto 等的研究证明，缺氧血症在加速心肌糖酵解的同时，也抑制了心肌对糖的利用。低氧血症除能催化加速酵解酶类，使心肌糖原迅速消失外，还能引起 NADH2 的显著增加，从而使乳酸生成量增多（丙酮酸盐 + NADH，在乳酸脱氢酶作用下生成乳酸盐 + MAD），由此而引起 pH 值下降，将进一步损害心肌的功能。休克时，主动脉压力下降，同时一些血管舒张性代谢物，如腺甙、组胺、CO 及低氧血症，K^+、H^+、乳酸，以及渗透压增高等均可作用于毛细血管前的小动脉，引起冠状血管床扩张，使生理状态下存在的冠状血管床的自动调节作用消失。当心肌出现低氧血症时，腺嘌呤核甙酸即裂解，释放出大量游离的腺甙，腺甙又能直接扩张冠状血管。当冠状循环改善时，心肌中氧张力提高，腺甙生成渐少，这样才能达成新的动态平衡。

休克时，怎样判断心脏的低氧血症，即怎样测知心肌氧的容量呢？通常可测量心冠状窦的氧饱和度和氧分压，心冠状窦正常的氧含量为容积5% ~7%，氧分压临界值为2.6千帕（20 毫米汞柱），表示无氧代谢已存在，心肌严重缺氧。测定心冠状窦乳酸盐含量：其正常值为1毫克分子升，在缺氧代谢时，其内乳酸盐含量显著增高。休克时若有严重的心肌氧含量减少，冠状静脉血与动脉血之间的氧还电位差值（OEn），为负数。当 OEn 为正值时，心肌细胞的氧化必然活跃，其所需能量由氧化磷酸化供给；当 OEn 为负值时，则糖酵解的无氧磷酸化将成为重要能源。测定冠状窦与外周血流中一些酶类的活性：缺氧能使心肌细胞膜受损，细胞膜通透性增大，苹果酸脱氢酶、各种转氨酶、柠檬酸脱氢酶、磷酸肌酸激酶等心肌酶将漏出，测定这些酶含量，可作为心肌缺氧的敏感指标之一。

休克时，经常发生左心室功能障碍，很多学者认为，这种障碍与休克时血中出现的毒性液体有关。1970年，Glem与Lefer证明，这种毒性液体中包括溶酶体水解酶和心抑制因子（MDF）；1971年，Lorett等以也发现了MDF。MDF是一种低分子肽和糖肽，对热稳定，可被透析和冰冻，水溶性很强，但不溶于二氮甲烷。休克时，胰腺的自溶液中有大量MDF，MDF有明显的抑制心肌收缩的作用，它还能使末梢血管收缩以及抑制网状内皮系统的功能，可防止抑肽酶和糖类皮质激素的生成。休克时，机体还分泌一种低分子量，对热稳定，可以透析多肽物质，能够抑制心肌，使其收缩力量减弱，这种物质为"象心肌抑制因子"。在休克状况下，当机体处于凝血、血栓形成或发生DIC时，心脏也不例外，同样发生这些改变，这必然引起心脏各种功能的损害，使心律、收缩力量、排出量等发生改变。在线发表于《美国医学会杂志·精神病学》的文章显示，电休克治疗可使患有严重情感障碍的患者出院30天内的再入院风险下降46%。但调查发现16万名患者中，仅有2486人（1.5%）在入院期间接受了电休克治疗。对此，美国哥伦比亚大学Harold A Sackeim博士分享了自己的观点，并在同期发表。

三、电休克治疗技术的使用

自20世纪40年代以来，ECT即被视为严重心境障碍最有效的治疗手段，无论是药物治疗还是其他治疗，在抗抑郁起效速度及缓解比例方面均无法与之匹敌。除此之外，ECT针对单双相抑郁拥有同等的疗效，还具有很强的抗躁狂属性。还有多项长期随访研究显示，接受ECT治疗者的死亡率低于未接受ECT治疗的对照患者。当抗抑郁药一进入临床，ECT的使用即显著下降，尽管这一下降的趋势在近些年有所放缓，但在美国，具备指征的患者中仅有很小一部分真正接受了ECT治疗。《美国医学会杂志·精神病学》曾发表了Slade及其合作者的研究成果，结果显示，仅有1.5%的严重心境障碍住院患者接受了ECT治疗。

经研究发现，影响ECT使用的临床因素主要有两种：认知副作用、复发倾向。近些年来，为了克服上述局限性，研究者开展了大量的工作。首先，在改进ECT电刺激方面取得了显著的进步。在正弦波刺激时代（20世纪40~80年代），患者从诱导惊厥至完全恢复定向力平均需要数小时，很多患者可能出现持续的定向力受损。后来，人们尝试将 ECT 电量滴定至个体惊厥阈，并引进短脉冲刺激，使上述时间显著缩短，双侧 ECT 约 45 分钟，右单侧 ECT 为 30 分钟。超短脉冲刺激的应用进一步缩短了患者的恢复时间，双侧 ECT 约为 15 分钟，右单侧 ECT 仅 10 分钟。逆行性遗忘是 ECT 最为严重及持续时间最长的认知副作用，而患者定向力恢复所需时间可预测这一长期副作用的程度。随着 ECT 技术的进步，定向力恢复所需时间缩短，长期逆行性遗忘的严重度呈平行下降趋势。

近年来，开展了针对高电量超短脉冲右单侧 ECT 的研究，一方面，研究者尚未能在 ECT 治疗期间监测出记忆及其他认知方面的副作用；另一方面，2016年的研究显示，这一形式的 ECT 针对老年抑郁的缓解率高达 62%。针对难治性患者，ECT 的表现优于药物数倍。抗抑郁药刚进入临床时，如果在 ECT 治愈后给予安慰剂维持治疗，约 50% 的患者将在 6 个月以内复发；若给予抗抑郁药维持治疗，这一比例将下降至 20%。在接受 ECT 治疗的患者群体中，难治性患者的比例越来越大。目前估计，如果在 ECT 治愈后给予安慰剂维持治疗，复发的患者比例可能达到 85%，而无论使用药物还是 ECT 维持治疗，约 50% 的患者可在一年内维持获益。另外，近年来的研究显示，就重度抑郁发作的短期治疗而言，ECT 药物的维持治疗较单用其中一种效果更好。有研究重新调整了对于抗抑郁药疗效的期望值，该研究显示，若此前无法从两个抗抑郁药疗程中获益，使用第三个或第四个药物治疗方案获得治愈并维持一年的概率低于 5%。心境障碍患者中，约有 30% 可表现为难治性抑郁。即便不考虑 Kellner 的研究，采用更保守的数字，无论从短期治愈率还是缓解状态维持一年的角度出发，ECT 的疗效均为此项第三步及第四步的数倍。当前难治性抑郁干预手段存在局限性，而 ECT 在拥有疗效优势的同时，认知副作用很轻，这也引发了人们对 ECT 的新一轮兴趣。正如学者 Slade 等所言，ECT 的使用率之所以如此之低且不均衡，可能与一系列的因素有关，最重要的可能性还是与接受治疗相关的耻感，以及其他一些非临床的经济、文化及政治因素相关。一旦跨越这些障碍，许多患者有望获得这一改变甚至拯救生命的治疗手段，进而获得更佳的转归。

自 1938 年电休克治疗首次应用以来，已有 80 多年的历史。20 世纪四五十年代应用麻醉药及肌松剂后电休克治疗得到了改良，避免了治疗过程中引起的骨折等副作用，此后改良的电休克治疗（Modified Electroconvulsive Therapy,

MECT）以其抽搐程度小、副作用小、安全性好、耐受性好，逐渐取代了传统的电休克治疗。目前 ECT 在精神科领域仍是不可或缺的治疗方式，对于伴有顽固自杀念头，严重抑郁伴妄想、拒食的抑郁症患者仍是首选的治疗方案；对精神分裂症和躁狂症亦有很好的疗效。在长期实践过程中，人们发现其对其他难治性的精神疾病也有一定的疗效。一些个案及临床研究显示，对于药物难治性的创伤后应激障碍（Post-traumatic Stress Disorder，PTSD）、进食障碍（Eating Disorders，ED）和自闭症（Autism）患者，电休克治疗也许能够改善精神和情感障碍并稳定情绪，但尚需要有安慰剂或者其他抗精神病类药物的对照研究来进一步证实。电休克治疗的副作用主要有记忆力减退、头痛和恶心，其中大多数患者在治疗后出现记忆力减退，主要表现为逆行性遗忘和近事顺行性遗忘，但这种副作用多是短期的，对长期的记忆力没有明显影响。目前关于孕妇和未成年是否能够患者使用电休克治疗的争议尚存，但对于药物治疗无效、症状严重的孕妇及患儿而言，电休克治疗可能是一个备选的治疗方案。

最近不断有对孕妇、儿童使用电休克治疗的安全性进行评价的研究。例如，孕期使用 ECT 后常见的副作用主要为胎心律下降、宫缩和早产，虽有极少数胎儿死亡的现象，但原因受多因素干扰；基于此，电休克治疗仍可考虑用于抗精神病类药物治疗无效的孕妇，但必须要有严格的诊断及临床指征，并需注意评估潜在的母婴风险及并发症。美国梅佑医学中心经过长达 40 年的回顾性研究，对未成年人（小于 18 岁）应用电休克治疗进行了分析，显示 ECT 治疗后常见的副作用有恶心和头痛，并提示电休克治疗对于那些对药物及心理治疗无效的青少年来说非常有效，且耐受性好，但治疗后仍需其他干预方式来维持。

经过长期的临床实践，在一些有神经系统合并症的精神病患者中应用电休克治疗后，不但其精神症状得到了显著缓解，而且其合并症也得到了一定的改善，于是电休克治疗逐渐在部分神经系统疾病，如帕金森病（Parkinsons Disease，PD）、癫痫等中得到了临床应用。针对患者的精神症状，甚至在部分合并有脑血管疾病、脑动脉瘤、脑积水、脑膜瘤等其他神经系统疾病的精神病人中，电休克治疗并不是绝对禁止使用的，只要经过谨慎评估及严密检测，并不会明显增加治疗的风险。如对于脑血管疾病，需在急性期半年后才能考虑使用 MECT。如今，电休克治疗在神经系统疾病中的研究获得了越来越多的关注。

有专家学者对 156 例精神障碍患者进行 MECT 的临床资料进行观察，并对 MECT 治疗精神障碍的疗效及不良反应进行研究，研究结果显示总有效率为

96.2%，其中抑郁症有效率为 100%，显效率为 85.4%；躁狂症有效率为 95.2%，显效率为 74%；精神分裂症有效率为 82.9%，显效率为 48.8%；癔症有效率为 83.3%，显效率为 50%，这些数据证明 MECT 安全性高，起效快，疗效较好。还有专家学者对接受无抽搐电休克治疗的精神障碍患者的疗效进行总结分析，研究对象共有 156 例，其中男 87 例，女 69 例；年龄 18~60 岁，病程 1~15 年。按中国精神障碍分类与诊断标准（CCMD-3），诊断精神分裂症 82 例，抑郁症 41 例，躁狂症 27 例，癔症 6 例，治疗方法为予 MECT 隔日 1 次，每周 3 次，共 6~12 次不等。疗效评定分别采用阳性与阴性症状量表（PAN-SS）、汉密尔顿抑郁量表（HAMD）、BechRafaelsen 躁狂量表（BRMS），于 MECT 治疗前及治疗结束后给予量表评估。以 PANSS、HAMD 及 BRMS 减分率为疗效评定标准，"减分率≥75% 为痊愈，50%~74% 为显著进步，25%~49% 为进步，<25% 为无效。"统计方法采用 X^2 卡方检验。治疗 1~3 次起效 42 例，其中精神分裂症患者痊愈 13 例，显著进步 27 例，进步 28 例，无效 14 例，显著率为 48.8%，有效率为 82.9%；抑郁症患者痊愈 25 例，显著进步 10 例，进步 6 例，显效率为 85.4%，有效率为 100%；躁狂症患者痊愈 4 例，显著进步 16 例，进步 6 例，无效 1 例，显著率为 74%，有效率为 95.2%；癔症患者痊愈 3 例，显著进步 1 例，进步 2 例，无效 1 例，显著率为 50%，有效率为 83.3%。精神分裂症、抑郁症、躁狂症患者及癔症患者间显效率比较差异有显著性（$p < 0.01$），有效率比较差异亦有显著性（$p < 0.05$）。不良反应的患者头痛、头晕 92 例（59%），短期记忆力障碍 64 例（41%），经对症治疗后，在结束 MECT 治疗后 1 周均能够恢复，无严重不良反应。MECT 治疗精神障碍总有效率为 96.2%，其中抑郁症疗效最好，有效率为 100%，显效率为 85.4%，与多数学者研究的成效相当。尤其是对有明显自杀观念、自杀企图及呈抑郁性木僵、拒食患者有良好效果，另外，对癔症患者、伴有躯体化障碍者疗效显著。抽取的抑郁症患者中，经 1~3 次治疗后症状便有明显改善，MECT 对躁狂症有效率为 95.2%，显效率为 74%，有部分患者经 1~3 次治疗后兴奋躁动明显改善。MECT 对精神分裂症的有效率为 82.9%，显效率为 48.8%，与大多数专家报道的有效率基本相似，且发现对一些难治性精神病患者疗效显著。研究中以拒食、行为紊乱、冲动及木僵、亚木僵状态为主要症状；分裂症患者起效快，效果显著；对不食、不语、不动的患者效果更为明显，起效迅速；而对幻觉、妄想等症状则改善较慢。MECT 与传统的电休克治疗相比，通过麻醉剂及肌肉松弛剂

的应用，首先减轻了患者治疗时的紧张情绪和恐惧心理，同时明显减少了骨折、关节脱臼、心脏血管意外、全身肌肉酸痛等不良反应。最常见的不良反应为术后头晕、头痛，有41%的患者出现短期记忆力障碍，但均能完全恢复，无一例出现严重合并症。MECT治疗安全性高，起效较快，疗效显著，大大提高了患者对治疗的依从性。目标患者的选择与转归针对各种治疗手段，都能大致勾勒出其疗效、持久性、剂量应答关系、剂量毒性反应的范围，这些属性构成了该治疗手段的特征。

对于优化疗效而言，选择合适的患者是第一步，大量证据提示，ECT可用于抑郁症和双相障碍患者，紧张症在DSM－5中已被列为独立综合征，ECT可能是其特效治疗手段。由于起效快速且疗效突出，针对伴有精神病性特征的心境障碍，ECT应被视为一线治疗方案。ECT在以下疾病治疗流程中的推荐级别较高：急性/高危自杀观念及行为、老年抑郁、帕金森叠加综合征（ECT对运动及非运动症状均有效）。针对癫痫持续状态，ECT尽管经常作为最后一搏的方案，但在80%的个案报告中确实发挥了奇效。对于原发精神病性障碍，以及神经疾病或物质相关原因所致心境/思维紊乱，对ECT疗效的认识仍不足。纵观全球，人们针对ECT的使用理念存在明显的分歧：在亚洲，精神分裂症逐渐成为ECT治疗的主要适应证；而在西方，ECT仍主要用于心境障碍患者。近年来的研究显示，在ECT的基础上联用抗精神病药可为难治性精神分裂症患者带来额外效果。就具体症状维度而言，ECT治疗紧张症、阳性症状和心境症状效果最好，针对认知、阴性症状和思维障碍疗效略逊一筹，产生这种疗效差异的原因尚不清楚。抑郁患者既往多次药物治疗应答不佳是ECT应答较差的预测因素，然而，相比于再来一轮药物治疗，尝试ECT的疗效可能更好。精神分裂症或心境障碍共病人格障碍似乎对ECT治疗转归具有负影响，病程较长也似乎对ECT治疗转归具有负影响，提示ECT可能对更急性和/或发作性的神经疾病状态效果更佳。总体而言，ECT治疗很安全，但高龄及伴有心脏疾病的患者发生并发症的风险稍高。

美国退伍军人事务部开展的一项研究显示，1999年至2010年间所有退伍军人医院无一起与ECT相关的死亡个案。基于治疗患者综述，研究者估计ECT治疗的死亡率低于1/73，440次治疗。电休克治疗是一种用短暂时间、适量电流通过病人大脑，使病人暂时意识丧失，全身抽搐，从而达到治疗目的的方法、治疗对象一般为重症抑郁，包括单相和双相抑郁、妄想性抑郁以及继发性抑郁和脑卒中后抑郁，躁狂急性发作，精神分裂症尤其是一些急性患者或存在急性情感症状，紧张型患者，分裂样以及分裂情感性障碍。其中，紧张症患者，无论是精神病性原因还是躯体原因导致的紧张性症状，ECT 可以算是救命性的治疗。电休克起作用的适应证有严重兴奋躁动、冲动、伤人损物者，需尽快控制精神症状者；有严重抑郁，有强烈自责自罪、自伤、自杀行为者；拒食、违拗和紧张木僵者；药物治疗无效或对药物不能耐受者。电休克治疗是一种治疗精神病的有效方法，但人们往往认为其副反应大，担心对大脑造成损害。事实并非如此，ECT 一般不单独使用，而是与其他治疗手段同使用。研究显示，相比于联用安慰剂，ECT 联用抗抑郁药时缓解率更高：联用安慰剂时，缓解率49%；联用文拉法辛或去甲替林后，缓解率分别为 62% 和 64%。值得注意的是，使用 ECT 治疗达到缓解后，若不使用抗抑郁药，90% 的患者将复发，而仅使用抗抑郁药维持治疗的患者在 6 个月内的复发率为 61%。抗抑郁药联合锂盐是 ECT 后维持治疗的有效手段，复发率可降至 2% ~40%。

近年来出现了一种观点，对于难治性患者，在原有维持治疗的基础上联用ECT 可最大限度地维持缓解状态。在一项大规模随机对照研究中，单用 ECT 维持治疗的缓解率与锂盐 + 去甲替林相当。另有学者的研究显示，药物 + ECT 的维持治疗方案在治疗 1 年及 2 年时较单用药物更有效。很多研究显示，脑电图所采集的惊厥波长或形态是治疗应答的预测因素，即发作是否"良好"，但预测效应值仅仅为轻度，发作情况一般通过视觉观察或 ECT 设备的内嵌算法得知。事实上，当患者的病情改善正如预期时，这些波形意义不大；一旦应答不理想，原先貌似理想的发作也会被视为"不理想"，促使医生提高电量，改变电极放置方式，或停用可能影响发作的药物。针对动物及人类开展的初步研究显示，ECT 有助于诱导神经发生及改善神经可塑性。一项研究显示，ECT 治疗后海马和杏仁核体积较前增加，且与临床应答相关。ECT 的未来取决于如何在减少副作用的同时维持疗效。在磁休克治疗（MST）中，磁场可轻松穿透颅骨，克服阻抗；磁场以涡流形式进入大脑，局灶性更高。局灶性电休克治疗（FEAST）使用单方向脉冲刺激，经由非对称电极将局灶性电流发送至抑郁相关脑区，如右眶额叶皮质。初步研究显示，相比于传统 ECT，FEAST 和 MST 具有良好的认知安全性，但尚不能深入大脑，仅能进入线圈下 2~4 厘米的位置。在短期内，ECT 可能仍然是治疗严重及难治性精神疾病的主力，但其他脑刺激治疗方式，如重复经颅磁刺激（rTMS）和经颅直流电刺激（tDCS）可能为 ECT

的发展注入新的力量。

为提高电休克的舒适性及安全性、规范操作及管理流程，需要制定一定的规则，以指导临床应用。电休克治疗亦称电惊厥治疗、电痉挛治疗，指以一定量电流通过患者头部，导致大脑皮层癫痫样放电，同时伴随全身抽搐，使患者产生暂时性意识丧失，其由意大利神经精神病学家在1938年发现。电休克是治疗抑郁症、精神分裂症等精神疾病的有效方法，但一定量的电流通过人体可引起全身肌肉痉挛，造成组织损伤或功能障碍。到20世纪50年代，传统电休克治疗有了改进，即在治疗前使用静脉麻醉药和肌松剂，提高患者舒适性及安全性，这称之为改良电休克治疗（MECT）。MECT因其安全性好、耐受性高、不良反应小逐渐取代了传统的电休克治疗。

ECT的适应证为伴强烈自伤、自杀企图及行为，有明显自责、自罪情况者，为首选。精神分裂症具有急性病程、分裂情感性症状或紧张症表现者，抗精神病药物无效或效果较差者，具有明显拒食、违拗、紧张性木僵和典型精神病性症状抑郁障碍者，为首选。当原发性躁狂发作伴兴奋、躁动、易激惹、极度不配合治疗时，为首选，同时注意合并药物治疗。其他精神障碍者、某些药物治疗无效或无法耐受的精神障碍患者，如焦虑障碍、焦虑色彩突出的强迫症、人格解体综合征、冲动行为突出的反社会人格障碍躁狂发作、躯体化障碍、幻肢痛顽固性疼痛等。

传统电休克治疗的禁忌证有心血管系统疾病，如心肌梗死、心脏支架及起搏器术后、冠心病、未控制的高血压、严重的心律失常及心脏功能不稳定等；需注意正在服用含有利血平药物的患者，治疗过程中会造成血压下降；颅内占位、颅内新近出血、颅脑新近损伤、脑炎等伴随其他颅内压增高等中枢神经系统疾病；哮喘、肺气肿等呼吸系统疾病；糖尿病、嗜铬细胞瘤、甲状腺功能亢进症等未满意控制的内分泌系统疾病；脑血管畸形、颅内动脉瘤、脑血管意外史、腹主动脉瘤等血管性疾病；骨质疏松、新近或未愈的骨折等骨关节疾病（再升级电休克无此禁忌）；严重的青光眼或先兆性视网膜剥脱等严重眼病；急性、全身性感染性疾病，中度以上发热，严重的消化系统溃疡。

改良电休克及改良再升级电休克治疗无绝对禁忌证，但某些疾病可能增加治疗的危险性（相对禁忌证），主要包括心脏梗死、心脏支架及起搏器术后、冠心病、未控制的高血压等心血管系统疾病；颅内占位、伴随其他颅内压增高中枢神经系统疾病；糖尿病、嗜铬细胞瘤未满意控制的内分泌系统疾病；脑血管畸形、颅内动脉瘤、脑血管意外史、腹主动脉瘤的血管性疾病；对静脉诱导麻醉、肌松药物过敏。

传统电休克治疗操作前要进行各种准备。第一，仪器准备：电休克治疗仪、供氧系统、面罩、吸引器、除颤仪、心电监护仪、抢救车、喉镜、气管导管、开口器、口腔保护器、软垫、约束带等。第二，药品准备：阿托品、肾上腺素、生理盐水、多巴胺等。第三，人员准备：医生及护士若干名。

操作规程：与患者进行沟通、疏导，消除患者紧张情绪；让患者仰卧，两肩胛间相当于胸椎中段处垫软垫，使脊柱略微前突，防止肌肉收缩导致脊柱骨折。用约束带适度控制主要关节（如肘、膝）活动范围，置入口腔保护器（纱布卷或牙垫），使患者的上下牙咬紧牙垫，防止舌被咬伤，适度托住下颌关节，防止治疗时或醒复时下颌关节脱臼，两侧各有一名护士保护患者的肩、肘、髋和膝关节，以防治疗中出现相应的关节脱臼或肌肉拉伤。让患者持续用面罩吸氧，将涂有导电胶的电极紧贴患者两颞侧（简称双颞式），或根据医生要求选择单右（或左）侧式。上述准备就绪后，连接治疗电缆，调节治疗机的治疗参数（双颞式），一般情况下成人电压为 70~130 伏，时间 0.1~0.5 秒，或电流强度 90~120 毫安，时间 1~3 秒。通电后患者一般经历强直—阵挛—肌肉松弛的过程，抽搐结束后将患者头偏向一侧，辅助呼吸直至其自主呼吸恢复，专人护理观察至少 30 分钟，防止跌倒，待患者生命体征平稳后返回病房，同时做好治疗记录。

改良电休克治疗需要准备 MECT 治疗仪、麻醉机、供氧系统、面罩、吸引器、除颤仪、心电监护仪、抢救车、喉镜、气管导管、口咽通气道、口腔保护器、注射器、电极片等，药品方面需要准备丙泊酚、依托咪酯、琥珀胆碱、利多卡因、咪唑安定、山莨菪碱、阿托品、肾上腺素、生理盐水、多巴胺等。人员配备要充足，至少相关科室医生及护士各 2 名。

操作规程：治疗前检查和准备同传统电痉挛治疗，与患者进行沟通、疏导，消除患者紧张情绪；让患者仰卧，开放静脉通路，连接心电监护，清洁局部皮肤，使用面罩持续吸氧。将涂有导电胶的 MECT 治疗电极紧贴患者两颞侧，接通电源后根据能量百分比设置治疗量，测试电阻，治疗前 2~4 分钟，常规静脉注射阿托品 0.5~1.0 毫克；使用麻醉药物静脉注射丙泊酚（1~2 毫克/千克），至患者意识消失，瞬目反射消失后给予琥珀胆碱（0.5~1.25 毫克/千克），置入口腔保护器（纱布卷或牙垫），注射后约 1 分钟可见患者眼面、口角及全身肌肉抽搐后肌肉松弛，自主呼吸停止，此时为刺激最佳时机，获得麻醉医师同意后按治疗键，发作停止后继续辅助通气直至患者恢复自主呼吸。专人护理观察至少 30 分钟，防止跌倒，待患者生命体征平稳后返回病房。同时做好麻醉、治疗等记录。

改良电休克再升级治疗的操作前准备：东莨菪碱 1 支（0.3 毫克）稀释至 3 毫升，山莨菪碱 1 支（10 毫克）稀释至 5 毫升，阿托品 1 支（0.5 毫克）稀释至 5 毫升，利多卡因 1 支（0.1 毫克）稀释至 5 毫升，丙泊酚 1 支（200 毫克）稀释至 20 毫升，顺式阿曲库铵 4 支（20 毫克）稀释至 10 毫升，舒芬太尼 1 支（50 微克）稀释至 5 毫升，咪达唑仑 1 支（10 毫克）稀释至 10 毫升。还要准备麻醉机（注意呼吸末二氧化碳监测）、吸引器、电休克仪、除颤仪、心电监护仪、BIS（脑电双频指数监测，首次双头监测）、抢救车、喉镜、麻醉机回路（注意及时更换石灰罐）、喉罩（背面涂利多卡因凝胶）、注射器、纱布卷、手套、胶布、吸痰管及 500 毫升盐水、口咽及鼻咽通气道、BIS 片、电极片。

具体操作时，将电极片贴放眉心 1 个、左耳后 1 个，涂导电糊后，将电极放于双颞部，并测试阻抗，测试与双颞刺激治疗同改良电休克，血压 140/毫米汞柱以下，心律 90 次/分钟以下，BIS 70 左右，肌松监测显示 TOF（4 个成串刺激 trainoffourration）为 0 时，可行电休克操作。也要与患者签署电休克治疗同意书治疗过程中及治疗后要做好麻醉知情同意书、麻醉记录单、病历记录相关过程工作。

麻醉过程中需监测心电监护、血压、血氧饱和度、BIS 脑电监护、肌松监测。诱导药物选择异丙酚及顺式阿曲库铵，保持血压稳定，氧合充分，肌松完善，肌松起效后，选择合适喉罩放入，并进行机械通气。注意早期可过度换气，注意将纱布卷放于喉罩两侧，上下牙齿之间，舌体禁位于牙齿之间，避免电刺激时咬伤舌体。发作完成后密切监护患者情况，维持 BIS 在 35～40，直至患者肌松完全恢复后，平稳拔除喉罩，术后 2 小时评估患者有无术中知晓、肌痛等并发症。

操作中注意事项：确定患者状态平稳，血压为 140/90 毫米汞柱以下，心律为 90 次/分钟以下，BIS 70 左右，氧饱和度大于 99%，肌松监测显示 TOF（4 个成串刺激）为 0。确定机器正常，包括电休克仪、麻醉机、除颤仪、吸引器准备完善。确定人员准备充分，1 人负责患者生命体征平稳，急救药品随手可得，1 人测试电休克仪器，并将电极放于双颞部，主管医生确定各方准备就绪，指示进行电休克操作。特殊情况处理发作后抑制出现即刻的心律下降，心律小于 50 次/分钟时，快速滴入山莨菪碱，确保心律大于 50 次/分钟，紧急情况心脏复苏，除颤仪准备。避免术中知晓患者恢复过程，始终保持 BIS 35 ~ 40 之间，直至肌松恢复，可视患者情况，操作完成后给予舒芬太尼 5 ~ 10 微克，咪达唑仑 1 ~ 1.5 毫克，再根据 BIS 值，单次给予异丙酚 20 毫克进行调整。

严重抑郁状态本身对认知功能就有影响，治疗抑郁后，认知能改善。电休克相关的认知损害主要在治疗后 3 天内，多数在治疗 2 周后，相关认知功能得以恢复，1 周内可能有视觉及视觉空间记忆缺失，大多受损在治疗后 1 个月内恢复，一般受累及的个体较少。使用异丙酚可能避免认知功能障碍，在电休克早期人工过度换气可能减少电休克后短暂的定向障碍。治疗频率可以根据治疗后记忆力评价来进行频率滴定，其他可能情况会出现头痛、恶心和呕吐、轻度焦虑，个别患者治疗后可出现短时间的轻度发热，一般可自行缓解。

关节脱位和骨折是最常见的并发症，关节脱位以下颌关节多见，发生后应立即复位；骨折多为 4 ~ 8 胸椎的压缩性骨折，一经发现，立即停止后续电休克治疗，并作相应处理。舌后坠、口腔分泌物多、喉痉挛、支气管痉挛，甚至肺不张等，会在治疗时和醒复期间出现，应及时给氧，托下颌，清除气道分泌物，必要时使用支气管扩张剂。循环波动血压降低或升高、窦性心动过缓或过速，甚至出现频发性室性期前收缩，可在治疗时或醒复期间出现，这些现象需密切观察，必要时对症处理。改良电休克治疗并发症较少，密切关注治疗后呼吸情况，如出现呼吸明显抑制或恢复延迟，给予加压给氧，保证氧合，关注气道情况，避免返流及误吸，使用肌松药司可林（氯化琥珀胆碱），有个别人可能会出现恶性高热。改良再升级的电休克建议使用如顺式阿曲库铵，注意关注患者的个体需求是更注重快速治疗，还是最小化认知功能损伤。癫痫阈值为能诱发癫痫发的最小电流，不同个体需进行滴定，充分告知使用电休克关键在于使用前对患者（特殊情况需监护人）进行充分解释并取得同意，告知内容包括治疗机制和不良反应，实施时需要对其安全性及监测密切关注，治疗频率及疗程治疗每周 2 ~ 3 次，1 疗程 6 ~ 12 次，需患者需完全清醒并得到医生许可后方可离开治疗室，清醒后 4 小时再进食。需在治疗后 1 周、1 个月、6 个月对患者进行随访并登记。BIS 监测有条件的单位应该在麻醉深度监测时给予麻醉药物，一般要求电休克操作时 BIS 在 60 ~ 70。非去极化肌松药使用包括顺式阿曲库铵、维库溴铵等，由于非去极化肌松药起效与维持时间均慢于去极化肌松药，所以在电惊厥后需要有效的呼吸支持，非去极化肌松药没有氯琥珀胆碱可能导致发生恶性高热的危险并发症儿童、老年人、孕妇和有颅骨缺损的人的电休克有效率大于80%，有抑郁情绪者有效率更高，药物治疗疗效差者有效率降低，对抗抑郁药无效者，有效率在50%～60%。

生理学指标也能预测其有效率，脑电图显示的发作时间、脑电图节律、发作时心律高峰以及发作后抑制情况在单侧电休克时能预测抗抑郁疗效。基线时副交感神经兴奋对电休克的疗效比较好，治疗频度及次数应注重个体化，如病情严重、青壮年、口服药物的依从性不理想等因素，可以采取前3次的治疗为连日，后几次为间日，并可以将治疗的总次数适当增加。一般情况下，抑郁症疗程为6～8次，躁狂症疗程为8～10次，精神分裂症疗程为8～12次，可以根据病情适当增加或减少治疗次数，也可以在间隔一段时间后，通常为1个月左右，实施第2个疗程。个别患者采用口服药物预防复发有困难时，也可每间隔3周或4周实施1次电痉挛治疗，连续2～3年进行预防性治疗。电休克治疗后缓解的严重抑郁患者，在不进行后续治疗的情况下，6个月内有80%出现复发，之前服用抗抑郁药的抑郁患者在成功地快速缓解症状后，更容易复发，复发预防需继续进行药物治疗。研究显示，电休克治疗早期坚持合用抗抑郁药，抑郁症复发率在14%，在有高复发风险患者中使用巩固或维持治疗，从每周到每2周，到每个月，直至停止治疗，也可以每月治疗1次，直至数年。

当一个电压作用于头部，对大脑发出足够的电子数（电量）产生足够的能量（电压×电量），使足够的细胞膜同步去极化并战胜了传布的阻力，ECT诱发产生了一次抽搐，抽搐的临床效果依附于其强度。尽管ECT作为精神科主要的物理治疗方法已应用几十年，但其治疗机理还不是很明了，解释抗抑郁药作用的单胺假说也被用于说明ECT的作用，抑郁症者常伴有多种动物神经功能的变更，如食欲不振、性欲减退、睡眠障碍等丘脑症状，丘脑被认为是受去甲肾上腺素程度影响的脑区，ECT增进该区的转化，减轻上述动物神经症状，ECT引发典范的癫痫全身大发作，表明皮质下构造的脑干网状核和丘脑其他特异或非特异核群可能起介导作用。

现代ECT最显著的一个特色是采用了短脉冲（shortpulse）电刺激电流技术，而以往的ECT治疗仪所提供的多是正弦波电刺激电流治疗病人。短脉冲式的矩形电刺激电流陡然上升，陡然降落，并在约1毫秒内开释电量。由于电流在电刺激最高点消逝，短脉冲式矩形波电刺激与正弦波电流雷同时电荷却仅为后者的一小部分，其突然回升和降低的电流供给的电量均大于神经元去极化所需最小值，故同样有效，且对患者认知功能和脑电图发生不良影响小，脑电图畸形（如慢波、节律不整、错误称性）发生率低，引起逆行性遗忘和记忆损失较少，右侧的 ECT 短脉冲治疗造成的病人记忆和认知副作用更小。

ECT 的适应证最主要是抑郁，尤其是内源性抑郁或伴有悲伤、情绪淡薄、早醒、焦急、缓慢、无价值感或自残的抑郁患者。ECT 对抑郁引起的精神病性症状、木僵、躯体疾病及对本人或对别人有危险的病人尤为合适，妄想与感情相一致的精神病患者疗效较好，对神经症性或精神病性抑郁的疗效较差。ECT 的另一适应证是精神分裂症急性加重期，表现为高兴、幻觉、妄想或感知觉改变，对无阳性症状的慢性精神分裂症通常疗效不佳。据最新的统计，ECT 对重性抑郁症有效率为 90%，个别 6~8 次治疗后见效，疗效高于药物 20%；对躁狂症有效率为 90%，8~10 次治疗后见效；对精神分裂症急性症状者有效率为 75%。为了稳固疗效，在实现一个有效的治疗过程之后，每隔一段时间进行一次治疗，部分抑郁症患者的治疗过程可延伸至半年之久。

ECT 的影响主要是治疗间歇期脑电图高波幅慢波运动增多，停止 ECT 后这种慢波在 30 天后逐渐消散，抽搐能引起部分脑血流量、糖应用、氧耗费和血脑屏障通透性均明显增高。ECT 常可有心电图副交感和交理性心律变态的现象，血压在抽搐发作期和发作后都较稳定，最高收缩压可高达 27 千帕，ECT 的麻醉用药阿托品类、巴比妥类和琥珀胆碱能使心律增加 25%。常规 ECT 的不良影响主要有头痛、记忆和认知功能影响，以及骨和关节并发症的发生，MECT 则大多数是肌痛、头痛和可恢复的记忆阻碍，血汗管体系并发症（如急性心肌堵塞、心室纤颤、心跳停滞）是 ECT 致死的主要原因，死亡率约 1/10000。临床上休克疾病治疗不彻底的话，患者有可能会出现反复发作的情况，电休克治疗就是临床常用的一种方法。然而，试行后的结果却是，改善最明显的不是精神分裂症，而是严重的抑郁症。起初，诱发抽搐是采用药物戊四氮或用电流在脑内通过，时至今日，用电流刺激诱发抽搐已成为常规，近年来又出现了附加的简单麻醉和应用肌肉松弛剂，治疗更为安全和可接受。在休克的循环缺血期，如未能及早进行抢救，改善微循环，则因组织持续而严重缺氧，使局部舒血管物质（如组织胺、激肽、乳酸、腺苷等）增多，后微动脉和毛细血管前括约肌舒张，微循环容量扩大，瘀血，发展为休克微循环瘀血期。早期患者神志清醒，但烦躁不安、焦虑或激动，面色及皮肤苍白，口唇略带青紫，出冷汗，肢体湿冷；

伴有恶心、呕吐、心跳加快，脉搏尚有力；晚期患者发生弥散性血管内凝血和广泛的心脏器质性损害。ECT原理迄今仍未阐明，ECT方法是把电极放在头的两颞部位，通以0.1~0.3秒的小电流直流电刺激脑组织，起到治疗作用。与此同时，全身肌肉抽搐十数秒，就像一次癫痫发作那样，电休克好比给大脑来了一次格式化，优点是价格便宜，缺点是个别患者会有骨折的副作用，所以目前常用的ECT是无抽搐电休克治疗（MECT）。大脑通电之前，先给患者静脉注射麻醉药和肌肉松弛药物，让患者处于睡眠之中，则不会发生抽搐。

ECT是全麻下进行危险性最小的医学操作之一，其对严重抑郁症和精神分裂症有显著的疗效，尚无其他治疗方法可以比较，故现今仍旧被美国医学会和APA推荐使用。在精神疾病的真正病因和发病机理尚未完全明了之前，ECT仍将是精神科治疗的一个重要有效手段。须持续学习有关国家的经验，增强ECT的应用和研究，尽快在国内全面推行更安全、更文明，病人和家眷乐于接受的MECT，造福于我国的精神疾病患者。因为开展MECT需要安全的治疗和监护仪器，有专职的麻醉医师，实行者需要控制标准的操作技术，备有必要的挽救装备和办法，因此，只应在有条件的医疗机构进行，避免滥用。

第二节　电休克治疗的发展历程

ECT于1937年问世，广泛用于临床，是治疗精神病的一种主要手段。20世纪50年代以后，由于精神药物广泛应用，ECT的应用已大为减少，但因其对某些严重的甚至危及患者生命的精神症状，疗效显著，所以仍被临床应用，是一种不应缺少的，有时甚至是挽救生命的治疗措施。美国精神病学协会（APA）首次出版介绍电休克治疗的文章是在1978年，该文章由美国精神病学协会ECT特别工作小组首次对电休克治疗进行全面的综述。1985年，由国家健康科学研究院和国家心理健康研究院主持的ECT研究会达成一致意见后，APA决定发展并推广ECT，其中包括对相关ECT人员的培训教育及临床许可。至20世纪80年代末，APA授权新一届ECT特别委员会推广相关事宜，并得到国家心理健康研究院的大力资助。1990年，APA首次出版了《电休克治疗使用手册》，用于综合介绍ECT的临床意义及使用、人员挑选及培训。接下来的十年当中，随着科学和临床医学的发展，ECT领域也有了长足的发展，每年有上百篇文章被发表，ECT治疗模式得以进一步的完善。20世纪40年代初ECT推广到全美，主要用于公立医院，广泛用于治疗精神分裂症、抑郁症和其余不断定的精神疾病，当时精神病住院病人的 40%～50% 因 ECT 取得良好疗效。20 世纪 50 年代中期，ECT 应用有所减少，主要原因是抗精神病药氯丙嗪等的发明和应用，以及媒体对 ECT 是否人性的探讨和评估，尤其是媒体发表的病人通电后抽搐的可怕照片在社会上引起的负面影响，直至今日美国某些州依然禁止 ECT 在本州使用。20 世纪 50 年代后期，欧美已广泛采取 MECT。据美国精神病学会调查，1976 年全国 ECT 有 88000 例，现在 ECT 主要用于私立医院和非赢利医院，每 100 个病人中有 4 人接受 ECT。公立医院运用 ECT 减少的原因之一是高额保险用度，APA 考察中，4000 名 APA 会员有 72% 认为 ECT 是某些精神疾病最平安、最有效、最经济的治疗办法。目前美国每年有 5 万余人接受 ECT，主要是重大抑郁症（86%）、躁狂发作（42%）、精神分裂症（25%）和神经性贪食（11%），英、德、加等国的情形也大抵如此。在抗抑郁药普遍使用的今天，ECT 治疗抑郁症仍比药物更快奏效，对那些药物反应不良、疗效不显著的病人，特别是对那些伴有妄想的抑郁症者疗效最好。

20 世纪 40 年代早期，上海有些学者，如粟宗华、曾景臣等赴美留学带回 ECT 治疗仪，开始在上海使用，公立医院当时仍使用戊四氮体克。20 世纪 40 年代末 50 代初，ECT 才在国内主要精神医院陆续使用，如南京（1949 年）、广州（1950 年）、北京（1952 年），其间有些单位还直接接上民用电源加上开关，替换 ECT 治疗仪使用，但此法不够安全。20 世纪 50 年代中期，国内厂家仿制国外 ECT 治疗仪并小批量生产后，ECT 才在国内全面推广，直接接入民用电的简陋方法被淘汰。福建医学院（1956 年）是国内较早应用电休克疗法的医院。1978 年改革开放后国内专家出访，发现英、美等国已淘汰常规 ECT，而全部改用 MECT。夏镇夷、徐韬圆等回国后在上海市精神卫生院成立专门小组，恢复了 MECT 的研究和临床应用，迄今为止治疗病人已达 2 万余人次，并为全国培育 MECT 应用人才，但目前因为国内人们的习惯及精神病院缺少麻醉科常识的医务职员，MECT 的发展还不够普遍，一些精神卫生医疗机构仍停留在 ECT 阶段，只有为数不多的单位开展了 MECT。

基于学术上的不断更新，APA 授权重组的 ECT 特别工作小组更新 1990 年的报告，更新的过程广泛而艰巨，工作小组检索了 MEDLINE 数据库中所录入的 1989 年至 1998 年间所有与 ECT 相关的医学文献，并且增补了 1996 年 APA 年会及随后电休克治疗协会年会中专家的论文，将所有的文献整合成摘要供 APA 成员参考。为了确保所推广的技术不但具有临床效果，而且是科学合法，并符合伦理要求的，ECT特别工作小组邀请了众多专业机构（涵盖了精神病学、神经病学、麻醉学、护理学、麻醉护理学以及心理学等领域）、相关领域的专家（包括儿童、成人及老年精神病专家，神经病学、神经精神病学、心理学、麻醉学、心脏内科学、产科学等方面的专家，医学伦理专家及律师等）。经过多年发展，ECT方法已经逐步完善，并且积累了很多的经验，但是仍然存在一些问题。为了使《电休克治疗使用手册》便于理解，书中包含了许多实验中发现的成果，这些成果和临床观察的结果十分吻合，但是其中有些成果并没有进行相应的有严格控制的临床研究。

自20世纪50年代氯丙嗪开始用于治疗精神病以来，药物治疗在精神科已得到了迅速发展，并且逐渐占据主导地位，对精神疾病的治疗起到了重要作用，在临床上解决了不少问题。然而，由于目前对精神疾病的病因大部分还不清楚，生物学的治疗手段还不足以解决临床上的一些难题，故综合的治疗方法还是目前精神疾病治疗的主要措施。临床上相当一部分病人接受药物治疗、心理治疗等无效，或因严重的药物副作用而无法耐受治疗，或者症状严重，需要紧急处理，如有严重自杀行为、兴奋躁动的病人，有伤人或自伤行为的病人，紧张、木僵的病人等，对于这些病人，电抽搐治疗是一种快速、有效、安全的治疗方法，有时能起到及时抢救病人生命的重大作用。

美国精神病学协会对《电抽搐治疗使用手册》进行审核再版。在再版工作接近完成时，美国精神病学协会还通过《精神病学快报》广泛征求对该版文稿审核的建议，使更多的从业医师有机会参与探讨。最后，汇集了来自各个领域意见的终审稿经过美国精神病学协会内部审核后获准通过，体现了该手册的临床科学性、进步性、合法性和权威性。在此期间，美国精神病学协会还出版了一些相应的电休克治疗期刊，并对其他国家在这些方面的状况和类似的治疗方法或替代方法进行介绍，也对电休克治疗的临床使用和研究成果及时加以总结和介绍，把好的方面加以肯定和推广，对一些没有定论的东西则提出建议，对推进电抽搐治疗起到积极的作用。应该说，多年来美国精神病学协会对电休克治疗所做的努力是功不可没的。我国中医针灸治疗精神病与现代电休克治疗有一定的联系，电休克治疗精神病在我国开展虽然比较迟，但我国精神病科工作者运用中医针灸的原理，并在该基础上改用电针作为电极，穴位作为电极放置处，通过强刺激引起抽搐而达到治疗的目的，该治疗方法受到美国精神病学协会的重视，并于 1986 年在美国《抽搐治疗杂志》发表了两篇评论，对我国的电针抽搐治疗给予了很高的评价。

无抽搐电休克治疗是一种非药物治疗方法，能有效地治疗某些严重的精神疾病以及神经疾病，是目前精神科采用的一种重要的治疗方法。同药物治疗相比，它能更加快速地控制精神症状，包括精神分裂症、抑郁症、躁狂症等。电休克治疗原理是通过给人体一个短时间小电流的电刺激，达到脑内神经递质的平衡，从而使精神症状减轻甚至消失，目前经常用于精神症状的急性期。在 MECT 前会注射麻醉剂和肌松剂，这样可以消除单用肌松剂所产生的窒息感，减少因肌肉突然强烈收缩而产生的骨折等并发症，此方法又称改良性电休克治疗。MECT 的疗程一般为 6 ~ 12 次，第一周一般每日 1 次，而后逐渐降低治疗频率，改为每周做 2 ~ 3 次，根据病情需要增减治疗次数，甚至可以作为精神病的维持治疗。另外，尽管 1 个疗程的 MECT 可以终结一次疾病的发作，但它作用时间较为短暂，不能阻止此后数周、数月或数年内疾病的复发，因此，仍需要考虑继续治疗问题，包括药物治疗、心理治疗或 MECT 维持治疗。

总体来说，MECT 是目前精神科及神经科主要的治疗手段，但由于一些人对这种治疗不了解，医生提及此项治疗时，会产生很深的恐惧，觉得这项治疗是惩罚性的治疗，或者认为治疗的危险性很高，故而对此项治疗避而远之，这样的误解会延误病情的治疗。希望以上的介绍能够消除人们对这种有效治疗方法的误解。

第三节　无抽搐电休克治疗技术

一、无抽搐电休克治疗的原理及相关研究

无抽搐电休克治疗是精神科常用的物理治疗方法，其原理是通过适量的脉冲电流刺激，使大脑皮层广泛性放电，促进脑细胞发生一系列生理变化。无抽搐电休克治疗是在通电治疗前，先注射适量的麻醉剂和肌肉松弛剂，然后利用一定量的电流刺激大脑，引起患者意识丧失，从而达到无抽搐发作而治疗精神病的一种方法。它安全有效，能客观地反映病人的治疗指标，扩大治疗范围，避免传统电休克治疗的副作用，对认知功能损伤小，能被病人及家属接受，缩短了治疗周期，提高了诊治质量。无抽搐电休克治疗是在电休克治疗的基础上

进行的改良，即在 ECT 治疗前使用静脉麻醉机和肌肉松弛剂对骨骼肌的神经—肌肉接头进行选择性的阻断，使电休克治疗过程中的痉挛明显减轻或消失，以达到控制精神症状的一种物理治疗法。传统电休克治疗就是学者 Cerletti 和 Bini 最初创用的原始方法，即用两个电极直接在患者头部两侧短暂通电而诱发全身抽搐发作。因未在 ECT 前使用任何麻醉药及肌肉松弛剂，全身抽搐发作就成为 ECT 成功的指标，所以说传统电抽搐治疗就是有抽搐的电休克治疗。全身抽搐尽管是短暂性和自限性的，但对患者来说抽搐本身就是一种难以忍受的负荷，有的患者因自身生理条件或疾病因素而难以承受此抽搐负荷，尽管其疗效和安全性仍存争论，但电休克治疗目前仍然是精神科领域最有效的非药物治疗手段，其中无抽搐电休克治疗（临床称为改良电休克治疗）作为电休克治疗方法之一，正在被我国精神科医疗领域越来越广泛地应用。

　　学者专家对无抽搐电休克治疗对大脑皮层连接性等进行了研究，以及对无抽搐电痉挛的治疗对抑郁症患者皮层连接性的影响进行了研究。根据自愿原则，6 例男性和 3 例女性抑郁症患者，平均年龄 46.8 岁，均为右利手，均对抗抑郁药物治疗疗效不佳，其中有 4 例患者还接受了抗精神病药物奥氮平或者氟哌啶醇，有 2 例患者使用了锂盐。这些受试者每周接受 2 次的 MECT 治疗，直到抑郁症状缓解，电刺激采用短暂脉冲恒定电流，DGx 模式；静脉麻醉药和肌松剂分别为丙泊酚和琥珀胆碱；电极安放在双侧颞部，最终这些受试者平均治疗次数为 8.3 次。MECT 治疗前和治疗后的皮层连接性差异体素区在左前额背外侧区明显。在这些区域，MECT 治疗后显示出平均的整体功能连接性显著下降，与此相对应，MADRS 也明显下降。这个研究结果支持了抑郁症存在皮层功能高连接性的假说，同时也为皮层功能连接性作为情感性障碍的生物标志和潜在治疗靶点提供了证据。关于 MECT 对认知能力的影响仍存在争论，有人认为部分患者进行 MECT 后可能会有永久性的认知损害，并推测可能与 MECT 治疗后脑功能被破坏有关。学者 Dwork A J 等将 24 只青少年期的恒河猴按照年龄、体重和性别匹配分成 8 个队列，每个队列内，随机分成电休克治疗组、磁痉挛治疗组和模拟治疗组。治疗期为 6 周，每周有 4 天为治疗时间，在最后 1 个治疗周之前有 5 周的恢复期以便于观察可能的神经病理现象，结束 3 天后这些受试动物被处死。大脑容量和细胞数作为评价脑结构损害的指标，经单因素的方差分析，未发现电痉挛治疗组、磁痉挛治疗组和模拟治疗组的额叶和海马在脑容积、神经元密度、胶质细胞密度、总的神经元数和胶质细胞数等方面有差异，上述指标经过大脑半球体重校正后再比较也未发现差异；常规的脑组织学检查也未提示治疗组有神经病理学方面的损害。如果恰当应用，MECT 包括磁痉挛治疗不会导致对脑的结构性损害。影像学方面的进步使得对人类活体的脑功能和药理学研究成为可能，但限于伦理学的考虑，对人类活体进行长期的纵向研究还明显受到限制。

专家 laudau AM 等研究了 MECT 对灵长类动物多巴胺系统的影响，6 只年龄在 16~22 岁，体重 8.5~17 千克的雄性恒河猴，按照 MECT 常规，每周 2 次，共 3 周，给予 6 次 MECT 治疗，在进行第 1 次 MECT 前和最后 1 次 MECT 疗后 24~48 小时，8~10 天及 6 周各给予 PET 扫描，分别使用比 Cd-threo – methylphenidate MP 和 0TBZ 来研究突触多巴 +1 – dihydrotetrabenazine 安转运蛋 DAT 和小泡单胺转运蛋白 2VMAT2 的结合情况；使用 C – SCH23390 和 C 雷氯必利来评估突触后的 D 和 D213 受体。经过 6 次 MECT 之后，纹状体所有区域 MP 和 DT-BZ 结合率明显增加，也就是 EDAT 和 VMAT2 明显增加，但 6 周后恢复到基线水平。另外，在尾状核 DI 受体示踪物 C – SCH23390 显示有短暂的升高，D2 受体未发现有变化。研究结果提示，MECT 后多巴胺神经传递增强，这可能部分解释了 MECT 对心境障碍帕金森氏疾病的疗效。符合 DSM – IN 重性抑郁症诊断标准的患者，经过至少两种不同种类的抗抑郁剂治疗无效，推荐给予无抽搐电痉挛治疗。经过 1 周的药物后，给予单右侧电痉挛治疗，每周 3 次，治疗次数依据临床疗效而定，但不超过 8 次。在第 1 次电痉挛治疗前和末次治疗后 1 周分别行司托哌隆 6 – HT2 受体的配体 PET 扫描，结果显示经过 1 个疗程的治疗，MECT 显著减少双侧枕叶、内侧顶叶，尤其是舌回、边缘叶右侧旁海马回和双侧前额皮层右侧内下前额的司托哌隆结合率。提示，同抗抑郁剂对 5 – HT2 受体的影响一致，电痉挛治疗也下调 5 – HT2 受体活性，这可能是学者 CassidyF 等做电痉挛治疗抑郁症的作用机制的研究。7 例男性和 2 例女性抑郁症患者，在整个研究过程中未服用抗抑郁药物，经 MECT 治疗已取得效果，采用双育平衡安慰剂交叉设计的研究方法，从最后 2 次 MECT 后开始给予两个 4 天的干预。具体方法是第 1 天为基线前；第 2 天为基线，受试口服 a-甲基酪氨酸（AMPT）以实现儿茶酚胺的剥夺，安慰剂则选用苯海拉明；第 3 天合并应用吗哚胺剥夺，采用完全无色氨酸的氨基酸合剂，安慰剂应用含 1/4 量色氨酸的氨基酸合剂；第 4 天为随访期。通过检测 II 精高香草酸（HVA），3 – 甲氧基 4 – 基车乙 – 醇（MHPG）和色胺酸水平来判断儿茶酚胺剥夺和吗哚胺剥夺的程度。尽管研究结束，血清平均 HVA 下降了 60.8%、MHPG 下降了 46.6%、色胺酸水平下降了 88.8%，但临床指标 MADRS 没有发生变化。也就是说，儿茶酚胺系统和 5 - HT 系统的双重阻没有对 MECT 的维持疗效构成影响，这与抗抑郁药物的相关情况不一致。这提示儿茶酚胺和 5 - HT 并不是维持 MECT 疗效的关键，这使得神经递质系统在 MECT 疗效的必须因素中的作用机制显得更为复杂。在儿童与青少年中，ECT 治疗应被保留，以防其他治疗方法无效或不能安全使用。对于 13 岁以下儿童，ECT 治疗应由两位儿科专家一致同意；对于青少年，只需要一位专家赞同，刺激剂量应考虑儿童与青少年有较低的癫痫发作阈值的可能，每一个对儿童及青少年实施 ECT 的机构应有相应的方针，包括在这一年龄组中 ECT 的使用与知情同意过程。对 ECT 引起的死亡率进行精确的统计是十分困难的，这是由医学死亡率统计的内在方法学缺陷所造成的。比如对病人的死因不能确定，死亡的时间和 ECT 治疗的时间间隔问题，以及对统计报告方法要求的差异性等都会影响统计的准确性，粗略的估计，ECT 导致的死亡率和一个小外科手术的概率相近。通过对大量不同机构病人几十年的报告的统计，ECT 的死亡率大概是每 10 万次治疗，有 4 人死亡。近年来，尽管接受 ECT 治疗的老年人和有临床并发症的患者占了很大一部分，但是死亡率仍呈逐年下降的趋势。因此，目前 ECT 治疗合理的死亡率应该是每 1 万个病人死亡 1 个或者每 8 万次治疗死亡 1 个，但是病人病情严重时这个数据有可能会升高。用 ECT 治疗病人的死亡率要明显低于使用抗抑郁药治疗。经过长期的跟踪研究，有证据表明，在住院的抑郁病人中，用 ECT 治疗的死亡率要比接受其他治疗或没有经过任何治疗的病人低得多，但也有报告称用 ECT 治疗病人的死亡率并没有降低多少。一定程度上，ECT 治疗的不良反应是可以预先判断的，比如，病人有心脏病史、肺部疾患、脑损伤病史，或者其他一些医学疾病，进行麻醉和 ECT 治疗的危险性就要增加很多。因此，在 ECT 治疗前，首先要控制病人基础疾病的病情，使之达到一个理想的治疗状态，或者对 ECT 的治疗程序进行修正，从而最大限度地减少治疗时不良反应的发生。

二、电休克治疗前的相关准备

（一）ECT 治疗前的准备

在 ECT 治疗前，具体施治的精神病医生有必要对病人的既往病史有一个详细的了解，从而通过专家会诊、额外的一些实验室检查，或者对病人服用的药物进行调整来减少治疗过程中不良反应的发生。尽管已经做了详细的治疗前评估，但是仍会有预料不到的不良反应发生，进行 ECT 治疗的机构要有对这些突发的不良反应进行处置的能力。由于心血管并发症是最常见的不良反应，经常在治疗后恢复期发作，治疗小组要有充分的准备来应对这些心血管并发症，常见的如心脏停跳、心律失常、心肌缺血、高血压或低血压等。此外，还要有充分的准备来应对其他的一些并发症，如急性的呼吸暂停或呼吸暂停延长、自发性的癫痫发作或癫痫发作时间延长、病人处于癫痫状态等。治疗中和治疗后病人出现的主要不良反应都要记录在病人的临床档案中，并要详细记录对这些不良反应所采取的应对措施，如专家会诊、治疗程序的修改、服用相关的治疗药物等。ECT 治疗时发生死亡，主要是出现在癫痫发作后和治疗后恢复期这两个时段，心血管并发症和肺部并发症是致死的最主要原因。尽管治疗在短时间内会增加大脑的血流量，使颅内压增加，但是很少有脑血管并发症发生。由于在治疗后恢复期心律失常发生的比例很高，因此在治疗中和治疗后，要通过心电图仪全程监护，直到病人的生命体征完全稳定（脉搏、收缩和舒张压）后，才可以让病人离开恢复区，有心脏病史的病人治疗后发生心血管并发症的危险性会更大。实际上，有心脏病史的病人在治疗时基本上都会有不同程度的心血管并发症发生。

（二）ECT 治疗方案的选择

关于 ECT 作为首选治疗方案还是仅仅在其他治疗手段都无效时才被选用在业界存有分歧，但是，基于在多数精神病学治疗中 ECT 有着良好的效果，ECT并不被当作最后的治疗手段，否则病人可能会失去治疗的时机，延长痛苦甚至导致治疗耐受。ECT 并非无条件适用于任何临床治疗，多种证据显示，ECT 在一些特定的条件下可发挥其临床治疗效果。通过 ECT 及假性治疗的随机对照试验定义电休克治疗的指征，并得到临床病案研究、专家考察研究报告的支持，决定是否推广应用电休克治疗技术还取决于风险/受益评估，评估分析要顾及病人的诊断、现病史、治疗史、疗效预测、医疗风险、可能出现的副作用以及与对照试验间电休克起效速度、效果及安全性的比较。对于重度抑郁症患者，发作的长期性直接影响到 ECT 以及药物治疗的预后效果。病人患病的时间越长，抗抑郁治疗的效果越差，而长期发作或无效治疗将会增加治疗耐受的概率。

ECT 起效的速度和疗效是影响首次治疗的关键因素，尤其对于重度抑郁和急性躁狂而言，通常都可在 ECT 临床治疗的初期收到效果。病人在经过几次治疗后即会看到明显的临床改善，而且临床改善的速度要比精神病药物治疗快得多。除了起效的速度外，ECT 亦被证实能够获得比其他可替换的治疗手段更有意义的临床效果。因此，当病人的精神病症状相当严重或对自己及他人有可能造成危险，急需获得控制及改善时，ECT 被当作首选的治疗手段；其他将 ECT 作为一线治疗手段的因素还涉及病人的临床状态、治疗史以及对治疗的倾向性。依据病人的临床症状，ECT 的治疗也许比其他可替换的治疗手段更安全，这种情况通常发生在精神衰弱者、老年病人以及妊娠期患者身上。病人过去的治疗史对 ECT 的良性反映，尤其是对药物的耐受或不耐性，也是影响 ECT 作为一线治疗手段的因素，同时病人对 ECT 的倾向性也应当在治疗方案的设计中予以讨论并考虑。精神病医师将 ECT 作为首选治疗手段时也会考虑其他一些因素，比如症状的种类、特性及严重性等，如伴有重症抑郁、躁狂、精神分裂等症状时，医师通常都会首选 ECT 作为治疗手段。在药物治疗的过程中，一旦治疗效果不明显，不能耐受其副作用，有恶化趋势或营养不良甚至危及生命等情况出现，都可考虑用 ECT 来替换。在学术界，有关精神病药物耐受性的定义以及是否转为 ECT 治疗一直作为一个重要的课题在讨论，目前仍然没有统一的标准定义药物耐受性。在实践中，精神病医生往往通过药物的种类、剂量、血液学指标、治疗持续时间、对用药制度的服从性、副作用、病人对治疗的反应程度、临床症状的类型及程度等来评估药物治疗是否有效。例如，病人患有精神抑郁并不被认为属于药物性无应答者，除非该药物的治疗范围中涵盖了抗抑郁治疗。不论作出怎样的诊断，病人对精神治疗始终没有反应并不能就此断定其对 ECT 也耐受。通常情况下，重度抑郁症患者即使对一种或多种抗抑郁药物没有反应，仍然会对 ECT 有着良好的反应。实际上，对于药物治疗耐受的抑郁症患者，ECT 与其他的治疗手段相比更易获得好的治疗反应。而从另一个角度讲，药物耐受也预示着 ECT 的愈后不容乐观。也就是说，抑郁症病人如果在疾病发作期并未接受过相应的药物治疗，那么他对 ECT 的反应效果要比已经对一种或多种抗抑郁药物无法产生反应的病人要好得多。另外，对于药物耐受的病人可采用特殊加强性质的 ECT 治疗手段以获得临床症状的改善。

ECT 治疗失败与一些药物治疗耐受间有一定关联，比如三羧酸循环类抗抑郁药（TCAs）耐受与 ECT 治疗失败间的关联性要比选择性五羟色胺再摄取抑制剂（SSRIs）更强。目前，其他类治疗性药剂耐受与 ECT 治疗结果间的关联还未有报道，例如，有严重精神疾病的人，在回忆刚刚教给他们的新知识的能力方面，会有明显的障碍（瞬间记忆）。在抑郁型病人中，最显著的感知缺陷就是对抽象事物不能很好地理解，需要不断反复强化记忆。在 ECT 治疗过程中，在注意力方面的缺陷有可能会加重，也有可能这些感知缺陷随着患者症状的改善会逐步消失，患者在瞬间记忆方面的缺陷，可能会没有什么改变，或者会在治疗停止后几天内得到改善。由于注意力是许多感知功能的基础，ECT 治疗完成后，随着注意力功能的改善，许多神经领域的功能也会得到改善，包括球部感知状态，现在还没有证据表明 ECT 会对病人的执行功能、抽象推理能力、创造性、语义记忆功能、绝对记忆功能、技能获取和保持的能力等造成长期损害。神经精神方面的改善，ECT 可能会选择性地导致顺行性或逆行性遗忘，顺行性遗忘的特征就是很快忘记刚刚得到的信息。有记录表明，相对于 ECT 治疗前，ECT 治疗几天以后，患者对所列词条的及时记忆能力会改善。然而，其延迟记忆的能力经常会受到一定的损害。患者对新信息遗忘的程度和范围因人而异，在 ECT 后恢复期要充分考虑这一现象。直到病人的顺行性遗忘很大程度上得以恢复后，才能够重新回到工作岗位，独立作出重大的财务或其他个人决定、独立驾驶机动车辆等。ECT 治疗结束后，顺行性遗忘会很快恢复，还没有研究表明 ECT 后顺行性遗忘会持续到几周以上。ECT 也不会对病人的学习和记忆能力造成长期的不良影响。ECT 治疗后，病人经常会发生逆行性遗忘，对于回忆自己和社会上以前发生的事情会产生障碍，而且越靠近治疗时发生的事件遗忘的程度越深。逆行性遗忘在 ECT 治疗刚刚结束时是最为严重的，ECT 完成几天后，患者对于很久远以前事件的记忆就会完全恢复，但是对于 ECT 治疗前几个月或近一年内发生的事情的记忆，恢复起来就比较困难了。病人对在这一段时间内个人或社会发生的事件的记忆就会出现一段空白，而且有证据表明，病人对于公共事件的逆行性遗忘程度要比对于发生在自己身上的事件的遗忘程度深得多；病人对于自身的一些情感事件的记忆，比如一些高兴或悲伤事件，一般是不会遗忘的。通常情况下，随着时间的推移，逆行性遗忘的程度会逐步减轻，越是时间久远的事件恢复记忆的可能性就越大。逆行性遗忘恢复所需花费的时间要比顺行性遗忘长得多，在一些病人中，逆行性遗忘并不能得到百分之百的恢复。有证据表明，ECT 可能会导致病人部分永久性记忆损伤，由于顺行性遗忘和逆行性遗忘共同作用的结果，许多病人对治疗前几个月和治疗结束后几周内的记忆可能会永久性丢失，由于存在个体差异，一些患者甚至会对治疗前几年内的事情产生永久性遗忘。当然，这种现象并不常见，永久性的逆行性遗忘在那些以前曾有过神经系统损伤的病人中发生的概率会更高。此外，那些经过多次且使用的是能够加重感知副作用的 ECT 方法治疗的患者（如正弦波刺激、双侧电极放置、高电流刺激强度等），永久性逆行性遗忘出现的概率也更高。为了准确判定患者在 ECT 治疗前后感知改变发生的概率和发生的严重程度，在进行 ECT 治疗前和治疗中，都要对患者识别方位的能力和记忆能力进行比较研究。这三组病人客观的神经精神差异是很小的，但是他们在心理上和药物的治疗上有着明显的差异，那些经常抱怨 ECT 有严重的感知副作用的，通常是那些 ECT 治疗效果不好，经常复发，目前仍然还在接受精神病类药物治疗的患者。患者客观上神经精神测试结果和主观对感知缺陷评估的差异，是由多种因素造成的。除了以上所述，还包括目前对感知功能客观评判在种类上存在着局限，在 ECT 后的追踪研究中，在病例的选择上还存在偏差，一些有明显缺陷的病人并没有加入研究中来。此外，在确认一些出现概率偏低的现象上还存在一些困难。据粗略估计，如果在需要的情况下，大约80%的患者同意再次接受 ECT 治疗。但是，在此期间有可能会有不良主观反应发生，可以认为是 ECT 治疗的副作用。ECT 治疗前的准备过程，和其他的医疗过程一样，病人通常会有一定的担忧。在极少的情况下，病人会表现出强烈的恐惧，并且会随着治疗的进行而逐步加剧，这种情况就会对病人的治疗造成阻碍。此外，病人的家属对治疗的效果也会有一定的忧虑，作为病人知情同意过程的一部分，在开始 ECT 治疗前，病人及其家属有充分的机会向参加治疗的医生或者是 ECT 治疗小组成员表达他们的忧虑，并把自己担忧的问题向医生提出，以得到明确答复。病人及其家属的担忧很大程度上是由于缺乏对 ECT 知识的了解造成的，因此医生有必要向他们提供详细的有关 ECT 基本知识的详细信息，这对缓解他们的担忧是很有帮助的。这些材料应该被增补到患者的知情同意书中去。

此外，提供有关介绍 ECT 的信息也是一个很好的缓解患者忧虑的方法，这能解答患者和家属担心的问题，这个举动应该贯穿整个 ECT 治疗过程。开展 ECT 治疗的机构，在治疗过程中，为患者及其家属实时召开一些小组研讨会是很有必要的。该研讨会由治疗小组的一位成员领导，成员包括将来或即将接受治疗的病人及其家属。通过这样的讨论，可以增进沟通，使患者及其家属更加深入地了解 ECT，从而有利于他们日后更好地进行治疗。现有的活体动物研究及电流通路的理论表明，电休克治疗时，电阻绝大部分在颅骨，其次在皮肤与大脑，因为颅骨有极高的阻抗能力，使通过头皮的电流强度有80%得以产生分流，电压在通过头皮和颅骨时有明显的下降，在脑脊液中再次被分散，使得脑内电压只有头皮面电压的2%～10%，直接刺激大脑皮质。神经细胞的平均电流达到20微库仑时才能造成损害，而电休克治疗时的电流非常小，一般在颅骨表面达到750毫安，间脑内的电流在单侧约为1.4微库仑，双侧时约为2.2微库仑，所以电休克治疗是比较安全的。

三、电休克治疗发作分期、专业准备及资质条件与相关研究

电抽搐发作分为三个阶段：电刺激期，通电瞬间大脑皮层受到直接电刺激，肢体肌肉迅速产生一个刺激后反射动作，四肢肌肉张力瞬间增高。潜伏期，电刺激停止后，上述张力或反射迅速消失，表现数秒短暂的肢体运动静止。强直性阵挛性抽搐期，未使用肌松药物时表现癫痫发作样四肢抽搐，使用肌松药物后表现局部的肌肉阵挛抽搐或颤搐。另外，发作过程中，由于交感神经兴奋，患者可出现面部潮红、结膜充血、瞳孔放大、心律明显加快等症状。发作充分必须满足以下三个条件：抽搐时间痫样放电时间大于25秒，抽搐指数即大脑皮层痫样放电脑电波总的平均波幅与发作时间的乘积大于15003，抑制指数大于80%（反应抽搐末脑电图波幅下降的速度和程度，与临床疗效密切相关）。判断发作终止的依据是脑电图由快速无节律的多尖波，突然变成有节律的尖波、多尖波或慢波（约半小时可完全恢复）。声化脑电波的声音变化，痫样放电时间以脑电图记录为准，有时与所见不一致。导致发作失败的原因包括皮肤与电极接触不良、刺激提前结束、心脏肥大、组织缺氧、脱水、药物使用等，如果刺激失败，重新刺激至少要间隔20秒。发作中断或短暂发作中断常见的原因是麻醉剂使用过量，也可能是刺激电量过低或过高。一些病人表现出有延迟发作或者在初始发作结束后又重现发作状态（发作迟缓），这时需要给病人维持足够的氧供水平，必要时气管插管，通常发作3分钟可停止。

在电休克治疗前，应做好消毒隔离工作，严格执行无菌操作规程，操作前洗手、戴口罩。无菌物品专柜放置，专人定期清点检查；一次性物品定点放置保持清洁，定期检查，无过期，注射器实施一人一针一管，用后针头置于利器盒，针筒集中处理。治疗用牙垫、面罩、头带于1000毫克/升有效氯中浸泡半小时后清洗，晾干，备用的氧气湿化瓶、吸痰器每周消毒1次，于500毫克/升

有效氯中浸泡半小时，使用后即刻消毒，于 2000 毫克/升有效氯浸泡 1 小时。治疗用体温表消毒按质控要求，备用体温表放于第二道消毒液浸泡 30 分钟，容器每周消毒 1 次。治疗室每日紫外线空气消毒 2 次，每次 30 分钟，紫外线灯管每周用 95% 酒精擦拭 1 次。治疗前后用 500 毫克/升有效氯消毒液擦拭治疗台、治疗盘，床单位清洁做到一床一巾，污被服入袋，送洗符合要求。传染病人使用的医疗器具、被服、床单位按特殊方法处理，医护人员须穿隔离衣。

在科主任的领导下，定期进行业务学习、交流临床治疗体会等，不断提高诊疗水平。认真做好各类数据、表格及资料的统计、汇总工作，积极开展科研活动；对疑难病例的治疗，在科主任主持下进行术前讨论，对术中可能发生的问题提出相应措施，回顾性总结危重病人的抢救过程及经验教训，疑难病例讨论及抢救病例应记录在专用本上。

查对制度接患者时，医护人员应查对科室、床号、住院号、姓名、性别、年龄、诊断单、躯体等情况，查对术前病人准备情况，如禁食禁饮、生命体征，操作前需再次核对科室、床号、住院号、姓名、性别、年龄、诊断单、麻醉用药及剂量，检查呼吸道畅通情况，每天检查无菌包、医疗器械齐全备用。

认真贯彻有关安全工作的各项法律、法规、政策和规章，切实抓好本部门安全工作，确保一方平安。加强消防及生产安全工作，落实专人管理，检查并达到安全要求。开关、插头、插座、电线及空调、电热水器等各类电器完好，易燃物品不靠近电器，各类消防器材齐全完好，灭火器不过保质期，处于临警状态，灭火设施周边不堆放物品，保证安全通道畅通，不得擅自动用消防设施。加强财物的安全防范措施，提高防偷、防盗意识，对火警事故做到人人会报警，准确使用各类消防设备，会帮助他人和自己逃生，严格落实事故报告制度。对发生的事故，特别是重、特大事故或突发事故，按规定要求及时向上级部门报告，坚决杜绝瞒报、漏报、迟报行为。各类仪器、设备定点放置、定量供应，专人保管，熟练掌握各类仪器、设备的操作规程，严格按操作规程执行，定期对各类仪器、设备进行检测（设备科负责），一旦出现故障及时保修，不得擅自拆修仪器，各类仪器、设备应放置在干燥、安全、无尘的地方，保持清洁，使用后做好整理清洁消毒工作，以备再次使用。各类仪器、设备不得外借，贵重仪器使用后按要求做好登记工作。如发生意外事件及急救（应急）预案范围医疗事故（违反规章制度或医疗过失造成人身伤害），医疗过失行为（差错），医疗意外事件（猝死），突发性事件（自杀、自残、他伤）窒息，有关责任人应在事发后应立即向科主任报告，科主任在核实事件后以书面形式向医务科报告。应采取有效措施，防止后果扩大，做好病人家属接待解释工作，科主任向监护人通报、解释事件经过及补救措施。若科内不能解决，则请上级部门协同处理。召集相关人员讨论，提出整改措施，吸取教训，杜绝类似事件发生，科主任应详细登记医疗事件有关情况。

要进行安全而有效的 ECT 治疗，必须有能胜任该项工作的医疗人员，对临床从业医生资格的认定通常是颁发证书或进行授权。尽管从业医生现在可以参加诸多颁发 ECT 证书的课程，但是，目前并没有国家级授权机构进行 ECT 临床资格认证，因此，目前从业医生的临床资格都是当地部门授权的。在工作中，通常是由指定治疗机构的医学专家委员会进行一些专业、分专业或规程的临床授权，并依次向治疗机构负责人报告，该授权的专业教育、培训、过程和技能标准都是由治疗机构组织的医学专家制定的。申请者的证书中将包括整个过程的内容，为不断拥有这种授权，从业医生必须定期重新申请授权。通过这样一种程序，可以确保每一家治疗机构都能提供安全而有效的临床服务，授权经常会涉及所有的学科，如精神病学或麻醉学。然而近几年由于临床工作中高新技术不断出现以及健康要求不断提高，授权逐渐已向更加专业化发展，由于 ECT 所需要的知识和技能不断增加，一般精神病学的授权已明显不能满足要求，所以必须要求 ECT 专业临床授权。获得 ECT 授权的精神科医师必须达到医学专家制定的正式标准，当一名申请者独立进行 ECT 之前，治疗机构的医疗负责人应当制定要达到的标准，医疗负责人应当让有资格的人员，包括聘请顾问以帮助确立标准，申请人员的教育、培训、经历（包括以往的 ECT 授权经历）和表现技能都将是获取 ECT 授权的特殊决定因素，要求培训学习内容的范围至少要符合相关的教学和培训建议。ECT 相关的内容，如有关住院医师圆满完成的证明和继续医学教育（CME）培训过程，ECT 过程中错误操作的避免和推荐信，还应当包括医学证书的发放，住院医师培训的圆满完成及委员会证书或合格证。为了能掌握更多的 ECT 过程中的技能，申请者应当在 ECT 过程中认真观察，并表现优秀以获得授权机构的满意，应当由一名已取得 ECT 授权的精神科医师对申请者的临床技能进行单独考核评估。如果没有这样的医师，应当外聘专家顾问，整个授权活动的过程都应当实时记录。如果申请人员 ECT 方面的教育、培训或技能不完善的话，应当进一步培训，培训内容包括讲授课程和特色读物以及正式或非正式的临床实习，培训课程的范围和深度应当由目前缺少内容的类型和程度来决定。培训课程圆满完成以后，申请人员仍然要求在医疗机构授权认证熟练掌握 ECT。申请人员还应当熟悉 ECT 设备使用的原则和程序、ECT 治疗人员的安排、ECT 方案的应用、发作监测设备和供应物品，每一家 ECT 授权医疗机构都应当制定授权的政策和程序。这样要求的目的是确保达到相同水平的临床能力，保持授权的计划能充分利用高水平提高课程，单独操作示范的监测，尤其是每年进行治疗的次数，治疗中任何不足的表现都应当及时纠正，这项计划也应当是 ECT 相关领域 CME 的要求，应当至少每两年，或者是按照规章制度或一般本地临床授权政策规定的时间再次申请临床授权。该计划要求对那些从事 ECT 治疗已经相当长时间，如一年的个人重新进行临床技能评估，当不能组织医学专家或不能提供充分的专业知识来对 ECT 授权申请者进行评估时，往往会出现许多问题。在这种情况之下，取得个别治疗机构一致的临床授权也是可以接受的，尽管应当尽可能地为制定正式的室内授权的政策和规程努力，包括外聘一些指定的专家顾问，应当通过高水平提高课程等，进行符合原则和规程的监测，必要时应进行纠正。

　　ECT 已应用了 60 余年。在美国，每年估计有 10 万人在接受 ECT 治疗，患者如有严重的抑郁症、极度躁狂或某些精神分裂症，通常最适合进行 ECT 治疗。通常在以下情况时可进行 ECT 治疗：其他治疗方法无效，其他治疗方法不够安全或难以忍受，患者以前进行 ECT 的效果良好，精神病学或医学认为 ECT 在患者快速安全康复中尤其重要。采用药物或心理治疗（谈话治疗），并不能使所有的患者都有所改善，实际上，当有些疾病（如抑郁症）非常严重时，单独进行心理治疗往往还不够。对于某些患者，药物治疗的医疗风险可能比 ECT 的医疗风险还要大，尤其是那些患有严重疾病的病人，如某些心脏病，当患者患有危及生命的精神疾病（如自杀倾向）时，建议进行 ECT 治疗，因为 ECT 比药物疗效快。总的来说，大部分抑郁症患者进行 ECT 治疗后，疗效显著；那些药物治疗效果不佳的患者进行 ECT 治疗后，大部分也疗效显著。这些都使 ECT 成为最有效的治疗抑郁症的方法。ECT 在减轻精神疾病症状方面非常有效，但是，很少对精神疾病进行长期的 ECT 治疗，而不顾其他的治疗。为防止 ECT 后复发，大部分患者需要进一步的药物治疗或 ECT 治疗。为了防止 ECT 后复发，通常是在门诊定期对患者进行 ECT 治疗。如同一些其他医学治疗一样，ECT 准确的作用过程也不是十分清楚。ECT 的效果主要取决于大脑内的发作和引起发作的技术因素，发作时的生物学变化对效果至关重要。大多数研究人员认为，

ECT 所引起的大脑内的特殊化学变化是恢复正常功能的关键，大量的研究正在对这一起决定性作用的生化过程进行分析。

国外专家学者的动物实验研究表明，ECT 时短暂的发作，不会造成对大脑的伤害。成年人发作持续数小时才会对大脑造成伤害，然而 ECT 发作仅仅持续一分钟。ECT 后，扫描大脑显示未有伤害。ECT 过程中，通过大脑的电量很少，也不会造成伤害。据统计，ECT 的死亡率是 1/10000，有严重医学疾病的患者死亡率可能稍高，ECT 治疗精神疾病的死亡率和严重医学并发症要比一些药物治疗低。由于有很高的安全性，ECT 通常用来治疗严重的精神疾病，借助现代麻醉技术，骨折和牙科并发症很少发生，心绞痛、供血不足性心力衰竭以及瓣膜性心脏等，血压增高时，动脉瘤或血管畸形的病人血管破裂的风险增高，脑肿瘤或颅内占位性病变，近期脑梗的病人，呼吸系统疾病如严重的慢性阻塞性肺疾病、哮喘、肺炎等，身体状况在 ASA（美国麻醉学会）4 或 5 级麻醉风险（1 级危险性最低，5 级危险性最高）。无抽搐 ECT 需在静脉麻醉下进行，要进行 ECT 的病人需要一份完整病历和详细的体格检查（包括神经系统检查）。另外，为保证治疗的顺利进行与安全，应进行实验室检查，要对患者进行血常规（全套血细胞计数）、尿常规、血生化常规（血清电解质、血尿素氮、肌酐）、空腹血糖、胸片、心电图。检查结果的异常通常并不是为拒绝治疗，其主要目的是使医生知道病人的躯体异常情况，并在 ECT 前给予恰当的处理。为保证无抽搐 ECT 治疗的安全，ECT 前应注意下列事项：治疗前午夜起禁食，尽可能地停用精神病药物、锂盐及止痉类药物，治疗前夜镇静剂最好减半，治疗前排空膀胱，治疗前去除所有假牙及珠宝首饰，治疗前清除所有化妆及去除指甲油（干扰测量血氧饱和度）。治疗时，患者仰卧于治疗床上，医生检查口腔，摘除义齿，解开衣带领扣，静注阿托品 0.5 ~ 1 毫克，50 ~ 100 次用 0.5 毫克静注，100 ~ 125 次用 0.25 毫克静注，125 次以上不用阿托品。静注麻醉剂（常用 2.5% 硫喷妥钠、丙泊酚、依托咪酯等），丙泊酚每千克体重 1 ~ 1.5 毫克，静注时应缓慢，以诱导麻醉，静注至睫毛反射迟钝，对呼唤无反应，呈现出嗜睡状态时即可；氯化琥珀胆碱每千克体重 1 ~ 1.2 毫克静脉注射（10 秒钟注射完），注射药后 1 分钟即可见自睑面口角至胸腹四肢的肌束抽动，约 3 分钟全身肌张力下降，腱反射（膝、踝）消失，自主呼吸停止，此时为通电的最佳时机；氯化琥珀胆碱一般用量为 50 毫克左右。麻醉后期将涂有导电糊的电极紧贴在患者头部两颞侧，或单侧大脑非优势半球的顶颞侧（百会穴—印堂穴），电流为 90

~130毫安，通电时间为2~4秒，患者出现面肌、口、角、眼轮匝肌、手指和足趾轻微抽动，有的没有抽动，只是皮肤出现鸡皮疙瘩，此即为有效发作。通电结束后，在睑面部和四肢肢端抽搐将停止时，用活瓣气囊供氧并行加压人工呼吸，5~10分钟，自主呼吸恢复后，拔除静脉针头。无抽搐电休克治疗关键应掌握好肌肉松弛剂的剂量，麻醉药量和通电量，疗程一般为6~12次。急性患者可每日1次后改隔日1次，治疗后处理治疗结束后应继续监护15分钟左右，以防止患者在意识恢复过程中，因意识模糊、躁动不安而致的意外。个别体质虚弱者因可能出现继发性呼吸抑制，故应倍加警惕。也会有不良反应和并发症，常见不良反应为治疗后出现头痛、恶心及呕吐等，不必特殊处理，重则对症处理。认知损害主要表现为治疗后短暂的意识模糊与记忆障碍，治疗后出现的意识模糊持续时间短，一般不需特殊处理，但应注意监护，防止跌倒、冲动伤人；记忆障碍以近记忆损害较为明显，多数患者不需特殊处理，在治疗结束后6个月以内恢复。严重者可给予脑神经营养药物治疗，极少数患者在治疗中出现持续抽搐或在治疗后有抽搐发作，可按照情况进行处理，呼吸系统并发症由于电抽搐治疗中使用麻醉剂和肌肉松弛剂、患者呼吸暂停、呼吸道分泌物增多等原因，患者可出现呼吸困难、呼吸恢复延迟、吸入性肺炎等并发症，一旦出现要及时处理；心跳呼吸骤停罕见，通常认为与通电时引起迷走神经过度兴奋有关，一旦出现应立即进行心肺复苏抢救。

四、电休克治疗疗效的相关研究

无抽搐电休克治疗也会对生理学产生影响，传统的硫喷妥钠可使心律加快，丙泊酚可使心律减慢，电刺激影响下丘脑的代谢，加快中枢及上胸髓后中单侧下行通路、脊旁神经结以及结后至心脏的纤维的功能释放，导致交感和迷走神经的兴奋，出现交感肾上腺素能性心动过速。痫样放电可以促使肾上腺髓质儿茶酚胺的释放，发作过程中会出现心律加快。发作结束后有一段时间的发作后抑制，此时心律迅速减慢，可降至发作时的1/3~1/2，历经数分钟恢复到基础心律。治疗过程中，血压始终与心律保持平行，先是麻醉药使血压轻度下降，电刺激后血压迅速上升且超过正常的30%~40%，诸多临床实验证明在治疗中出现的血压升高效应也是神经源性的，收缩压较舒张压明显，这一点高血压患者较正常血压患者更加明显，男性比女性明显。心输出量治疗时较治疗前有所增加，心输出量=每搏出量×心律，当心律大于160次/分时心输出量下降。心律失常及传导异常在抽搐发作后比发作中更易见到，可出现心动过缓、心动过速、T波倒置、S－T段呈缺血性或非缺血性下移，是短时间、可逆性转归。无抽搐电休克治疗后96小时追踪观察，肌酸磷酸激酶（CPK）、乳酸脱氢酶（LDH）可呈一过性升高，但其同功酶无明显变化。人为地给予大脑一个足以使有效数量神经元去极化的电刺激，诱发全皮层痫样放电，使大脑细胞发生一系列的生理生化反应，改善脑内神经递质失平衡状态，以此来控制精神症状。电流引发的癫痫持续状态与化学物质所引发的结果并无明显的差别，现有的活体动物研究以及电流通路的理论都表明，电抽搐治疗时的电流强度在脑组织中极低。传统有抽搐电休克治疗不会造成神经系统器质性损害，那么无抽搐电休克治疗也就更不会造成损害了。电刺激后出现8～12赫兹的低幅脑电活动，随后迅速被流经大脑的高度同步的10～12赫兹的多个尖峰波所取代，这一脑电时相和躯体抽搐发作相一致，这种规律的释放使抽搐扩展的速度逐步降低，也涉及尖波的特性和痉挛运动相慢波的复杂性。在发作终止前，可使其降慢至1～3赫兹的慢波，为时短暂，随之出现一段时间的水平EEG，这一时相的脑电慢波化称之为发作后抑制。对神经内分泌也会产生影响，有研究表明，下丘脑结节漏斗部位多巴胺（DA）系统有一种对垂体泌乳素（PRL）分泌有张力性抑制作用的抑制因子，故而ECT的DA能神经阻滞剂样作用使PRL升高，但以后的研究并未得到完全一致的结果。多巴胺对生长激素的分泌是一种兴奋性调节，ECT前后生长激素（GH）的变化结果也不完全一致。总之，电休克治疗可以造成神经生化的多样性改变。目前在临床上还无法对这种变化有一个确切而清楚的认识，对神经内分泌的影响是复杂的，既有中枢刺激因素又有中枢抑制效应。

学者专家开展了一系列的研究，研究对象符合中国精神障碍分类与诊断标准（CCMD－3），患者年龄分布于22～58岁，治疗次数至少6次或以上，均符合无抽搐电休克的适应证，接受治疗的患者均征得家属知情同意，并签订知情同意书。患者共40例，随机分为实验组和对照组，每组20例，其中实验组男12例、女8例，文盲6例、小学文化3例、初中5例、高中6例；对照组男性11例、女9例，文盲5例、小学文化5例、初中6例、高中4例。对两组患者的性别、年龄、文化程度等基本资料进行分析，发现两组患者基本资料无显著差异（p＞0.05），说明建模成功。实验组和对照组均给予抗精神病药物治疗，对照组实施无抽搐电休克治疗常规护理。实验组在此基础上，对无抽搐电休克治疗前、中、后的患者全程进行心理干预，参与研究的医生和护理人员均经过统一培训。治疗前首先由责任护士与患者构建良好的护患关系，即由责任护士在充分尊重患者的情况下，与患者及家属进行直接沟通，并主动倾听他们的主诉，让患者感受到护士的友爱与关心，从而取得患者的信任，并建立良好的护患关系。责任护士在此基础上向患者详细介绍无抽搐电休克疗法的目的、过程及其疗程和效果，同时向患者及其家属播放医院摄制的相关视频资料，消除患者及家属的不良情绪，同时告知患者在治疗过程中可能出现的一切不良反应，整体提高患者对无抽搐电休克疗法的认识，强化无抽搐电休克治疗的必要性，消除对治疗效果的质疑，从而提高患者对治疗的依从性。最后再由责任护士向患者介绍无抽搐电休克治疗室的环境，让患者保持轻松，从容面对即将进行的治疗。患者在进行无抽搐电休克治疗时，责任护士需全程陪护，给予患者情感上的关怀，增加患者的安全感，减少患者的恐惧、焦虑情绪，并引导患者主动与护士交流，分散患者的注意力，责任护士还需要全程监控患者的各项生命体征、意识活动以及患者对麻醉剂和肌松剂生理反应的详细记录，同时密切关注其情绪变化，做好适时疏导。治疗后，患者在接受完无抽搐电休克治疗后，责任护士应陪伴在患者身边，了解患者在治疗过程中的心理感受，同时观察患者的情感反应，了解患者的精神病症状的缓解情况，并根据患者治疗后出现的心理问题进行相应的护理。专家学者采用焦虑量表（HAMA）对实验组和对照组患者的基线期以及第四次 MECT 治疗前、第六次 MECT 治疗前的焦虑情况进行评分，HAMA 总共 14 个项目，所有项目均采用 5 级评分法(0 分~4 分)，其中，得分越低，表示患者的紧张焦虑情绪控制得越好。治疗依从性评价在患者每次进行无抽搐电休克治疗时，由责任护士进行全程陪护，并根据患者的配合情况进行评定，评定分三级，依从良好、部分依从、不依从。能主动配合护理人员做好治疗前准备及接受治疗为依从性良好。在护士的劝说下配合做好治疗前准备及接受治疗为部分依从性，拒绝配合做治疗前准备并需强制执行治疗的为不依从，每次在进行无抽搐电休克治疗结束后评定一次并记录。将所得数据采用 SPSS19.0 统计软件进行统计分析，计数资料采用 χ^2 检验，计量资料采用 t 检验，其中"p > 0.05 表示差异不显著，无统计学意义；p < 0.05 表示差异显著，具有统计学意义"。两组患者在基线期 HAMA 评分差异无统计学意义（p > 0.05）。在进行系统的心理干预后，实验组患者 MECT 治疗第四次前、第六次前患者的焦虑量表（HAMA）评分均低于对照组（p < 0.05）。12 组患者 MECT 治疗心理干预前后 HAMA 评分比较组别，实验组患者在 MECT 治疗第 2 次的治疗

依从人数、部分依从人数与不依从人数对照组比较，差异无统计学意义（p >
0.05）；MECT 治疗第四次的不依从人数明显低于对照组，差异有统计学意义
（p < 0.05）；MECT 治疗第六次的依从人数明显高于对照组，不依从人数低于对
照组，均呈现出显著差异（p < 0.05）。无抽搐电休克疗法作为近年来在精神病
治疗过程中比较常用的一种治疗手段，其在安全性和耐受性等方面具有较大的
优势，同时可以降低精神病患者因药物治疗难以治愈而致病情加深和恶化。虽
然无抽搐电疗法具有上述种种优点，但由于精神病患者及其家属对其缺乏了解，
家属会担心该疗法是通过电击来刺激大脑神经，而患者由于其认知能力较差，
甚至会觉得该疗法对其是一种惩罚，同时患者害怕注射麻醉剂和肌松剂，种种
原因导致患者在进行该疗法时会出现紧张、焦虑、抵触的情绪。因此，很有必
要对患者进行心理干预，降低其紧张焦虑情绪，提高其治疗的依从性。研究结
果显示，在治疗前期，由于患者的精神症状的支配，加之药物未完全达到疗效，
患者又缺乏自知能力，因此实验组和对照组各项差异不显著（p > 0.05）。随着
症状的改善和认知能力的提高，两组患者的治疗依从性均有所提高，但实验组
通过系统的心理干预，治疗第四次、第六次后其焦虑情绪明显低于对照组，而
且实验组第四次、第六次的治疗依从情况显著高于对照组，实验组的治疗不依
从情况也明显低于对照组，两组比较有显著差异（p < 0.05）。因此，护理人员
通过对无抽搐电休克治疗的患者进行心理干预，包括治疗前与患者进行有效的
沟通，使患者积极接受治疗，同时在治疗过程中密切注视患者各项生命体征的
变化，尤其是麻醉剂的药效变化，从而保证治疗的顺利进行，在治疗结束后，
护理人员能及时了解患者的不良反应和治疗体会，并进行有针对性的护理，使
得患者在积极的心理状态下，提高治疗的整体依从性。通过对无抽搐电休克治
疗的精神分裂症患者进行心理干预，能有效地缓解患者焦虑情绪，同时能提高
患者的治疗依从性，对促进疾病康复起到积极作用。

　　无抽搐电休克治疗技术在国内精神卫生机构陆续开展已有 10 余年，近几年
影响扩大，各地都有许多报道 MECT 治疗效果的文章。从 2005 年底至今，经
MECT 治疗的患者无一例出现意外，治疗效果满意率达到 96% 以上，深受患者
及家属的信任。在治疗前做好心理干预是非常必要的，它有助于患者情绪的稳
定，保证治疗过程中的安全性。所以，在加大对患者和家属进行疾病健康知识
宣教力度的同时，要努力提高医护人员心理治疗和心理护理知识水平，在工作
中融入更多的人文关怀理念，使心理干预工作在 MECT 治疗过程中取得更好的

效果。

　　传统电休克治疗是用短暂适量的电流刺激大脑，引起患者意识丧失、全身性抽搐，以达到控制精神症状的一种治疗方法。目前对传统电休克治疗已进行改良，即在治疗前静脉给予麻醉药和肌松剂，使患者在无恐惧、无抽搐的状态下完成治疗，称无抽搐电休克。对 MECT 治疗 120 例患者进行研究，均为精神分裂症，无禁忌证，其中，男 58 例、女 62 例，年龄 21～58 岁，平均年龄 37.6（±8.5）岁，随机分为干预组 60 例和对照组 60 例，两组性别、年龄、文化程度无显著性差异（p > 0.05）。心理干预措施两组均按常规操作进行，其中，干预组在治疗前采取一定的干预手段，与患者建立良好的护患关系，正确评估患者的心理应对能力，加强沟通，与患者建立相互信任的关系。针对患者及家属对治疗过程是否会出现骨折、窒息、麻醉意外等担忧，给予充分理解，由责任护士根据患者的病情、文化层次、性格、家庭支持等情况进行心理疏导，向家属及患者详细讲解 MECT 的治疗方法、目的、治疗过程中采取的安全措施，以及与传统电休克治疗的区别、治疗的必要性和同种病例治疗成功的事例，如病房有治疗后病情恢复较快的患者可让其现身示教，消除患者及其家属的恐惧、焦虑心理，增强其治疗信心。治疗前由责任护士带患者熟悉治疗室的环境，介绍麻醉师及其他操作人员，指导患者深呼吸缓解紧张恐惧心理，治疗结束、患者意识清晰后由责任护士带回病房。焦虑、恐惧程度评定采用自行编制的焦虑、恐惧程度评定标准，Ⅰ度患者情绪轻松、平静、无恐惧；Ⅱ度患者轻度恐惧，但不回避治疗；Ⅲ度患者恐惧并有回避和拒绝态度；Ⅳ度患者明显焦虑、恐惧，尽力回避。用 SPSS10.0 对数据进行统计分析，干预组恐惧发生率较对照组低、程度轻，两组相比差异显著（$X^2 = 5.747$，$p < 0.05$）。长期以来，人们对电休克治疗存在着误解，认为它是对精神病患者的一种惩罚手段，加上治疗时全身性的抽搐，使患者及家属心理上产生一些不良认知，从而拒绝治疗。MECT 需在专门的治疗室，由专业的医务人员在静脉麻醉状态下进行操作，对患者来说是一个陌生的环境，无形之中增加了患者的恐惧与不安。因此，应以相关的医学知识为基础，采取各种方法，减轻焦虑恐惧对患者产生的负面影响，使治疗顺利进行，以人为本，促进康复。在实施心理干预的过程中，最重要的是与患者建立密切的人际关系。患者入院后，因其生活环境和身份都发生了改变，再加上对治疗的误解，如果在心理上得不到满足，就会产生消极情绪，影响治疗的依从性。所以，应以诚恳的态度、和善的语言和负责的精神对待患者，使其

在各方面感到温暖、安慰和被照顾，这在 MECT 治疗中起着不可低估的作用。社会支持系统的最大组成人员是患者家属，家属的支持可以降低患者的负面心理反应，促进其治疗和康复。护理人员应了解家属的心理问题，有针对性地进行解释疏导，运用通俗易懂的语言，帮助他们澄清所有问题的性质，增强其解决问题的信心，给予其情感支持。通过认知、情绪、行为方面的干预，使患者接受 MECT 治疗，减轻恐惧心理。通过心理干预，不仅能使恐惧发生率降低，还能得到患者和家属的积极配合，使 MECT 治疗顺利进行，病情得到及时控制，减少住院日。

美国纽约 WakeForest 大学保健医学中心的一项研究表明，电休克治疗可以改善抑郁症患者的健康相关生活质量，其效果至少可持续 6 个月。已有研究肯定了 ECT 对抑郁症的短期疗效，为了明确该疗法对患者健康相关生活质量的长期影响，McCall 等进行了一项定群研究。该研究共纳入 283 例抑郁症患者，平均接受了 7.1 次 ECT 治疗。研究者采用医学转归研究简表 36（SF－36）分别对患者基线期、治疗后数天和 24 周时的健康相关生活质量进行评价。另外，采用 Hamilton 抑郁量表评价患者抑郁症状严重程度，并进行神经心理系列测验。结果显示，患者基线 SF－36 评分很低，表明其健康相关生活质量很差。ECT 治疗后约 4 天以及 24 周时，分别有 87%、78% 的患者健康相关生活质量得到显著改善（$p_{均}$ < 0.0001）。治疗后 24 周与基线水平相比，患者 SF－36 评分中改善最明显部分是活力评分（平均 40.1 对 20.4）、社会机能评分（55.2 对 22.8）、角色心理状况评分（42.8 对 6.4）及心理健康状况评分（50.8 对 26.2）。不过，ECT 治疗后数天内，患者健康相关生活质量较好者，其自身信息逆行性遗忘程度较高。ECT 治疗后 24 周时情况则相反，患者全面认知状态的改善与较高的健康生活质量相关。研究提示，尽管 ECT 对抑郁症的疗效仍存在争议，但该研究证实，抑郁症患者接受 ECT 治疗可减轻抑郁症状。该疗法不但可以改善患者近期的健康相关生活质量，而且这种改善效应可维持较长时间。不过，ECT 治疗会导致急性认知改变，评价其疗效可靠性时应考虑该因素的影响。

研究人员通过比较改良电休克治疗中呼吸机和简易呼吸器的应用，记录心电监护仪监测患者的血氧饱和度、心律，观察患者的意识和呼吸恢复时间；应用"作业疲劳症状自评量表"（WRFFQ）评价工作人员的疲劳程度，得出以下结论：在改良电休克治疗中应用呼吸机能够快速提高患者的血氧饱和度，作业疲劳症状自评量表显示应用呼吸机和简易呼吸器科室工作人员的疲劳程度有明显的不同。改良电休克治疗中应用呼吸机代替简易呼吸器能够使改良电休克治疗更加安全有效，减轻工作人员的劳动强度。

第四节　国内电休克治疗使用概况

我国开展电休克治疗的历史可以追溯到20世纪40年代。20世纪40年代末华东精神病防治院（现南京脑科医院）从美国引入Reiter WC56型与Medcraft B型治疗仪各一台；1951年，薛崇成教授设计出国内第一台电抽搐治疗仪，但是之后发展缓慢，目前国内电休克治疗仪器都是从美国进口的，主要是醒脉通和思倍通两个型号。随着治疗的继续，发现该项治疗技术可以有效而且明显的控制精神病患的症状，成为在抗精神病药物问世前治疗精神疾病患者的唯一有效武器。20世纪40年代，该项治疗技术传入我国。1999年至2000年我国开始比较大规模地开始普及麻醉后的电痉挛治疗技术，即无抽搐电休克或称改良的电休克治疗。通常来说，需要在操作中实施麻醉技术，虽然对患者麻醉可能存在着一些风险，但是在麻醉医师的控制下，风险应该是非常小的。其与传统电休克治疗相比更安全和有效，但治疗中须加强呼吸和循环的管理，保持呼吸道通畅，维持生命指标稳定，注意麻醉用药选择及搭配，把握施治时间及电刺激量，以最大限度地提高疗效和安全性。

早期电休克治疗是在病人清醒时进行的，会引起患者全身癫痫样抽搐，出现恐惧感，并消耗大量的氧，导致病人器官缺氧性损伤，以及全身各部位骨折等不良反应。随着科技的发展，无抽搐电休克临床应用和治疗效果较为乐观。改良后的无抽搐电休克机，原理是用麻醉药物使病人意识消失和无痛下接受治疗，其意识和各种感觉及生理反射能够及时平稳恢复正常，同时大脑皮层癫痫样放电而不引起肌肉抽搐。这种治疗具有安全、副反应小、患者可接受程度高等优点，目前已实施8800例次，接受该治疗的患者年龄最高超过68岁。为了进一步促进神经精神（心理）电生理技术发展，国际电休克及神经刺激协会中国分会联合北京大学第六医院于2017年4月21日~23日共同在北京圆山大酒店举办国际电休克及神经刺激第二届中国年会。为了规范及推广国内MECT治疗，2011年9月国际电休克及神经刺激协会中国分会在北京建立，挂靠单位为中国医科大学航空总医院暨中国科学院北京转化医学研究院。2017年4月中国医师协会神经调控专业委员会电休克与神经刺激专委会在北京正式成立，其中首都医科大学附属三博脑科医院院长栾国明担任主任委员，中国医科大学航空总医院安建雄教授任常务副主任委员，中国人民解放军白求恩国际和平医院周小东教授任副主任委员等。自此，我国神经精神心理物理诊疗技术的应用与发展与国际间有了更加有效的合作平台，国内与国际的学术交流接轨。

第五节　国外电休克治疗使用概况

ECT 的发现源自 Ladislas Josephvon Meduna（1896—1964）有关精神分裂症和癫痫彼此拮抗假说的抽搐疗法，1934 年 Meduna 温习文献时发现，早发痴呆（Dementia Praecox，精神分裂症的早期名称）急性期的病人癫痫发作后精神症有所减轻，慢性精神分裂症病人自发抽搐后精神症状得以改良。当时有一种说法，患癫痫的人不会患精神分裂症。他猜想，抽搐可能减轻精神病人的精神症状，于是着手寻找一种易引起抽搐又不至对人体有害的物质，后经各种实验选用了樟脑（Camphor）。在动物试验未发现因抽搐死亡的动物大脑神经病理学转变之后，他选择了一位木僵了 4 年的 43 岁男性精神分裂症患者作为首次治疗对象。1934 年 1 月 23 日，给病人肌肉注射樟脑，45 分钟后，病人忽然癫痫发作并连续了 60 秒钟，经 18 天中的 5 次治疗，木僵症状完整解除。Meduna 用德文在《精神神经病学案卷》上发表该治疗方法，受到全世界的广泛关注。Meduna 发现樟脑诱发抽搐的副作用较多，难以节制抽搐的有无或发生时间，改用较易掌握抽搐发作的静脉打针戊四氮（Cardiazol）的方法获得成功，抽搐疗法由此很快传遍了世界。尽管后来研究证实，癫痫与精神分裂症不仅能够共生，且癫痫患者甚至更易催患精神分裂症。

电休克应用到医疗上经典的说法是，其始于罗马人用电鱼治疗头痛抽搐，治疗精神病是 16 世纪瑞士内科医生（Paraclus）使用口服樟脑酊产生抽搐控制精神错乱以及后来使用溴剂和戊四氮诱发抽搐来控制精神错乱；1938 年意大利人（Cerletti、Bini）第一次用电休克治疗一个精神分裂症患者，其主要表现为幻觉、妄想及难以理解的行为，经过 11 次治疗后病人的上述症状奇迹消失，同年 Bini 在《美国精神病学杂志》上第一次用英文发表了他的论文《电流产生癫痫发作的实验研究》。电休克治疗真正传到美国是在 1940 年，之后在美国发展迅猛。美国 72% 的精神科医师认为 ECT 安全、有效、经济；北欧国家使用 ECT 的精神科医师比例 1977 年为 84%，1987 年为 87%；美、英等国家和地区，接受 ECT 的患者占精神疾病患者的 5% ~ 10%。1988 年的一项研究调查了 317 个大型城市 ECT 应用情况，结果发现，ECT 的使用率为 0.4 ~ 81.2/10000，其中，另有 35% 地区还没有开展 ECT，中上阶层人群接受 ECT 的比例较低，社会阶层人群要高，老年患者接受 ECT 的比例比年轻患者高，女性患者使用 ECT 的比例高，近 5 年来门诊患者使用 ECT 的人数超过住院患者。

当梅德纳在实验室埋头苦干，寻找更有效的能够诱发癫痫的药物时，切莱蒂（Ugo Cerletti，1877—1963）和比尼（Lucio Bini，1908—1964）这两个"ECT 之父"正在研究电刺激和动物神经运动的关系（有资料说这一研究源自某次在养猪场发现的猪被电晕了才进行屠宰的参观经验）。1936 年，切莱蒂接任罗马精神科主席后，立即着手安排这项他称之为"休克治疗"（Shocktreatment）的研究，成立了一个包括比尼在内的科研小组。他们进行了多次动物实验，一开始，他们用狗来做实验物品，把电极的一头固定在狗的头部，另一端插在肛门里。通电之后，大约半数的狗当场死亡，死亡的原因是电流通过心脏导致心脏骤停。之后，他们改进了电极的位置，直接把电极放在颞部，使电流回路避开心脏，此试验终于取得了成功，这就是 ECT 的雏形。在之后的 2 年里，切莱蒂和比尼进行了大量的实验神经病理学研究，排除抽搐对脑造成损害并确认 ECT 安全后，才首次将 ECT 用于人类。1938 年，比尼首次将他自己组装的简陋仪器的两个电极接在人类头上，这次的治疗对象仍旧是一名重症精神病患者，治疗时病人首次被通电 80V 电压，0.1 秒后仅有短暂意识丧失；再次通电 90V 电压，0.1 秒后病人出现癫痫小发作样抽搐；第 3 次更强的电刺激后，这名病人全身抽搐大发作，意识完全丧失。该病人后经 9 次电抽搐治疗精神症状完全消失，随访 2 年，生活正常，并恢复了原技术工作。这次史无前例的 ECT 取得了巨大的成功，成果发表在《美国精神病学杂志》的增刊上，此后，ECT 因技术简单、疗效确切迅速被许多国家接受和使用。

此时的"电流"已不是那种交流电或者直流电，而是一种矩形脉冲波，对大脑不会造成后遗症，也不会影响智力，而且已经成为精神科疾病治疗的法宝，是一项技术成熟与疗效显著的物理治疗方法。

第二章 电休克治疗适应证研究

第一节 抑郁障碍

一、抑郁障碍的相关简介及研究

著名心理学家马丁塞利曼将抑郁症称为精神病学中的"感冒"，感冒是一种多发病、常见病，人的身体经常会感冒，同样，人的心理也经常会患"感冒"，不过是表现形式不尽相同罢了。专家习惯于把抑郁症称作"人类心灵的感冒"。大约有12%的人在他们一生中的某个时期经历过相当严重并而需要治疗的抑郁症，尽管大部分人的抑郁症发作后不经治疗也能在3～6个月内结束，但这并不意味着当人感到抑郁时可以不用管它。在生活中，充满了大大小小的挫折和失败，很多人都会经历失业、离婚、失去心爱的人或其他种种痛苦。比如，梦寐以求的东西再也不存在了，最爱的人再也不能回到身边了。每当这些时刻来临的时候，都会悲伤、痛苦甚至绝望，通常，由这些明确现实事件引起的抑郁和悲伤，是正常的、短暂的，有的甚至有利于个体的成长。但是，有些人的抑郁症并没有十分明确、合理的外部诱因；另外一些人，虽然在他们的生活中发生了一些负性生活事件，但是，他们的抑郁症状持续得很久，远远超出了一般人对这些事件的情绪反应，而且抑郁症状日趋恶化，严重地影响了工作、生活和学习。如果是这样，那么很可能他们已经患上了当今世界第一大心理疾病——抑郁症。

抑郁障碍是以情感或心境的改变为主要特征的一组精神障碍，其总患病率一般在3%～5%，甚至更高，且具有反复发作的特征，是目前严重威胁人类健康、影响人类生活质量的主要精神疾病之一。抑郁症是心境障碍的主要类别，以心境低落、兴趣缺乏、乐趣丧失为核心症状，同时伴有认知障碍、自杀观念、行为等症状的一类精神障碍。据估计，全球60亿人口中约有1.5亿抑郁症患者。世界卫生组织预测，至2020年，抑郁症将成为年发病率高居第二位的疾病，其中重性抑郁症的自杀率、自残率高，给患者本人、家庭、社会带来了极大的危害和沉重的负担。研究表明，抑郁症患者亲属患病率比普通家庭高10~30倍，且血缘关系越近，患病率越高：父母、子女、兄弟姐妹为14%，叔伯姑姨舅、祖父母等为4.8%，堂兄妹、表兄妹为3.6%；单卵双胞胎为46%，双卵双胞胎为20%。由此可以看出，抑郁症与遗传关联密切。现已发现，染色体1p、1q、2q、4q、5q、8q、10p、10q、11p、11q、15q、18q、19p和Xq上共19个区域和重度抑郁症有显著关联，其中10个区域为强关联。一般来说，跟抑郁症相关的生理结构，其基因往往也跟抑郁症有关联。DNA甲基化是有丝分裂后细胞一个相对稳定的基因表达调控方式，可能在应激引起的异常方面参与基因表达的长期改变。人们已经发现，部分抑郁症相关因素与HPA轴相关基因、前额皮层p11启动子区、胶质细胞源性神经营养因子启动子区等的甲基化有关；在参与HPA反应及抗抑郁治疗的启动子区，某些部位甲基化水平发生了改变。比如，慢性社会失败应激引起的抑郁样症状伴随着促肾上腺皮质激素释放因子（corticotropin-releasingfactor，CRF）的上调，并引起CRF基因启动子区DNA甲基化减少，这个效应可以被丙咪嗪逆转。组蛋白修饰中，组蛋白乙酰化和组蛋白甲基化都被发现参与了抑郁症的发病。在一些关键性的发现如组蛋白乙酰化慢性不可预计温和应激模型中，在小鼠伏隔核，组蛋白去乙酰化酶（histone-deacetylase，HDAC2）的过表达导致抑郁样行为增加，而过表达显性失活的HDAC2后则有抗抑郁作用；HDAC5的伏隔核水平减少则能导致抑郁样行为增加，使HDAC5表达增加，结果抑郁样行为减少。可见，HDAC2和HDAC5效果相反，分别介导促和抗抑郁反应。

临床发现，抑郁患者外周血HDAC2和HDAC5增加，HDAC6和HDAC8减少，双相情感障碍患者HDAC4增加。研究还发现，在难治性抑郁和双相情感障碍患者外周血中，乙酰化酶（sirtuins，SIRT）均减少。慢性社会失败应激可引起易感动物伏隔核的组蛋白转甲基酶（G9a、GLP、SUV39H1等）和共同抑制剂（CoREST）的减少，尤其是H3K9的甲基化。过表达G9a将导致个体出现抑郁样症状。在社会失败和孤立两个抑郁模型中，许多基因的启动子上均出现了H3K9/K27的甲基化改变，且其中大多数可被抗抑郁治疗逆转。广泛前脑区过表达 SETDB1 又称 ESET 或 KMT1E，一种催化 H3K9 甲基化的组蛋白赖氨酸甲基转移酶）也可以产生抗抑郁作用。多巴胺（DA）、去甲肾上腺素（NE）、5-羟色胺（5-HT）等单胺类神经递质具有广泛生物学活性，参与了许多中枢神经系统的生理反应，如情绪反应、精神活动、体温调节、睡眠等。抑郁症的发病机制学说中，比较公认的是单胺代谢异常假说。

20 世纪 50 年代，单胺代谢异常假说被提出，其认为中枢神经系统突触间隙单胺类递质浓度水平，或功能下降是抑郁症的生物学基础。增加单胺类递质的含量，是临床各种治疗抑郁症手段的共同途径。随着研究深入，人们发现 5-HT 神经传递机能的减退不仅导致情绪障碍包括抑郁与焦虑的形成，它还可以通过影响其他神经递质的活动诱发抑郁症。研究指出，5-HT 功能低下是抑郁症的神经生物学标志，其与抑郁症的患者各种症状密切相关。体内 DA 的产生不足，下丘脑 NE 浓度降低也与抑郁症发病密切相关。单胺假说的提出意义重大，临床使用的绝大多数抗抑郁药都是基于此假说，即几乎都靶向性增强 5-HT 和 NE 的系统功能。但临床上，它不能解释为何 5-HT 水平增加与药效产生的时间相隔近一个月，而且治疗的完全缓解率也较低（60% ~ 70%）。下丘脑—垂体—肾上腺轴是重要的生理应激神经内分泌系统，具有负反馈调节机制。压力会激活 HPA 轴，提高循环糖皮质激素的水平。这原本可以在应激反应的急性反应期给人提供生理支持，但是反复地暴露于压力以及糖皮质激素水平持续升高会对包括脑部在内的很多器官造成损伤，抑郁症与 HPA 轴的活性异常、糖皮质激素水平的升高以及负反馈调节机制的破坏有关。啮齿类动物持续地暴露于高浓度的糖皮质激素会导致突触数量减少，功能减弱，引起前额皮质和海马区神经元的凋亡。急性的压力会升高啮齿类动物细胞外的谷氨酸含量，兴奋性中毒引起神经元的凋亡。糖皮质激素能通过表观遗传学机制调节分子转录的信号通路，包括调节糖皮质激素受体本身。压力和糖皮质激素直接影响负调节突触蛋白合成的因子表达。HPA 轴的功能缺陷在约 50% 的患者体内出现，抑郁症患者的 HPA 轴负反馈系统的功能紊乱后，对地塞米松治疗有非典型的反应，会产生更多的促肾上腺皮质激素释放激素。

抑郁症发病的下丘脑—垂体—甲状腺（hypothalamic-pituitary-thyroid）轴的功能减退学说由 Whybrow 于 1981 年提出，认为甲状腺功能与抑郁症有关。有的研究支持了该学说，抑郁症患者血浆甲状腺激素（T3、T4）显著降低，可降低发生抑郁症的阈值，为抑郁症易感。但后来该学说又被某些研究结果否定，总之，这个方面的研究依然十分有限。细胞因子是一大类大分子蛋白质，主要由单核细胞、巨噬细胞以及淋巴细胞等合成与分泌。此外，定植于中枢神经系统的小胶质细胞与星状胶质细胞等也被证实能够释放细胞因子。一般而言，依据其效应不同，可将其分为促炎性和抗炎性两大类。白细胞介素（IL－1β、IL－6）、肿瘤坏死因子（TNF－α）是现阶段研究较为深入的促炎性细胞因子，而IL－4 和 IL－10 则属抗炎细胞因子的主要研究范畴，它们在抑郁症的病理发生中作用重大。炎性因子常引发抑郁样症状，如干扰素治疗。严重的抑郁症与免疫激活相关，且特别与细胞因子的浓度升高有关，升高的炎性因子的活性可影响外周的色氨酸（5－HT 的前体）的清除，并能影响 NE 的活性（神经递质和神经内分泌分子含量的变化被脑部认为是压力源，会强化对 HPA 轴的激活）。在细胞水平上，小胶质细胞在暴露于压力时可被募集，它们能影响突触的可塑性和棘突形成。低水平的 TNF－α 和 IL－1β 通过 PI3K/Akt 信号通路传导促进突触的可塑性，但压力、老龄化和炎症却会诱导炎性因子的异常升高，通过调节 p38 和 NF－κB 这两种信号分子引起神经元的损伤、凋亡和棘突的损伤。海马区富含脑源性神经营养因子，BDNF 在成人脑部的边缘结构高表达，在神经元生长、存活、成熟，树突的分支和突触的可塑性等方面作用重大。压力激活NMDA（N－甲基－D－天冬氨酸）受体，抑制海马区 BDNF 的合成，抗抑郁药物则会增加其在海马区和前额皮层的合成和信号转导。BDNF 分别通过两种受体发挥作用，p75 神经营养因子受体（p75neurotrophinreceptor，p75NTR）通过影响细胞的转运、凋亡和存活，产生神经酰胺发挥作用；原肌球蛋白相关的受体酪氨酸激酶家族，包括 TrkA、TrkB、TrkC，其下游的主要通路包括 Ras、Rac、PI3K、PLC－γ1 及其下游的效应分子。压力会减少前额皮层和海马区的BDNF 的表达和功能，致使神经元萎缩，也会减少抑郁症患者血液中的 BDNF 水平。抗抑郁症治疗能增加 BDNF 的表达，阻断压力所致的生长因子表达的缺陷，但这个假说受到了质疑。在大量的临床试验中，没有发现压力及抗抑郁药物会影响 BDNF 的表达；在动物实验中，敲除 BDNF 也没有出现抑郁样的症状。此外，在脑部的其他区域，比如伏隔核、腹侧被盖区（VTA），BDNF 产生了促进抑郁的效果。因此，现在只能说 BDNF 的假说局限于海马区的区域及 SSRIs。

女性患抑郁症的概率是男性的两倍，抑郁症与性激素的波动，尤其是妊娠、青春期、绝经期、月经期的激素波动有关。有研究表明，产后雌激素水平的骤减与产后抑郁症相关度非常高。其他一些研究发现，雌激素会破坏由压力和糖皮质激素导致的神经元萎缩，破坏雌激素的通路就导致突触损伤和抑郁样表现。雌激素影响神经递质的活性、神经元的生成和神经营养因子的表达，并会影响胶质功能，BDNF的水平随着发情周期波动，注射雌激素会增加前额皮层和海马区BDNF的表达。树突复合体和棘突的密度随着卵巢周期波动，注射雌激素可增加海马区和前额皮层的突触密度，跟啮齿动物模型中学习和记忆能力的提高有关。雌激素对5-HT系统的调节也有益于突触的生成和抗抑郁的效果。除了调节雌激素受体，雌激素可以作用于PI3K/Akt、MAPK/ERK和mTORC1等信号通路，这些通路由生长因子调节，可以保护神经元并且对突触产生类雌激素样的作用，同时参与了啮齿类动物和人体中雌激素诱导的记忆增强。尽管已经取得突破，但关于雌激素在人体中有抗抑郁效果的结论至今仍然存在争议。

在老年人和性腺功能减退的男性中，慢性情绪疾病发病率较高，这一时期个体易患上认知和社交心理障碍。有研究发现，雄性激素受体（androgenrecep-tor，AR）的基因多态性与抑郁症之间存在联系，血浆中睾酮浓度降低及AR基因中CAG片段的长度改变都有可能作为抑郁症的预测指标。睾酮水平降低会使得患抑郁症的风险增加5倍，而性腺功能减退未得到治疗则会使该风险增加3倍。睾酮能增加中脑边缘的DA，以及新皮层、伏隔核和隔区的DA及5-HT的释放；注射睾酮增加中缝背核5-HT能神经元的放电；睾酮的代谢物也能与5-HT受体作用。但是，睾酮与5-HT的具体作用机制尚未知。海马区的MAPK、ERK、CREB等信号通路很可能是将睾酮与抑郁症相连接的途径。有人对抑郁症患者追踪10年后发现，有75%~80%的患者多次复发，故抑郁症患者需要进行预防性治疗。发作3次以上应长期治疗，甚至终身服药。维持治疗药物的剂量，多数学者认为应与治疗剂量相同，还应定期门诊随访观察。心理治疗和社会支持系统对预防抑郁症复发也有非常重要的作用，应尽可能解除或减轻患者过重的心理负担和压力，帮助患者解决生活和工作中的实际困难及问题，提高患者应对能力，并积极为其创造良好的环境，以防复发。

二、抑郁障碍的治疗手段及电休克治疗相关研究

目前抑郁症的最主要治疗手段是药物治疗，广泛运用的药物包括三环类抗抑郁剂、单胺氧化酶抑制剂（MAOIs）、5-HT再摄取抑制剂（SSRIs）等。但药物治疗的缓解期较长，从初次用药到症状缓解需要5.4~7.4周。单纯抗抑郁药物治疗重性抑郁症患者，在较长的治疗期间自杀风险很大。因此，在精神科临床治疗中，重性抑郁症患者有严重消极自杀企图，以及使用抗抑郁药物无效的抑郁症患者，可考虑采用另一种起效相对更快的治疗方式——电休克治疗。

加拿大精神病学杂志2011年第1期同时刊载了3篇文章，分别探讨了ECT的复兴、临床疗效、可能的作用机制，充分肯定了ECT在抑郁症治疗及究领域中的重要价值。《中国精神障碍防治指南》（2007）指出，最近几年ECT的应用不再呈下降趋势，相反出现轻度上升的现象。1985年和2004年的两次META分析均显示了ECT的疗效优越性，临床上电休克治疗的应用范围很广，主要适应证包括重性抑郁（所有类型）、躁狂、精神分裂症及伴有兴奋冲动、躁闹不安、拒食、违拗和紧张木僵的其他疾病。近年来，临床治疗的研究倾向于往个体化方向发展。电休克治疗适应证宽泛，深入探讨其个体化治疗方式，对重性抑郁症的治疗前景意义重大。对于抑郁症个体化研究的前提是建立在明确电休克治疗机制的基础上，但是目前对于电休克的确切治疗尚不完全清楚。

长期以来，ECT抗抑郁效应的机制研究基本上是围绕着抑郁症发病机制和抗抑郁药物的治疗机制进行。大多数抗抑郁药物通过增加5－HT水平而减轻抑郁症状，但ECT并不增加5－HT水平，而是通过增加海马5－HT1a受体密度和皮层、海马受体结合力发挥抗抑郁作用。抑郁症患者普遍存在神经内分泌的紊乱，ECT引起催乳素、促肾上腺皮质激素、考的松、催产素、抗利尿激素、β内啡肽等多种激素的分泌增加，其中ECT引起的催乳素释放高峰与抑郁症状的改善有确切的关系。ECT后生长抑素、内皮素、神经肽Y显著增加是产生治疗效果的因素之一。可抑制抑郁症模型大鼠海马内谷氨酸含量的升高并使NMDA－NR2B的表达上调。抑郁症患者存在如前额叶皮质、海马、杏仁核等多个脑区体积萎缩和神经元丢失的现象，而经过6～12次ECT后，双侧海马体积即可出现增加。动物实验表明ECT增加海马神经发生，但是这一结果尚未能在人体上获得证实。纵观已有的关于ECT治疗机制的各种研究假说，其存在的共同问题是：动物实验多是以抑郁动物模型作为实验对象，难以全面模拟人体疾病状态；人体研究多是采取评估外周血液生化指标，故难以直接反应中枢神经系统的变化；研究对象为递质、受体、激素，或某个脑区的体积变化，难以从结构、功能和神经网络上全面分析ECT的抗抑郁机制。

在很长一段时间里，由于缺乏精确探索人体大脑的研究手段，抑郁症曾被认为是"功能性"精神病，即认为该病的临床症状缺少中枢神经系统器质性的病理基础，仅仅是脑功能的异常。近年来，脑影像学技术的突飞猛进为进一步研究抑郁症的发病机制及治疗机制提供了技术支持，并不断刷新人们对疾病和治疗手段的认识，包括抑郁症在内的多种精神疾病都被发现具有器质性基础即存在结构改变，而药物、物理治疗甚至冥思都能对脑结构产生影响，这已不是新闻。重复经颅磁刺激即可使正常人听觉皮层的灰质发生变化，3~4周连续使用抗精神病药物即可使首发精神分裂症患者双侧的尾状核和扣带回出现灰质体积的增加，8周的冥思可使得右侧前岛、左侧颞下回和右侧海马的灰质密度增加。已有研究发现，抑郁症患者在海马、扣带前部、左侧杏仁核和右侧背内侧前额叶皮质灰质密度下降。ECT是否能逆转这样的结构变化？虽有研究发现ECT可增加海马体积，但其研究仅针对海马，不涉及其他脑区，且选用的结构分析方法为感兴趣区分析法。此方法的缺陷是缺乏明确统一的标准，可重复性差。全脑基于体素测量（Voxel-basedmorphometry，VBM）的方法进行研究，此方法可用于个体之间进行相同部位的比较，使得从结构上研究ECT治疗的反应机制成为可能。如前所述，抑郁症并不仅仅是脑结构异常，也不仅仅是某个脑区的功能异常，而是多个脑区的功能和神经环路之间的调节关系紊乱。考察抑郁症患者脑功能区的变化，功能性磁共振成像（fMRI）能反映出在特定状态、特定刺激条件下大脑的哪些脑区激活增强，哪些脑区激活减弱，哪些脑区未被激活，可以筛选出在疾病发生发展中起关键作用的脑区。运用情感刺激模式及认知模式进行的研究发现，抑郁症患者存在多个脑区的异常活动，而这种异常在有效的治疗后得以缓解。但接受ECT的患者多为重型抑郁，难以配合完成刺激任务，故静息态fMRI成为监测ECT对抑郁症脑功能影响的主要选择之一。静息态fMRI可以反映中枢神经系统基础状态下的自发功能活动，抑郁症患者与健康对照相比，在右前额皮层、右侧梭状回、右腹侧前扣带回、左背侧前扣带回、右后扣回、双侧豆状核岛局部一致性（ReHo）值都有下降，膝下扣带回和丘脑功能功能连接显著提高。运用MRI技术可以获得大量的脑结构、功能网络的信息，采用SPM软件对基于体素的形态测量学（Voxel-basedmorph ometry）结构MRI、fMRI取得的数据可以进行再处理及影像重建，观察疗程中不同脑区结构变化、功能活动的消长和联系，并结合临床症状的变化，分析比较ECT治疗对抑郁症所产生的中枢效应，探讨ECT治疗抑郁症的机制。

提起医治抑郁症的方法，临床上主要以抗抑郁剂药物疗法和心理疗法为主。而对于一些顽固性抑郁症、难治性抑郁症以及症状严重药物疗法无明显效果的抑郁症患者，心理医生可能会建议家属采取电休克疗法治疗。医生需搜集关于电休克疗法的治疗细节，以便为广大抑郁症患者的治疗提供一些参考方式。

应用电休克疗法医治抑郁症不可忽略药物疗法。据《美国医学会杂志》日前发表的一份研究报告表明，如果没有后续治疗而突然停止电休克疗法，很容易导致患者复发抑郁症，但接着进行强制性抗抑郁药物治疗，患者症状的缓解就趋于稳定。为观察 MECT 抑郁障碍的疗效及安全性，专家学者对其进行研究，研究对象为重性抑郁障碍患者共 63 例，按单双号随机分为观察组和对照组，观察组 31 例，脱落 1 例（男性，31 岁，于治疗第 1 次后失访），实际完成 30 例，其中男 12 例，女 18 例，平均年龄 36.3（±11.6）岁，平均病程 3.1（±2.9）个月，SAS 总粗分 44.69（±10.57）分，SDS 总粗分 53.41（±10.59）分。HAMA 总分 25.67（±9.76）分，HAMD 总粗分 44.35（±10.71）分。对照组 32 例，脱落 2 例（1 例女性，52 岁，因疗效不佳于治疗第 2 周退出研究；1 例男性，21 岁，于治疗第 2 周失访），实际完成 30 例，其中男 13 例，女 17 例，平均年龄 37.9（±11.7）岁，平均病程 2.8（±2.6）个月，SAS 总粗分 45.12（±10.84）分，SDS 总粗分 52.19（±10.76）分，HAMA 总粗分 25.13（±9.65）分，HAMI 总分 43.29（±10.58）分。两组间年龄及上述量表评分比较，差异均有统计学意义（均 p > 0.05）。所有人组病例均符合美国 DSM – IV 中"重性抑郁障碍"（单次发作或反复发作）的诊断标准；HIAMD24 项总分 = 24 分；年龄 18～60 岁，性别不限；获得患者或其法定监护人的书面知情同意。排除脑器质性疾病、新近或未愈的骨关节疾病、急性全身感染、发热、严重的血液系统疾病、消化系统疾病、视网膜脱落及心、肝、肾、肺等躯体疾病者，其他精神障碍者，酒精或药物依赖者，孕妇、哺乳期妇女，对丙泊酚、氯化琥珀酰胆碱及西肽普兰等药物过敏者。脉通 V 型无抽搐电痉挛治疗仪，经术前准备，使用丙泊酚作为麻醉用药，根据患者的年龄及体重剂量 2.0～2.5 毫克/千克，使用氯化琥珀酰胆碱为肌肉松弛剂，剂量为 0.8～1.2 毫克/千克。采用双颞侧电极对置法，根据患者的年龄使用"能量百分比"刻度盘来设置刺激电量。首次治疗以年龄×80% 来估算刺激电量，以后根据患者发作情况予以调整。治疗第 1 周隔日 1 次，连续做 3 次，第 2 周后改为每周 2 次，12 次为一疗程。对照组采口服西酞普兰片（商品名：喜普妙，片剂，20 毫克/片），20 毫克/天起始，视病情可加至 60 毫克/天，连续服药 6 周以上。两组试验期间均不允许使用其他抗抑郁药、心境稳定剂及抗精神病药，伴有睡眠障碍者睡前可口服唑吡坦片（商品名：思诺思，片剂，10 毫克 1 片）5～10 毫克。采用 SDS、SAS、

HAMD、HAMA 评定疗效，TESS 评定不良反应，所有入组患者分别于治疗前和治疗后 1、2、3、4、5、6 周末采用上述量表各评定 1 次，并查血常规、尿常规、血生化（包括肝肾功能、血糖等）及心电图，治疗前企胸片及脑电图。运用临床记忆量表甲套测定观察组患者的记忆变化，分别于 MECT 治疗前及治疗后第一个 24 小时、第 6 周末各评定 1 次，评定由两名经过量表培训的主治医师进行。以治疗第 6 周末 HAMD17 总分及减分率作为评价指标 HAMD17 评分小于 7 分为临床愈，HAMD 减分率 >50% 为有效，HAMD 减分率 <50% 为无效，有效例数包含临床痊愈例数。采用 SPSS11.5 统计学软件进行处理，测得数据以"x±s"表示，组间比较采用 1 检验，沿疗前后比较采用配对 1 检验，两组以上资料比较采用方差分析，计数资料比较采用 x 检验。临床研究表明，MECT 是一种治疗抑郁症的快速、安全、有效的方法。重性抑郁障碍患者接受 MECT 治疗第 1 周末 HAMI 总分、SDS 总粗分、IAMA 总分、SAS 总粗分较治疗前显著下降。研究显示，抑郁症患者本身存在较广泛的记忆功能受损和思维能力下降，这使 MECT 治疗抑郁症患者导致的记忆问题变得复杂。MECT 后 24 小时临床记忆量表指向记忆、图像自由回忆、无意义图形再认垒表分均较治疗前下降，提示患者的近记忆功能受到一定损害，而治疗第 6 周末临床记忆量表各量表分及记忆商值均较治疗前升高，显示 MECT 对记忆的损害是短暂的、可逆的，并可能与通过改善抑郁症状而改善记忆有关。也有一些研究是针对 ECT 的操作技术参数对重度抑郁症患者疗效的影响，比如电刺激波形，电极放置，电刺激量等。一项重要的实践性观察指出，不论是正弦波或短暂的脉冲刺激，其疗效是相同的，但正弦波刺激更容易导致感知损伤。实践表明，影响 ECT 治疗效果更重要的指标是电极摆放位置以及电刺激量，这些指标对治疗效果起着关键性的作用。这项研究工作同样是以假性 ECT 作对照来完成的，以此判断不同的 ECT 形式，不同的电刺激可否产生彻底的癫痫发作，达到良好的愈后效果。

总之，ECT 的技术参数对治疗效果起着重要的影响。不论是单纯性重度抑郁还是双向精神失常，其抑郁症发作时，ECT 都是一种有效的抗抑郁手段。尽管如此，还是有很多的学者尝试去发现在抑郁性疾病中是否有哪些临床亚型或临床症状可以预测 ECT 的疗效。在 20 世纪五六十年代，一系列研究都是针对 ECT 治疗前临床症状及病史对愈后的影响及预测。现在的工作兴趣主要是在病史上，然而早期研究中所强调的抑郁症的特色以及自发性，对 ECT 治疗愈后预测的重要性，在近期对重度抑郁症患者的研究中发现，对忧郁以及自发性进行分型并不能对 ECT 疗效的预测起多大的作用。早期的研究认为，ECT 只是对神经性抑郁的病人有效，而对精神性抑郁症无效。同样，分辨出是单纯性抑郁还是双向精神失常与 ECT 愈后的判断间并无关联。一些研究证据显示，精神运动性的延迟会预示良好的愈后。近期研究发现，一些临床表现与 ECT 治疗的愈后相关。大量研究证实，在精神病抑郁症和非精神病抑郁症期间，精神病抑郁症对 ECT 治疗非常敏感。精神性或妄想性抑郁症采用单项抗抑郁药或抗精神病药物治疗效果并不理想，须采取抗抑郁药和抗精神病药物联合治疗才有效。经过适当剂量及疗程的联合用药后，再对精神病抑郁症病人使用 ECT 效果并不理想，多种因素会对此产生影响。很多此类病人无法耐受经过临床药理试验确定的抗精神性疾病的药物剂量，而精神病抑郁患者通常症状较为严重，且自杀的倾向性亦会逐渐加重。一些研究发现，长期接受药物治疗的病人对 ECT 的治疗不敏感。病人的治疗史可对 ECT 疗效提供有益的判断，病人若接受过一种或多种合适的药物治疗而无起色，那么 ECT 的有效率也会随之下降。

大多数研究显示，病人的年龄与 ECT 的疗效相互关联，老年病人的治疗效果优于年轻病人，性别、种族以及经济状况等对 ECT 的疗效无直接影响。紧张型精神分裂症或紧张症是非常有意义的预测信号。紧张症通常发生在严重精神失常的病人身上，现在已被 DSM－IV 作为识别重度抑郁症或躁狂症发作的指征，一些严重的临床疾病有可能引发紧张型精神分裂症。有临床文献建议，ECT 对任何形式的紧张症都是有效的治疗手段，即使是恶性的致死性紧张型精神分裂症。有精神失常等精神病史的重度抑郁称为继发性抑郁症。非对照性的临床研究提出，继发性抑郁症患者对物理性疗法（包括 ECT）的敏感性低于原发性抑郁症。重度抑郁症患者同时伴有精神失常等症状亦会降低对 ECT 的有效率，也有一些病症引发的继发性抑郁症对 ECT 治疗有效。例如，ECT 对发作后抑郁症有很好的疗效，重度抑郁症患者并发人格障碍（如边缘人格障碍）时切勿忽视 ECT 治疗。精神抑郁（Dysthymia）是很少用 ECT 作治疗的临床指标，伴有精神抑郁的重度抑郁发作被认为是对 ECT 疗效预测不利的因素。实际上有研究表明，双抑郁症即重度抑郁伴有精神抑郁和未伴有精神抑郁的重度抑郁症在经过 ECT 治疗后的残留的病症程度是相同的。其他一些病症，如精神病、药物耐受以及发作周期等与 ECT 的愈后有统计学相关，这一信息可用于 ECT 治疗的风险/受益评估。例如，一个慢性非精神性的重度抑郁症病人对多种匹配的临床药物治疗失败后，再接受 ECT 治疗的成功率肯定会低于其他病人。尽管如此，此病人采用其他可替换的治疗方法的有效率更低，采用 ECT 作为治疗手段是合理的。

抑郁障碍的发病率、复发率、自杀发生率非常高，是目前全球所面临的重大公共卫生问题之一。世界卫生组织预计到 2030 年，抑郁症将成为世界最大负担的疾病。我国目前抑郁症患病率 3%～5%，占疾病总负担的第 2 位，患者与家属遭受了极大的精神痛苦及经济负担。在抑郁症患者中，有 15%～20% 的患者对药物治疗表现出抵抗性，经历多种抗抑郁药治疗而收效甚微，称之为难治性抑郁患者。多数学者认为，电休克抗抑郁疗效机制与脑损害、遗忘、脑神经递质及神经发生有关。脑损害机制 ECT 问世没多久，关于其疗效机制的研究就已经开始了，有很多学者提出 ECT 是通过对患者的大脑造成损害而发挥疗效。1941 年，将 ECT 从欧洲引入美国的 Walter Freeman 在他的一篇名为"大脑损害疗法"的文章中就写道："大脑损害得越厉害，精神症状就越可能消失。也许精神病患者可以通过手术的方式切除部分脑组织来使其思维更清晰。"这个观点在当时被很多学者接受，并从接受 ECT 治疗后死亡病人的尸检报告中找到了大脑损害的证据，包括神经元细胞的坏死。学者认为，在电休克治疗过程中对大脑的损害有时是可逆的，但大多数是不可逆的。到了 20 世纪末，这种观点无论是在接受 ECT 治疗的患者的脑成像上，还是在多次经过 ECT 治疗患者死亡后的尸检报告中，都没有找到充分的证据。Devanand 在脑结构成像、ECT 治疗过的病人的尸检、动物电休克癫痫发作（ECS）实验以及血脑屏障破坏实验等方面，详细研究了 ECT 对大脑的影响，最后得出结论，ECT 不会对大脑结构造成损害。

学者对一个 92 岁高龄，接受过 91 次 ECT 治疗的抑郁症患者进行详细研究，包括她的服药历史，采取尸检方式检查了海马体的总形态、海马细胞结构和神经病理学的改变，发现没有病理性的改变可以归因于 ECT，最后得出结论：ECT 治疗是安全的。Lippman 在个案报道里提到，一个 89 岁的女性病人在她的双相障碍疾病史中，共接受了超过 1250 次有记录的 ECT 治疗，还有 800 次未经证实的 ECT 治疗，在她死亡后的脑解剖中发现，她的脑结构的改变无论从宏观结构上，还是从显微镜下，ECT 还没有年龄因素对她的大脑所造成的影响大。因此，ECT 对大脑造成的损害，不是 ECT 产生疗效的主要机制。安慰剂效应不论是在临床实践中还是在临床试验中，都是一种事实。例如，同样的药物，由专家、名医开出的效果更好。安慰剂通过心理暗示作用影响病人的心理状态，进而影响机体的生理功能，起到积极的治疗作用。在 ECT 治疗中，安慰剂效应也应该是存在的，但是在对 130 例安慰剂实验（安慰剂包括药物性的，如一粒药片；物理性的，如一种操作；心理性的，如谈话）的系统回顾性研究后，得出结论：安慰剂的作用非常有限，除非是万不得已，否则没有必要将其作为一种治疗方式。因此，安慰剂有一定的效果，但是不能完全解释 ECT 的强大疗效，如没有求治欲望的不合作的病人，或是丧失希望的重度抑郁的病人，安慰剂效应几乎是不存在的，但 ECT 确实有疗效。

心理学机制精神分析理论认为，抑郁症是内向性的愤怒导致的，而 ECT 对身体造成了惩罚，消缓了这一愤怒，从而发挥了疗效。但是，改良 ECT 使用了麻醉药物，机体没有受到惩罚，没有满足潜意识对身体惩罚的需要，但同样发挥了疗效，和其观点背道而驰。另一种精神分析学派的观点认为，被过分压抑的性冲动和"超我"间充满了冲突，导致抑郁症的发生，而抽搐治疗释放了这一冲突，从而达到治疗效果。但是，这个理论被肌松剂在 ECT 中的使用否定了，使用了肌松剂的 ECT 治疗仍有疗效。"遗忘"机制在 ECT 流行的早期，有很多学者认为，ECT 治疗造成的短暂记忆丧失有可能是 ECT 疗效机制，而不把这种认知障碍当作 ECT 的副作用，认为 ECT 使患者"忘记了他们的麻烦"。然而，双侧正弦波 ECT 造成的短暂的近记忆丧失更为严重，但是疗效却不理想（现已被淘汰）。相反，在采用简易脉冲式 ECT、右单侧 ECT、超简易脉冲式 ECT 治疗研究中，没有发现严重的认知不良，并且没有发现 ECT 治愈率和认知不良（短暂的记忆缺失发生率）之间有统计学相关性。目前国内外统一的意见是，这种 ECT 后记忆的缺失是其副作用，且多在 1 个月内恢复，而非其机制。糖皮质激素、脂质信号、谷氨酸之间的协同作用可能是造成 ECT 治疗后认知不良反应（例如短暂的近记忆缺失）的原因。生物化学机制 ECT 对难治性抑郁症的治疗是一个完善、有效的方式，在过去30年里，对啮齿类动物、灵长类动物以及人类自身进行的大量电休克实验都表明，ECT 对抑郁症患者的神经内分泌的影响可能是其发挥疗效的机制。国外有文献报道 ECT 同选择性5 – HT再摄取抑制剂、5 – HT 去甲肾上腺素（NE）再摄取抑制剂（SNRI）一样能增强 5 – HT 和 NE 的生理作用，国内学者对病人电休克治疗前 15 分钟及治疗后 5、15、30、45、60、90 分钟后采血送检，发现5 – HT 浓度迅速升高，5 分钟时达到峰值，然后逐渐消减，60 分钟后基本恢复正常。动物实验也得到了相同的结论，对大鼠给予 ECS 后的短时间内，多动反应增强。这似乎说明 ECT 是通过增加

5-HT的生理作用而发挥疗效，反过来又支持了抑郁症发病机制的"单胺假说"。这个假说认为，由于某些未知的致病过程，如应激或某些药物，致 5-HT 或（和）NE 的耗竭，因此导致抑郁症的发病。学者发现 ECT 可增加 NE 的含量，从而减轻植物神经症状，其疗效与 NE 的血浓度是一致的。另一些研究者发现，用利血平治疗的大白鼠做 ECT 后，NE 合成增加。他们认为，抑郁症是由于 NE 缺乏，ECT 的作用可能是使突触后肾上腺素受体敏感性增加。这一研究同样支持"单胺假说"，催乳素 ECT 后 PRL 的变化是目前公认的发现之一。许多研究者在实验中都观察到并发现，ECT 后血清 PRL 水平显著增高。学者在对 33 名重度抑郁症患者的 ECT 治疗中发现，治疗后 15 分钟时，PRL 最大量为正常水平的 3 倍，并且其高峰浓度随 ECT 次数的增加而下降，与疗效呈负相关。而接受感觉丧失控制试验的患者血清 PRL 没有明显改变。研究者认为，ECT 发作引起 PRL 增高，可能反映了下丘脑刺激程度。PRL 是一种垂体前叶分泌的激素，它的分泌活动受到丘脑下部多巴胺（DA）神经元的控制，丘脑下部 DA 含量增多，则 PRL 的分泌减少。反之，DA 减少时，PRL 分泌却增多。因此，末次 ECT 后 PRL 释放显著减少是由于 ECT 引起突触后 DA 受体敏感性增加导致了 PRL 的抑制。Swartz 等对比双侧 ECT 与单侧 ECT 后催乳素的水平，结果发现，双侧 ECT 发作后 PRL 水平显著高于单侧 ECT。他们认为这提示双侧 ECT 对下丘脑的刺激作用大于单侧 ECT，也解释了双侧 ECT 对抑郁症患者治疗效果更优于单侧 ECT 的原因。关于抑郁症和 PRL 分泌失调的研究很多，但结论不一。例如，有研究显示，抑郁症患者对芬氟拉明、氯米帕明和 L-色氨酸刺激的 PRL 分泌反应迟钝，但对 5-HT 的反应则增强。患者 ECT 后引起的 PRL 水平增高在抗抑郁治疗中应该是起到一定作用的。DA 由于血浆中 DA 的含量甚微，难以测定 ECT 后 DA 的水平，故研究者多采用间接性观察，而一些结果相互冲突。一些研究者发现，ECT 能提高 DA 增效剂阿扑吗啡的效应，也可以改善对左旋多巴无效的帕金森氏病人的锥体外系症状。他们认为，ECT 可能引起突触后多巴胺受体的敏感性增加。Reches 等在对鼠大脑的研究中发现，ECT 治疗，使阿扑吗啡效应增加，引起多巴胺合成受抑制，从而使黑质纹状体和中脑边缘 DA 通路中的自我受体产生超敏感性变化，故认为 ECT 引起 DA 释放过程中突触前自我抑制的敏感性增加。国外有研究报道，ECT 能增强多巴胺的效应。值得注意的是，这种效应在 SSRis 和 SNRI 里几乎是没有的。

Baperia 等在研究中观察到 ECT 治疗后 30 分钟时 TSH（促甲状腺素）达最

高水平，明显超出正常值，其最高水平比 PRL 晚 15 分钟，并且随 ECT 次数的增加，TSH 逐渐减少。他解释为 DA 能够抑制 TSH 分泌，ECT 可引起突触后 DA 受体功能增加，导致 TSH 释放受抑制。如只采用感觉缺失，则 TSH 水平无改变，表明 ECT 的特殊作用。另一些研究者在实验中观察到，ECT 治疗后，TSH 虽有增加，但不显著，大多在正常范围内。Whallcy 等认为，TSH 根本没有增加。在典型的抑郁患者中，尽管甲状腺激素的值没有受到影响，但静脉注射 TRH 导致 TSH 反应变得迟钝。研究表明，抑郁症患者的甲状腺功能状态能够影响其对治疗的反应，甲状腺素浓度的升高能够增加抗抑郁药的疗效，ECT 对 TRH 的影响应该是其抗抑郁机制的一个方面。其他神经内分泌研究者发现 ECT 后皮质醇水平也有增加，并随 ECT 次数的增加而逐渐减少。其所测得语言学习结果与皮质醇水平呈负相关，提示这一现象可能反映中枢单胺氧化酶受体的功能变化。Misiaszek 等在研究中发现，ECT 后有 76% 抑郁症患者血清各 β-内啡肽免疫反应增加，这种增加是短暂的，20 分钟内平均下降 9 皮克/毫升，48 小时后转为正常，其意义尚不清楚。Saekeim 等观察到 ECT 有显著的抗抽搐作用，故认为这一作用是 ECT 引起 γ-氨基丁酸（GABA）介质的增加有关。此外，国内外还有很多文献报道 ECT 后其他神经递质或内分泌的改变，如 ACTH、白细胞介素、环氧化酶、谷氨酸等。总之，ECT 对大脑神经内分泌的影响是毋庸置疑的，但是哪种影响起决定性作用，仍未可知。

最近几年，对抑郁症病人进行的研究可以看出，抗抑郁药能提高海马的神经可塑性。在动物实验中已证实，ECT 是海马神经可塑性的一个强有力的诱因。最近的研究显示，ECT 在海马神经元形成以及神经元树突分支形成上有剂量相关效应。也就是说，ECT 所使用的电量越大，有利的神经组织改变就越大。这解释了病人在可耐受的范围内，为什么电量越大，治疗效果越好的原因。当然，ECT 对神经可塑的影响研究最多的还是动物实验。研究发现，在灵长类和啮齿类动物中，ECT 的刺激会使大脑结构性发生改变，改变主要集中于齿状回亚粒状区域不成熟的前体细胞。通过 ECT 刺激，这些区域不断形成新的神经元，并且新形成的神经元迁移到颗粒细胞层并使得突触之间的连接更加紧密。此外，SHORS 等发现，ECT 对啮齿类动物神经再生及海马依赖性记忆也有重要作用，这表明 ECT 可能对神经再生有关的区域细胞产生积极的促进作用。随后的研究表明，ECT 可以使海马中新形成的神经元增殖，并且这些增殖的神经元与神经元之间的再生密切相关。此外，重复的 ECT 刺激还可以进一步增加 GA1 区锥体神经元和海马颗粒细胞中树突密度的重新分布。ECT 的抗抑郁作用与树突的重塑和突触功能的影响之间有密切的关联。许多研究发现，在海马和前额皮质中会出现神经元结构性的变化，包括神经元的缺失和皮质中胶质细胞的减少。从某种意义上来说，即使大体结构上某种改变被发现，还可能会出现许多微小的结构变化，而这些微小的结构变化也会引起突触效应的相应改变。尤其是长期的、重复的 ECT 刺激会使突触可塑性发生改变，从而使 ECT 对突触可塑性产生一定的影响。ECT 可以诱导 GA3 区海马锥体神经元尖端树突萎缩，伴随的是空间学习记忆方面出现特定的认知损害。ECT 刺激可以使苔藓纤维与 CA3 细胞紧密接触，使得突触小泡出现重新分布，伴随的是堆积密度的增加和总的突触小泡数量下降大约 40%。这种突触传递变化的功能性影响并不是很明显，因为有关突触传递的情况在动物实验中没有记录。然而，这些发现表明 ECT 诱导的突触变化局限在突触前和突触后结构中，表明长时间的突触结构的变化或许与观察到的突触强度的改变有关。目前，关于 ECT 对突触超微结构形态学方面的研究很少。通常人们认为，仅有一次的 ECT 刺激可以使海马中脑源性神经生长因子（BD‐NF）的表达出现短暂的下调，而长期的、重复的 ECT 刺激可以使得 BD‐NF 的表达上调。有学者发现，敲除 BD‐NF 的杂合子大鼠在 CA1 区海马中，用高频刺激后突触之间的传递更容易疲劳，而这表明神经递质的释放出现了损害。这可能与突触之间传递的突触小泡数量减少密切相关，也分别与小突触泡蛋白和突触素之间的突触表达下调有关。因此，BD‐NF 似乎直接与突触前末梢蛋白的调控有关，这与突触传递的长期和短期调控一致。研究发现，ECT 可以增加 CA1 区突触小泡的数量和突触结合蛋白、突触素和小突触泡蛋白的表达。苔藓纤维的萌芽与 ECT 密切相关，ECT 后海马齿状回细胞中，苔藓纤维轴突的萌芽与 ECT 刺激某一区域神经元功能的长期适应有关。在 BD‐NF 基因敲出的杂合子大鼠中，ECT 诱导的萌芽是逐步衰减的。这一结果表明，神经营养因子在苔藓纤维的萌芽中起着主要作用。然而，在分析这些数据时，发现混合注入 BD‐NF 的大鼠体内不会影响苔藓纤维的萌芽。在大脑中苔藓纤维的萌芽，BD‐NF 起到的作用是不可替代的。由于 BDNF 可以迅速影响树突的萌芽和皮质锥体神经元的形态学改变，就像可以增强海马神经元的轴突萌芽一样，BDNF 对苔藓纤维萌芽的影响是重要的。

在动物实验中，更引人注目的是 ECT 抑制了杏仁核的兴奋性神经突触以及减少了树突分支。考虑到杏仁核在产生负性情绪方面所起的重要性（尤其是焦虑和恐惧），这个发现直接在神经生物学上为 ECT 在改善情绪方面的作用机制提供了证据支持。也就是说，ECT 凭借着减少杏仁核的异常反应，从而达到治疗抑郁症的目的。目前，关于 ECT 抗抑郁疗效的具体治疗机制尚未阐明。正是因为 ECT 对大脑的影响过于复杂，ECT 抗抑郁疗效可能受多种因素影响，由多种机制共同参与，单一的研究一种疗效机制可能是错误的。从目前的研究来看，很有可能是 2 个或 2 个以上的机制同时在起作用。当然，电休克动物模型还是研究 ECT 治疗机制时首选的方法，最根本的治疗机制研究还是使用电休克动物模型进行，如可以通过基因敲除小鼠或是通过化学药剂干预使一种疗效机制不起作用，逐个研究机制。对于 ECT 治疗机制的研究是必要的。首先，探明 ECT 治疗机制会改进 ECT 治疗技术，幸运的话，还可以研发新的药物；其次，探明 ECT 疗效机制也能使那些对 ECT 治疗持怀疑态度的病人宽心；最后，对 ECT 治疗机制的研究也是一个对抑郁症再认识的过程。进一步的认识抑郁症，消除人们对抑郁症的偏见也是一个精神科医生应尽的义务。

长期以来，ECT 抗抑郁效应的机制研究基本上是围绕抑郁症发病机制和抗抑郁药物的治疗机制进行。大多数抗抑郁药物通过增加 5 - HT 水平而减轻抑郁症状，但 ECT 并不增加 5 - HT 水平，而是通过增加海马 5 - HT1a 受体密度和皮层、海马受体结合力发挥抗抑郁作用。抑郁症患者普遍存在神经内分泌的紊乱，ECT 引起催乳素、促肾上腺皮质激素、催产素、抗利尿激素、β-内啡肽等多种激素的分泌增加，其中 ECT 引起的催乳素释放高峰与抑郁症状的改善有确切的关系。ECT 后生长抑素、内皮素、神经肽 Y 显著增加是产生治疗效果的因素之一。ECT 诱发大鼠癫痫发作时血浆神经肽 Y 和 NE 均有明显升高（与惊厥前比较 $p < 0.01$），而且这种状态持续 1 小时以上。ECT 可抑制抑郁症模型大鼠海马内谷氨酸含量的升高并使 NMDA - NR2B 的表达上调，抑郁症患者存在如前额叶皮质、海马、杏仁核等多个脑区体积萎缩和神经元丢失的现象，而经过 6 ~ 12 次 ECT 后，双侧海马体积即可增加。而动物实验表明 ECT 增加海马神经发生，但是这一结果尚未能在人体上获得证实。纵观已有的关于 ECT 治疗机制的各种研究假说，其存在的共同问题是：动物实验多是以抑郁动物模型作为实验对象，难以全面模拟人体疾病状态；人体研究多是采取评估外周血液生化指标，故难以直接反应中枢神经系统的变化；研究对象为递质、受体、激素，或某个脑区的体积变化，难以从结构、功能和神经网络上全面分析 ECT 的抗抑郁机制。在很长一段时间里由于缺乏精确探索人体大脑的研究手段，抑郁症曾被认为是

"功能性"精神病，即认为该病的临床症状缺少中枢神经系统器质性的病理基础，仅仅是"脑功能"的异常。

近年来，脑影像学技术的突飞猛进为进一步研究抑郁症的发病机制及治疗机制提供了技术支持并不断刷新着人们对疾病和治疗手段的认识，包括抑郁症在内的多种精神疾病都被发现具有器质性基础即存在结构改变药物、物理治疗甚至冥思都能在对脑结构产生影响，这已不是新闻。5天重复经颅磁刺激即可使正常人听觉皮层的灰质发生变化，3~4周连续使用抗精神病药物即可使首发精神分裂症患者双侧的尾状核和扣带回出现灰质体积的增加，8周的冥思可使得右侧前岛、左侧颞下回和右侧海马的灰质密度增加。已有研究发现抑郁症患者在海马、扣带前部、左侧杏核和右侧背内侧前额叶皮质灰质密度下降。虽有研究发现 ECT 可增加海马体积，但其研究仅针对海马，不涉及其他脑区，且选用的结构分析方法为感兴趣区（region – of – interest，ROI）分析法，此方法的缺陷是缺乏明确统一的标准，可重复性差。用全脑基于体素测量（Voxel – basedmorphometry，VBM）的方法进行研究，此方法可用于个体之间进行相同部位的比较，使得从结构上研究 ECT 治疗的反应机制成为可能。如前所述抑郁症并不仅仅是脑结构异常，也不仅仅是某个脑区的功能异常，而是多个脑区的功能和神经环路之间的调节关系紊乱。考察抑郁症患者脑功能区的变化，fMRI 能反映出在特定状态、特定刺激条件大脑的哪些脑区激活增强，哪些脑区激活减弱，哪些脑区未被激活，可以筛选出在疾病发生中起关键作用的脑区。应用情感刺激模式及认知模式进行的研究发现抑郁症患者存在多个脑区的异常活动，而这种异常在有效的治疗后得以缓解。但由于接受 ECT 的患者多为重型抑郁，难以配合完成刺激任务，故静息态 fMRI 成为监测 ECT 对抑郁症脑功能网络影响的主要选择之一，静息态 fMRI 可以反映中枢神经系统基础状态下的自发功能活动。抑郁症患者与健康对照相比，在右前额皮层、右侧梭状回、右腹侧前扣带回、左背侧前扣带回、右后扣回、双侧豆状核岛 ReHo 值都有下降，膝下扣带回和丘脑功能功能连接显著提高。运用 MRI 技术可以获得大量的脑结构、功能网络的信息，采用 SPM（StatisticalParametricMapping）软件对 VBM 结构 MRI、fMRI 取得的数据可以进行再处理及影像重建，观察疗程中不同脑区结构变化、功能活动的消长和联系，并结合临床症状的变化，分析比较 ECT 治疗对抑郁症所产生的中枢效应，探讨 ECT 治疗抑郁症的机制。参与电休克治疗的重性抑郁症患者为研究对象，运用磁共振影像技术，多途径、多层面分析 ECT 对抑郁症患者的脑结构、功能网络的影响，深入探讨 ECT 快速高效的抗抑郁作用机制，不仅有助于抑郁症发病机制的阐明，而且将有望以此为线索探索 ECT 的优化治疗方式，提高 ECT 临床治疗的效率及效果。

Greicius 等研究抑郁症患者在静息态下研究默认网络的功能连接，结果显示，抑郁症患者膝下扣带回功能连接增加，其中，额中回、扣带回在静息态下功能活跃，在认知任务态下活动被抑制。该网络与静息态下大脑对内外环境的监测、情境记忆及持续的认知及情感活动相关，显示抑郁症患者可能存在默认状态网络的功能异常。扣带回是边缘系统的组成部分，在情景记忆编码中有重要作用。扣带回、额叶的异常也印证了抑郁症存在边缘系统皮层纹状体苍白球—丘脑组神经环路（LCSPT）异常这一假说。另外，扣带回是眶额叶皮层、杏仁核、岛叶、中隔核、下丘脑、海马等相互连接的核心区域，此环路在情绪认知处理过程中起关键作用，由此印证了扣带回脑区活动的异常与抑郁症发病密切相关。彭待辉等发现，首发抑郁症患者左侧丘脑、左侧小脑、左侧枕叶、中部枕叶、右侧枕叶、左外侧上颞叶和左内侧上颞叶的 ReHo 值低于健康对照组，患者这七个区域的脑自发活动一致性较正常对照组减低，其中小脑、枕叶都提示脑区活动的降低。关于小脑在心境障碍中的作用，相关研究较少，但是有报道显示小脑除调节运动平衡功能外，在人的感觉与情绪信息的初始分辨中起着重要作用，提示小脑可能参与了情绪处理的过程。抑郁症患者左右两侧小脑后叶脑区活动下降，未治疗抑郁症可能存在情绪处理方面的异常，小脑结构和功能的异常可能与抑郁症发病有关。情绪任务功能磁共振研究发现抑郁症患者在喜悦及悲伤的识别中，均表现左侧眶额叶激活的减弱，研究认为眶额皮质区可能参与鉴别情绪意义和产生情绪状态。抑郁症患者出现左侧眶额回活动下降，与其结果一致。推测抑郁症患者可能存在左侧眶额回、右侧枕叶的损伤，右侧枕叶灰质的减少和左侧眶额叶白质的减少相对应。最近的研究也有不一致的报道，刘想林等对 16 例青年重性抑郁症患者进行功能磁共振检查，发现抑郁症组双侧额上回、双侧额中回、双侧额叶内侧回、双侧中央旁小叶、双侧中央后回、右顶下小叶、右楔状叶、左枕中回、左语言中枢、左颞上回、右颞中回、右扣带回右壳核的局部一致性较正常对照组低。抑郁症患者出现前额叶脑区活动的增加或减少可能均与抑郁症前额叶皮层的损害有关，前额叶背外侧皮层（额中回、额上回）对情感行为和执行功能有调节作用，前额叶背外侧皮层的损害表现为淡漠和抑郁。老年抑郁症患者右扣带回、左后叶灰质密度显著增高，但是研究者多考虑为代偿性的灰质增加。抑郁症患者左侧眶额叶，右侧尾状核脑区白质减少，大脑白质无明显增加，这两个区域都位于边缘叶附近，边缘叶与情绪、记忆等精神症状密切相关。研究结果与重性抑郁症患者临床症状相对应，且该区域有额桥束通过，额桥束连接脑桥与大脑皮层额叶，间接说明抑郁症可能存在额叶神经连接的异常。有相似报道发现，有自杀史的老年男性抑郁症患者扣带皮层、侧脑室、海马旁区、岛叶和小脑区域脑白质量下降，且自杀与额叶、颞叶等区域灰质、白质量的下降有关。学者 Thomas J 等发现首发精神分裂症患者额叶、颞叶脑白质量的下降，提示可能是精神分裂症患者神经功能失调症状的原因。也有一些不同的研究结果，最近一项报道研究 21 名单相抑郁症患者与 42 名正常对照者之间脑灰质与脑白质之间的差异，显示单相抑郁症患者脑白质量无明显增加或减少。Karl Eggera 对老年抑郁症患者的研究显示白质无明显变化，也有发现大脑白质增加的报道，Yonggui Yuana 等发现老年抑郁症患者左顶下小叶，右额下回脑白质量大于正常对照，这些差异可能与样本量、抑郁症程度、扫描环境以及分析统计方法有关。总的来说，提示重性抑郁症患者的发病可能与边缘叶中的内囊前肢及尾状核附近的胼胝体的白质下降有关。静息态功能磁共振的研究主要有 4 种统计方法，包括局部一致性、低频振幅、线性相关、独立成分分析。采用的是低频振幅（ALFF）的方法，计算 $0.01 \sim 0.08$ 赫兹内所有频率点上幅值的平均值来描述体素自发活动的强弱。运用 ALFF 方法分析静息态磁共振结果，直接反映被试者各个脑区的脑神经活动增加或减弱。对象为需要进行电休克治疗的重性抑郁症患者，研究发现静息状态下抑郁症患者与正常对照组相比，右侧顶下小叶、左侧扣带回、右侧额上回、左侧额中回 ALFF 值上升（$p < 0.005$），脑区活动增加；右侧小脑后叶、左侧小脑后叶、左侧眶额回、左侧枕叶、右侧枕叶 ALFF 值下降（$p < 0.005$），脑区活动下降。

研究不同性别的抑郁症功能磁共振的报道显示，男性抑郁组较男性正常对照组右额上回、双侧额中回、右前扣带回背侧、左后扣带回区域局部一致性增高；对女性抑郁来说，额叶功能的异常与抑郁症密切相关。而两种方法相对应都出现枕叶、眶额叶功能的损害，也提示了与重性抑郁症之间的关系。另外，小脑区域的活动异常也值得关注，并不是直接改善抑郁发作时显著异常的脑结构，而可能是通过其他途径对抑郁症进行治疗的。Grimm S 等认为右侧前额叶背外侧活动增强与抑郁症的严重程度相关，左侧前额叶背外侧活动下降与负性情绪的判断有关。但静息态功能磁共振却发现右侧中央前回、右侧额叶中央旁小叶活动下降，说明电休克并未因改变优势半球的脑结构而降低优势半球的活动。右侧半球活动的降低与减轻抑郁严重程度有关。相似的研究结果发现，复发性抑郁症患者，病情缓解组大脑左侧中央后回和双侧前额叶灰质量明显下降。Caetano S 等发现前扣带皮层与抑郁症的缓解有关，扣带回位于边缘系统。

　　抑郁症患者电休克后，右侧颞上回、右侧岛叶白质增加。部分研究抑郁症药物治疗机制的研究报道，抑郁症药物治疗后部分脑区的灰质体积增加，最明显的变化并未包括灰质的增加，说明电休克治疗抑郁症机制与药物治疗机制存在明显差异。岛叶是大脑皮质的一部分，被包埋在外侧裂之内，无法从完整的脑的外部直接观察到。岛叶具有记忆、情感、驱动、高级自主控制等不同功能，常被看作是边缘系统的一部分。颞叶位于外侧裂之下，中颅窝和小脑幕之上，人类的情绪和精神活动与颞叶有密切关系，明显增加区域集中于右侧大脑，右脑半球被认为是情感与直觉的发源地，右半球处理较消极情绪，左半球处理较积极和乐观的情绪。电休克治疗使患者右侧半球的边缘叶附近的白质增加，可能是电休克治疗抑郁症患者的关键区域。静息态功能磁共振中重性抑郁症患者第 8 次电休克治疗后，双侧小脑后叶、小脑前叶、右侧丘脑脑区活动较电休克治疗前上升，右侧小脑前叶、左侧顶下小叶、右侧中央前回、右侧额叶中央旁小叶脑活动较电休克治疗前下降。该结果中最值得一提的是小脑活动的改变，既往小脑一直被认为是控制运动神经的重要脑区，小脑共济失调的患者会出现包括各类体态不稳（共济失调）、手脚不协调、构音不清、眼球转动不畅等。而近年来人们逐渐认识到，小脑除了负责运动的功能，也有一部分负责认知与情感的功能。研究发现，小脑退行性变疾病患者会出现心境障碍和人格改变。第一部分结果显示双侧小脑后叶活动下降，而 8 次电休克后出现双侧小脑后叶活动上升，说明电休克治疗抑郁症的很有可能是通过调节小脑功能活动实现的。左侧顶下小叶、右侧中央前回、右侧额叶中央旁小叶活动下降，右侧丘脑活动上升，这些区域基本都位于或邻近与情绪加工有关的神经解剖环路。电休克抗抑郁作用于这些区域，说明与情绪加工有关的神经解剖环路不仅在抑郁症发病机制中起重要作用，还与电休克治疗抑郁症机制密切相关。既往一些研究抗抑郁药物的脑功能影像学报道，多集中于扣带回、纹状体等脑区的研究。结果出现差异，一方面可能是电休克治疗抑郁症与抗抑郁药治疗抑郁症原理的差异，另一方面是功能磁共振实验方法的差异，以及分析方式的不同导致。

电休克治疗从发现至今对精神分裂症、抑郁症、躁狂症等精神疾病疗效明确，治疗中需要多名医护人员的协助，其中包括保护固定患者的头部、压舌板、四肢大关节等。医师通过电极给病人大脑两侧一定的电流，不同的病人设置不同强度的电流量来刺激大脑皮层，达到诱发癫痫发作的目的，让病人出现几秒到数十秒的意识丧失、痉挛抽搐，使病情迅速得到缓解，其作用机制可能与改变大脑神经递质紊乱有关；治疗后，大多数病人对电休克治疗前后的经历能够清醒回忆，产生恐惧，因此尽管电休克抗抑郁治疗疗效明确，患者也不愿意再做电休克治疗，同时传统电休克治疗可能出现严重的并发症，如呼吸骤停、骨折与关节脱臼、吸入性肺炎、血压下降等情况，危及生命，让病人及家属在治疗前签字时产生畏惧、害怕心理，从而拒绝做电休克治疗。静脉麻醉条件下采用无抽搐电休克治疗，是指病人在进行无抽搐电休克治疗前通过禁食禁饮，注射阿托品，静脉注射或滴注麻醉药、肌肉松弛剂等，让病人进入短暂的睡眠状态，诱导进入全麻状态，对整过电休克治疗过程及电极刺激大脑皮层产生的抽搐发作全然不知，就像睡了一觉。通过注射阿托品，减少呼吸道的分泌物，有效地改善传统电休克治疗过程中可能会引起吸入性肺炎的并发症，同时通过肌肉松弛剂的注入有效地缓解和预防传统电休克治疗中可能会出现的呼吸痉挛、骨折与关节脱臼等问题，有效地缓解及消除病人及家属的恐惧感，目前仍多用于病情严重、药物治疗效果不明显甚至无效的病人。

世界卫生组织估计，目前全世界大约有 3.4 亿抑郁症患者，中国约有 2600万。据报道，1/5 的人一生中有过抑郁体验，抑郁症自杀行为发生率为28.5% ~63.7%，其中 25% 自杀未遂，15% 最终自杀死亡，其死亡率是普通人的 2 倍。目前抑郁症的发病率呈上升趋势，部分患者如不及时给予有效干预治疗，其病情会进一步加重，甚至会出现自伤自杀行为。调查显示，有自伤行为的患者59%为抑郁症，自杀死亡者43% ~50%生前患有抑郁障碍，因此自杀已成为广大学者关注和研究的热点。患者的家族史、性别、受教育程度、起病年龄、病程、婚姻状况、合并症状、发作次数、住院次数等对预测可能出现的自杀自伤行为非常重要。有研究显示，抑郁症患者中，自杀未遂的发生率女性高于男性；文化程度高者自杀未遂发生率较高，文化程度中等者发生率最低；阳性家族史患者自杀未遂发生率显著高于阴性家族史患者；多次住院或疾病反复发作者自杀未遂发生率显著高于首次住院患者；发病年龄小、再婚、离异或丧偶、合并精神病性症状等因素都有可能增加自伤自杀的风险。目前，对于抑郁症的治疗方法主要为药物治疗、心理治疗、物理治疗。药物治疗中，GABA、去甲肾上腺素、BDNF、乙酰胆碱浓度的升高、受体功能、内分泌激素变化等可能有关。有文献报道 ECT 治疗抑郁症同选择性5－HT再摄取抑制剂（SSRIs）、5－HT和去甲肾上腺素（NE）再摄取抑制剂（SNRIs）一样能增加突触间隙5－HT和NE的浓度而达到治疗抑郁症的目的，国内学者对进行电休克治疗病人治疗前、治疗后不同时段抽血检验发现，电休克治疗后5－HT浓度迅速升高，5分钟时达到峰值，5－HT浓度逐渐降低，60分钟后恢复正常，说明 ECT 是通过增加5－HT浓度，发挥5－HT的生理作用而达到抗抑郁治疗的作用，证实了抑郁症发病机制为5－HT功能低下的假说。

有研究认为电休克抗抑郁治疗的机理为电刺激导致海马内的γ－氨基丁酸（GABA）含量升高，GABA为抑制性神经递质，可降低神经元异常放电时的兴奋性，GABA对抗N－甲基－D天门冬氨酸（NMDA）受体的过度激活，出现神经元毒性；电刺激引起视下丘下部的应激反应，从而影响中枢神经递质的功能而起到治疗效果；树突的重塑可能也与电休克抗抑郁作用有关。因此，对伴有自杀倾向的抑郁症患者给予及时、安全、有效的治疗干预措施对改善症状是非常必要的。对此类患者给予无抽搐电休克联合帕罗西汀治疗可取得良好的治疗效果，联合治疗可在短时间内改善患者临床症状，使 HAMD－17 评分明显降低起效时间较单纯用药治疗快，痊愈率明显优于单纯采用药物治疗的患者（p＜0.05），总有效率高于对照组；对患者伴有的自杀观念有明显的缓解作用，1周后 Beck 自杀意念量表评分明显好转，患者自杀意念明显减退，4周后有效率达到100%，采用无抽搐电休克联合帕罗西汀治疗明显优于单药治疗的效果，两组比较差异具有统计学意义（p＜0.05）。尤其是对于伴有自杀倾向的患者，无抽搐电休克联合药物治疗可在短期内终止患者的自杀意念，并且可降低帕罗西汀口服药物的剂量，减少口服药带来的不良反应。口服药包括三环类抗抑郁药（TCAs）、单胺氧化酶抑制剂（MAOIs）、选择性5－HT再摄取抑制剂（SSRIs）、5－HT 和 NE 再摄取抑制剂（SNRIs）、5－HT 受体拮抗剂及5－HT 再摄取抑制剂（SARIs）、去甲肾上腺素与多巴胺再摄取抑制剂（NDRIs）、特异性5－HT能和 NE 能抑制剂（NaSSA）、褪黑素类药等。研究采用的帕罗西汀为选择性5－HT再摄取抑制剂（SSRIs）药物，其抗抑郁的主要作用是选择性抑制中枢神经突触前膜对5－HT的再摄取，通过增加突触间隙5－HT浓度来达到抗抑郁治疗的目的。帕罗西汀目前广泛应用于一些中、重度抑郁症患者，副作用小，耐受性好。服用帕罗西汀的主要不良反应为口干、食欲减退、便秘、恶心甚至呕吐等消化道症状，部分患者可能出现头痛、头晕等不适。尽管抗抑郁剂有如此多的优点，但由于其抗抑郁作用起效时间至少需要 2~4 周，这对患者及医生又是一个极大的挑战，特别是对伴有自杀倾向的抑郁症患者。虽然药物治疗对大多数患者有效，但是对部分患者效果不明显甚至无效。近年研究发现，无抽搐电休克治疗抑郁症患者可起到良好的治疗效果，它能使病情迅速得到缓解，有效率高达 70%~90%，其作用机制主要为电刺激大脑皮层，诱发短暂的癫痫发作。治疗后，部分患者可能出现头晕、头痛、恶心、呕吐、小腿酸胀等不良反应，一般不做特殊处理，这与患者的敏感度、第一次治疗和治疗的间隔时间有关，一般数天内逐渐消失。电休克治疗对智能、记忆力的影响是临床医生及患者家属关注的重点，而电休克治疗会不会导致患者变傻是临床工作中病人及家属最常问到的问题。电休克治疗主要会引起近记忆力下降，一般电休克治疗后 1 个月可逐渐恢复正常，对远期记忆力影响很小。目前无抽搐电休克治疗疗程为 8~12 次，因此对伴有严重自伤自杀行为、对抗抑郁药物治疗无效的重度抑郁症，有明显的自责、自伤及自杀倾向的抑郁症患者，采用无抽搐电休克治疗在一周内可快速的控制症状，缓解病情，大家最关心的记忆力减退也会随时间的延长逐渐恢复正常，对患者几乎不会产生影响。

有学者在无抽搐电休克疗法治疗难治性抑郁症的疗效及安全性研究中，将 100 例难治性抑郁症患者随机分为两组：氟西汀合并无抽搐电休克治疗组（治疗组）50 例，其中男 20 例，女 30 例，平均年龄 42 ± 13 岁；单用氟西汀治疗组（对照组）50 例，其中男 21 例，女 29 例，平均年龄 41 （±12）岁。两组持续治疗观察期均为 4 周，与入组前、入组后第 1、2、4 周末分别运用汉密尔顿抑郁量表（HAMD, 17 项）、汉密尔顿焦虑量表（HAMA）及不良反应量表（TESS）进行评定。治疗第 1、2、4 周末，两组间 HAMD、HAMA 总分及减分率的差异有统计学意义（$p < 0.05$ 或 $p < 0.01$）。治疗组的总有效率为 76%，痊愈和显效占 62%。对照组的总有效率为 36%，痊愈和显效占 28%，两组间的差异有统计学意义（$p < 0.05$）。治疗组患者中有 28 例出现不良反应，占 56%；对照组为 20 例，占 40%，两组患者的不良反应均较轻微。研究发现，无抽搐电休克疗法治疗难治性抑郁症疗效优于单用抗抑郁剂，起效快，安全性好，是临床中可选用的方法之一。运用无抽搐电休克疗法治疗难治性抑郁症的疗效及安全性进行研究，所有对象均来自 2006 年 10 月至 2008 年 6 月收治的住院患者，

年龄 18~60 岁，小学以上文化程度，符合《中国精神疾病分类方案与诊断标准》（第 3 版，CCMD-3）的抑郁症诊断标准（单次发作或反复发作均可），符合研究制定的难治性抑郁症的诊断标准，即经过 2 种（含以上）作用机理不同的抗抑郁药，足剂量、足疗程（6 周及以上）治疗，抑郁症状无明显好转 [汉密尔顿抑郁量表（HAMD）减分率≤30%]；排除伴有精神病性症状及其他严重急慢性躯体疾病的患者。共 100 例，随机分为 2 组，氟西汀合并无抽搐电休克治疗组（以下简称治疗组）50 例，其中男 20 例（40%），女 30 例（60%），平均年龄 42（±13）岁，平均病程 4（±4）年，抑郁发作次数 4（±3）次。氟西汀组（以下简称对照组）50 例，其中男 21 例（42%），女 29 例（58%），平均年龄 41（±12）岁，平均病程 3（±4）年，抑郁发作次数为 3（±3）次。两组患者的性别、年龄、总病程、本次病程、抑郁发作次数以及合并抗抑郁剂的差异均无统计学意义（p>0.05）。治疗组在原氟西汀治疗的同时合并无抽搐电休克治疗 12 次，3 次/周。对照组仍单用氟西汀治疗，剂量为 20 毫克/天。两组均持续观察治疗 4 周。两组患者全部完成 4 周的治疗，无脱落。疗效评定采用汉密尔顿抑郁量表（HAMD，17 项）、汉密尔顿焦虑量表（HAMA）、不良反应量表（TESS）在治疗第 1、2、4 周末分别进行疗效与不良反应的评定。临床疗效评定以末次 HAMD 评分的减分率为依据，"减分率≥75% 为痊愈，50%~74% 为显效，25%~49% 为好转，<25% 为无效"，对好转以上的视为有效。全部数据输入计算机，运用 SPSS 10.0 统计软件进行基本统计分析，采用 X^2 检验与 t 检验。两组患者治疗前后 HAMD、HAMA 总分比较治疗组与对照组治疗前后 HAMD、HAMA 总分的比较 t 检验，与治疗组比较，p<0.05，p<0.01。两组 HAMD、HAMA 总减分率在治疗第 1、2、4 周末差异有统计学意义（p<0.05，p<0.01）。两组治疗各周 HAMD、HAMA 减分率的比较 t 检验，与治疗组比较数据有统计学意义（p<0.05，p<0.01）。两组的有效率比较：（1）治疗组痊愈 21 例（42%），显效 10 例（20%），好转 7 例（14%），无效 12 例（24%），总有效率为 76%，痊愈和显效占 62%。对照组痊愈 10 例（20%），显效 4 例（8%），好转 4 例（8%），无效 32 例（64%），总有效率为 36%，痊愈和显效占 28%。治疗组与对照组间疗效的差异有统计学意义（X^2=15.738，p<0.05）。治疗组 50 例中 28 例出现不良反应，发生率为 56%，主要症状为口干（20%）、头痛（18%）、记忆障碍（14%）、视物模糊（12%）、嗜睡（10%）。对照组 50 例中 20 例出现不良反应，发生率为 40%，主要症状为口干（18%）、

嗜睡（14%）、视物模糊（10%）。治疗组2例出现恶心，1例出现胸痛，对照组无记忆障碍及胸痛不良反应发生。两组总体不良反应发生率差异无统计学意义（p＞0.05）。两组不良反应程度均较轻，无因不良反应退出研究者。而运用无抽搐电休克治疗1周后便有明显效果，与对照组差异有统计学意义（p＜0.05），且疗效安全、持久，能较好地缓解抑郁症的抑郁、焦虑等症状。治疗第2、4周末时，两组疗效的差异有统计学意义（p＜0.01）。研究治疗组50例患者中28例（56%）有不良反应发生，与对照组的差异无统计学意义（p＞0.05）。少数合并无抽搐电休克治疗的患者出现头痛、记忆障碍均很轻微，于停止治疗1周内缓解，无患者因治疗的不良反应而退出。

现代医学模式已经由"生物医学"向"生物心理社会模式"转变，对于社会环境及心理因素在抑郁症发病中的作用越来越重视，人格因素、认知模式、负性社会生活事件、社会支持系统、幼年的经历对患者的影响都很大。人格一词来自拉丁词"面具"，人格具有倾向性、独特性、稳定性。下面从神经质（EPQ测试）、内外倾（16pf人格测试）、三维人格三个方面谈谈抑郁症的人格与常人的差别。神经质，一般来说，神经质得分高者，常常焦虑、担忧、抑郁、忧心忡忡，遇到刺激有强烈的情绪反应。得分低者，情绪反应缓慢轻微，很容易恢复平静，性情温和，善于自我控制。抑郁症有更高的神经质得分。内倾—外倾，处于恢复期的抑郁者外倾得分明显增加。抑郁者外倾分数较高，属于外向好交际的性格，则抑郁症状多以抑郁情绪、兴趣减低、精力减退为主，并易伴发躁狂，而内倾者多以抑郁情绪、自责、自罪、自卑为主。Cloninger的三维人格模型，逃避伤害HA；依赖报酬RD；寻求新奇感NS。HA得分高者，谨慎、紧张、胆小害怕、压抑、害羞、易疲劳。RD得分高者，渴望帮助和取悦他人，有韧性、勤劳，富于同情心，多愁善感，对社会暗示和个人援助敏感。NS得分高者，冲动、寻求刺激、善变、易兴奋、急性子、外向、无条理性。抑郁症者症状缓解后，HA得分明显降低。抑郁症者的三维人格得分明显高于正常人。

其他人格因素：依赖型（独立能力差）；自责（自我价值低，任何事都内归因）；完美主义（苛求自己也苛求别人）。患者的依赖分三种：情感依赖（ERA）、缺少社会自信（ISC）和固执己见（AOA）。抑郁症者在恢复后，情感依赖、缺少社会自信心两项得分有明显下降。自责：自责得分与抑郁症的严重程度正相关。完美主义分两种：朝向自我的完美主义（对自我的严格要求）、朝向别人的完美主义（对他人严格要求）。抑郁症认知模式有两个层次：浅层的负性自动想法和深层的功能性假设或者图式。负性自动想法指遇到一些事情时，自动的、不经逻辑推理凸显于脑内一些自我否定、消极的想法，常伴随不良情绪，貌似真实，蕴含认知曲解，而患者确信以为真，不认识它正是情绪痛苦的原因。负性自动想法存在于意识边缘，是可以被感知到的浅层想法，它是由潜在功能失调性假设或图式派生而来。人们从童年期开始就借助生活经验建立起认知结构，用于指导对新信息的感知和对旧信息的回忆，并借助图式进行判断和推理，支配和评估行为。在图式形成过程中，各种原因蒙受了心理创伤，就会导致自我否定、消极的功能失调性假设形成。功能失调性假设是存在于人的潜意识中，不被人感知，以负性自动想法的形式表现出来，支配人们的日常行为、处理事情的方式和外界对自身的看法。因各种心理创伤的影响，形成了否定消极的认知模式。认知容量减少，注意聚焦变窄抑郁症记忆减退和效率降低，是由于抑郁者的认知容量的缩减所致，情绪状态影响认知容量。认知容量减少的程度与抑郁程度成正相关。抑郁者将其注意力主要集中在与任务无关的思想上和与抑郁有关的思想上，只有很少的资源用于任务完成之中。20世纪60年代，一项研究发现，抑郁者在完成任务时，常因产生消极思想和忧郁而分心。抑郁者的这种内部思想占用率注意资源，因而不能很好地进行任务操作。抑郁者的自我关注倾向使他们难以专心完成当前的任务。负性生活事件发生在6个月内，抑郁症发病危险系数增加6倍。学者 Kessler 在1997年研究发现，负性生活事件越多，性质越严重，抑郁症发生率就越高，抑郁症也就越严重。负性生活事件也会增加抑郁症的复发几率，如居丧、离婚、婚姻不和谐、失业、遭受重大身心创伤（车祸、被打、失恋等）、严重躯体疾病等。抑郁者与配偶的关系在疾病的发生、发展和预后等方面都起到较重要的作用。夫妻关系亲密的女性，抑郁症发生率为4%，而夫妻不和的女性抑郁症发生率为40%。社会支持系统是指遭遇负性生活事件后，能向其提供物质和精神帮助的人群，如亲人、朋友、邻居、社会救援组织等。缺乏支持遭遇负性生活事件后易患抑郁症，或者患病后不易康复，容易复发。幼年的经历调查发现，有五种幼儿期的经历对成年期抑郁症的发生有重要影响，分别是幼年期双亲的丧失（包括亡故或遗弃等），尤其在学龄前；儿童期缺乏双亲关爱（父母关系不融洽，父母两地分居，寄养或全托）；儿童期受到虐待，特别是性虐待；儿童期生活环境，长期处于相对封闭的环境，过于严厉的父母，失去朋友或不能与成年人保持正常关系和进行正常交流；父母不良的教育方法可导致情绪压抑、自我价值低。长期情绪压抑、自我否定是抑郁症的重要发病原因。

抑郁症的心理辅导大多采用认知行为、催眠、内观、积极心理学等疗法。基于抑郁症认知偏差，片面、否定、灾难性悲观思维是他们的主色调，常常有ABCDE认知行为疗法、催眠疗法，主要是处理负面的情绪和创伤，并给予积极能量支持。内观主要是培养自我觉察能力，专注于当下能力，既不是生活在过去，也不是生活在未来，积极心理学帮助他们提升自我价值，建立积极的自我意象。从某种意义上讲，抑郁者自认为自我价值低或丧失，采取放弃的生活态度，其实也是一种被动的、消极的自我防御，如果能提升他们的自我价值，他们没有必要再用抑郁方式保护自己，他们就能面对现实，面对不完美的自己。当然，抑郁者的辅导是全方位的，包括适当身体锻炼、营养及微量元素的补充（维生素类）、社会支持系统的配合等。

从青春期早期开始，抑郁症的性别差异就开始出现了，女性更容易抑郁，而且这种趋势会一直持续到成年。全美调查表明，女性从13岁开始，抑郁情绪和症状都有显著增加，而这时男性的情况却没有显著变化。一个长达十年的研究发现，从13岁起，更多的女性患上抑郁症，而男性的比例依然保持平稳。15~18岁，男性和女性患上抑郁症的可能性的比例都呈快速上升趋势（从3%上升到17%），但女性的幅度更大（女性从4%上升到23%，男性从1%上升到11%）。尽管性别差异首次出现在13岁，但到15岁，这种差异才更显著。对抑郁情绪的研究发现，在青春期，抑郁情绪在青少年中比较普遍，特别是这一阶段的女性。产生抑郁情绪的可能性在女性中占25%~40%，而男性只有20%~35%。13~14岁前，男女在抑郁情绪方面没有出现性别差异。这些差异开始在13~14岁出现，而显著的性别差异则出现在17~18岁，女性比男性在抑郁情绪上的表现要显著很多。总的来说，研究者对以下三个有关抑郁症性别差异出现的研究结果达成了共识：第一，从13岁起，女性比男性容易患抑郁症；第二，对抑郁症的描述性统计发现，在青春期女性患病率的上升趋势比男性更快；第三，这种性别差异出现的模式只特异地发生在抑郁症，未见于其他心理疾病。对抑郁症性别差异的出现作出解释的学说主要有两个，分别是三模型学说（Three Models Theory）和认知易感性—应激交互作用学说（Cognitive Vulnerability-Transactional Stress Theory）。三模型学说是 Suasan 学者等人在1994年提出来的，这个学说主要由三个对抑郁症性别差异出现原因的可能解释模型构成。模型一认为，在青春前期，导致抑郁症的诱因并没有性别差异，但到了青春期，这些诱因在女性身上更为普遍。所以，抑郁症的性别差异是由于青春早期导致抑郁症的诱因出现了性别差异引起的。这些有性别差异的诱因主要是外部的负性事件和人格因素，其他形式的虐待以及女性遇到这样的负性的外部事件的可能性的增加，很可能直接导致青春期早期抑郁症的性别差异的出现。从青春期女性开始适应她们的性别角色，变得更女性化。而这种性别角色要求她们扮演的是一种弱者的角色，这令她们变得不自信，对于自己的能力的评价比较低，在遇到不好的事情时更容易责怪自己。而男性的性别角色则正好相反。所以，即使遇到同等的负面外部事件，由于自身的人格因素，女性依然要比男性容易患抑郁症。正是由于这些可能引起抑郁的诱因的性别差异，导致抑郁症这种特殊的性别差异的出现。模型二认为，男女患抑郁症的诱因可能不同，而女性患抑郁症的诱因在青春期的早期可能更普遍一些。不同的因素（如人际交往和运动方面的失败）在儿童时期导致抑郁症的效果是相同的，从青春期开始，这些因素开始增加，从而导致更多的抑郁症。其中，影响女性的因素增加得更多，所以女性的抑郁比例上升得更快。女性在遇到人际交往的冲突时更容易变得抑郁，而男性在遇到运动方面的失败时才容易变得抑郁。随着年龄的增长，人际交往的冲突增加，导致女性更容易抑郁；但运动方面的失败在青春期的早期却没有变得更普遍，或者不如个人方面的冲突那么多，男性抑郁的比例就没有增加，或者增加得不如女性那么快。另外，根据性别分化理论，青少年对在青春期出现的男性化和女性化的性别角色的适应，会使女性把自己的自尊更多地建立在与他人的关系上，并以他人的评价作为标准去衡量自己的行为，因此变得不独立和不自信；男性的情况则相反。如果男性发现朋友对自己的态度突然变得很冷淡，他们可能会认为这是对方的问题（比如朋友的心情不好）；但女性却可能更倾向于认为这是自己的问题（比如自己可能做了一些引起对方反感的事）。这种男女与外部世界交互作用的方式的不同，会导致在抑郁症患病率上的性别差异。模型三认为，女性的确比男性具有更多可以导致她们抑郁的特质，但只有当这些特质和某些在青春期早期出现的外部刺激共同作用时，才会令女性出现更高的抑郁症比例。有些人格和行为的性别差异在青春期前就出现了，它们与青春期早期出现的各种外部刺激交互作用使得女性比男性更倾向于抑郁，这里说的抑郁的特质包括对更广泛的外部刺激的关注和沉思性的应对方式（ruminativecoping），女性比男性容易对广泛的外部刺激产生关注，而且关注的程度远远超过男性。一个对 703 例 10～16 岁青少年的调查发现，在 14 个可能导致抑郁症的外部刺激（比如亲密关系和成就）里，除了在"运动方面做得好"这一方面以外，女性对这些外部刺激的关注远远超过男性的关注。另外，在青春期前，女性比男性更少地借助外部力量解决冲突，更多地使用沉思性的应对方式，在人际交往中更少表现出暴力和统治的倾向。到了青春期，这些人格特质上的性别差异就会和某些外部刺激相结合，使女性的抑郁比例更高。这些刺激里面，可能有的是会使男女都变得抑郁的刺激（比如学业困难），但女性会更容易产生抑郁的倾向，因为她们不知道该怎样应付这些情况。比如，在青春期早期，可能所有的青少年都会遇到社交方面的困难，由此产生应激。当这些情况和那种非建设性应付方式交互作用时，就会出现女性的抑郁症比男性更普遍的情况。这些她们更难应付的社交困难，更容易导致她们抑郁。还有，那些采取被动的、沉思性的应对方式的女性，在进入青春期后，面对挫折（即使只是面对潜在的威胁），由于性别因素使她们应付方式的选择变窄，就会引起她们患抑郁症的可能性增加。在青春期早期出现的外部刺激包括由发育引起的变化和性侵犯等负性事件的增加，国外已有不少研究报告支持这方面的假设。对 6 ~ 12 年级(12 ~ 18 岁)的青少年的纵向研究表明，那些更早发育的青少年表现出更高程度的抑郁和焦虑症状。那些借助外部力量解决冲突的青少年更少地表现出负性情绪。这个结果间接说明，这种借助外部力量解决冲突的特质与青春期早期的抑郁经历交互作用会长期影响情绪。另外，女性缺乏这种借助外部力量解决冲突的特质和性侵犯事件交互作用，也容易引起抑郁。Hankin 在 2001 年提出认知易感性—应激交互作用学说，更倾向于认为这种差异是由于两性的认知易感性和应激交互作用方式不同引起的，该学说的关键是一个叫因素链（causalchain）的结构模型。以往的调查显示，因素链模型的第一步是负性的生活事件所遭遇的负性客观事件以及由此引起的负性和抑郁的情绪（包括那些已经受到控制的被认为不会再产生影响的负性和抑郁的情绪）。对抑郁症和其他形式的负性情绪的特异情感表达的研究发现，负性的事件是一个诱发广泛的负性情绪，与心理问题有关的症状和极端行为的危险因素。对负性事件和抑郁症状增多的时间关系的研究发现，负性的事件往往跟随着一些由评价引起的无差异的负性情绪。而广泛的负性情绪被定义为与抑郁症等心理疾病相关的一个普遍的核心因素，而且这种负性情绪和归因方式等容易导致抑郁的因素联系在一起。据统计，女性比男性的负性事件多。在女性报告事件中，人际关系的负性事件报告得比较多，比如同伴关系、家庭关系；但男性则更多地选择由自我原因产生的独立的负向的学业事件。女性不但对和自己有关的负性事件（学业的失败）表现出抑郁，而且对和其他人有关的负性事件（家人生病）也表现出抑郁；而男性则只对和自己有关的负性事件有反应。这也为女性处理这些负性事件增加了难度，她们会面对更多这样的事件。另外，女性对人与人之间的友谊冲突特别敏感，而这种冲突在青春期上升得尤其明显，这或许可以解释性别差异出现的部分原因。负性生活事件引起了负性情绪后，认知的易感性使这些情绪的影响扩大，这就是因素链的第二步。对青少年的研究表明，对刺激不适当的态度和负性的归因方式与抑郁症的联系比较紧密。与其他具体问题相比，负性的归因方式和负性事件的交互作用更容易引起抑郁症状。有研究发现，大部分人在经历了一个负性的事件（比如考试失败）后，都会有一个即时的负性评价（抑郁情绪），但只有负性归因方式的人，才会在随后几天里其抑郁情绪不断恶化。女性遭遇更多人际的负性事件（如被同伴拒绝）产生了更多具有性别差异的负性情绪，于是她们感到更高程度的主观不幸（subjectivedistress），自我形象（self-images）也容易波动，对同伴的反应比较敏感，常采取回避的应付方式。相关研究表明，与此有关的认知易感性主要有三点：第一，女性对负性事件的编码更详细，因此使这些负性事件对认知和情绪产生了更大的影响。对自传性记忆（autobiographicalmemory）的研究表明，女性无论是儿童还是成年人都能更多更快地回忆出童年时带有情绪的记忆。由此可见，女性对生活事件的编码比男性要更细致。她们更关注生活细节，对情绪事件的加工更深，对自己的情绪更为关注，受情绪影响也就更大。第二，性别图式的影响。人们总是认为女性是弱者，应该等待别人帮助她们解决问题。从青春期开始，女性性别的社会化越来越明显，她们也就不可避免地要受到这种刻板印象的影响，有意无意地扮演这种弱者的形象。当然，家庭对这种性别分化也有很重要的影响，比如母亲更多地向女儿倾诉负性情绪会影响女儿日后的情绪表达。还有研究发现，母亲对女儿的控制要比对儿子的控制强得多，这种社会角色模式会让女性产生更多的负性自我评价，特别是相对于男性，她们更多地倾向在失败时自己承担大部分的责任。第三，对体形的不满。在12～18岁的青少年中，有多于80%的女性报告她们对自己的体形不满意，但只有40%的男性有类似的报告。女性更倾向表达对自己的体重不满意，即使她们的体重仍然在正常范围内。社会崇尚瘦的倾向，对处于青春期的女性影响很大，尤其是那些认为自我价值来源于外表的女性。通常她们的自尊比较低，抑郁的情绪却比较多。有研究结果表明，相比同时期的男性，处于青春期（13岁左右）的女性对她们的体形过分不满，与她们的抑郁情绪增加，自尊下降和对外貌的不满有关。这些也可能和社会性别图式有关系，人们看待女性都比较注重她们的外表，而看待男性则比较注重他们的事业是否成功等，这使得女性在遇到关于外表吸引的负性事件时，比男性更倾向对她们的自我价值做出负性判断。最后，不当的应激应付方式导致负性生活事件的增多，这为因素链的第三步。大量的研究发现，沉思的应对方式（rumina-tiveresponsestyle）可能是一个不当的压力处理方式。男性对于抑郁情绪多表现出一种敌意和生气的反应，女性则更多地表现为独自沉思。随着负性事件在青春期的增加，尤其对于女性来说，如果个体倾向于沉思、对事件做出负性归因、解释和推论，就容易引起抑郁。第三步并不是最后一步，因为它又回到了因素链的第一步——负性生活事件。这样的恶性循环，导致抑郁症患病的可能性增加。总之，青春期的女性更容易遇到负性的生活事件，进而产生更多的负性情感，特别是抑郁和焦虑的情绪。女性比男性有更多已经存在的易感性，比如人格特质上的神经质、环境威胁（如性侵犯），都会造成女性经历更多的负性事件和有更多的易感性。而青春期女性一些认知方面的易感性，比如对负性事件负性的归因方式、认为自身的价值大部分体现在身体的吸引和对体形的不满意等，以及面对应激时消极的应付方式，导致女性患抑郁症的可能性增加。

第二节　躁狂症

一、躁狂症的简介及相关研究

躁狂症也称躁郁症，也有人称为情感性精神病，病状主要为情感的不正常，常伴有行为及思维的障碍。其情感改变的特点为过度的情感高涨或过度的情感低落，思维和行为随之相应地改变，并与周围环境相协调，易被人们所理解，因此常常易感染别人。该病发病期间表现情感高涨时称为躁狂，表现为情感低落时称为抑郁。这类患者在一生中可以反复多次发作，两次发作之间谓之间歇期，此时患者的精神状态完全恢复正常，病后其精神状态却很少变为衰退。首次发病多在16~30岁，女性患者多于男性。此病大多于青壮年开始，每次病程一般为2~6个月。

躁狂症是躁郁症的一种发作形式，遗传因素、体质因素、中枢神经介质的功能及代谢异常、精神因素都是躁狂症的诱发因素。躁狂症是一种情感性精神障碍，多发生在 20 岁左右的青春期。躁狂症的发病通常急骤起病，病程短，而且预后良好，基本都能恢复到原先的正常状态。躁狂状态的主要临床症状是心境高涨、思维奔逸和精神运动性兴奋。心境高涨，病人表现轻松、愉快、兴高采烈、洋洋自得、喜形于色的神态，好像人间从无烦恼事。心境高涨往往生动、鲜明，与内心体验和周围环境相协调，具有感染力，病人常自称是"乐天派""高兴极了""生活充满阳光，绚丽多彩"。情绪反应可能不稳定、易激惹，可因细小琐事或意见遭驳斥，要求未满足而暴跳如雷，可出现破坏或攻击行为，有些病人躁狂期也可出现短暂心情不佳。思维奔逸病人的思维联想非常迅速，与人谈话时不仅对答如流，而且不时地会穿插着一些幽默，感染着周围的人，使人觉得十分轻松和快乐，有的病人讲起话来口若悬河、滔滔不绝，眉飞色舞，表情异常丰富、生动。有些病人一下子想到的东西实在太多，以致无法连贯地用语言来表达，医学上称作"音连""意念飘忽"等现象。自我评价过高在心境高涨的背景上，自我感觉良好；感到身体从未如此健康，精力从未如此充沛；才思敏捷，一目十行。病人往往过高评价自己的才智、地位，自命不凡，可出现夸大观念。精神运动性兴奋躁狂病人兴趣广，喜热闹，交往多，主动与人亲近，与不相识的人也一见如故；与人逗乐，爱管闲事，打抱不平；凡事缺乏深思熟虑，兴之所至狂购乱买，每月工资几天一扫而光，病人虽终日多说、多动，甚至声嘶力竭，却毫无倦意，精力异常旺盛。部分病人可产生夸大妄想，自觉聪明绝顶或是某名门的后裔。绝大多数病人睡眠时间减少，但他们依然精力充沛。有的病人有性欲亢进，常常主动地接近和挑逗异性，甚至出现"出格"行为。此外，少数病人会出现幻觉、冲动行为等。

病理遗传因素通过对患者的一级亲属的患病率、孪生子的同病率以及单卵孪生子的同病率的研究，根据现有资料推测，躁狂抑郁性精神病可能是通过 X 染色体遗传给下一代的，也可能通过其他途径遗传。Kretschmer 及 Sheldon 等学者专家认为，矮胖型伴有循环型人格者的发病率明显增高。循环型人格的主要特征是好交际、开朗、兴趣广泛、好动、易兴奋乐观，也较易变得忧虑多愁。中胚叶型骨骼、肌肉发达、结缔组织充实的病人，比外胚叶型体格纤细娇弱的人患病较多。Schildkraudt 及 Davis 等学者专家在 1965 年发现，躁狂抑郁性精神病患者存在着中枢去甲肾上腺素 NE 能系统功能失调的现象。躁狂病人 NE 受体部位的介质相应增多，造成 NE 能系统功能处于亢进状态。实验室检查发现，躁狂型病人尿中3－甲氧基－4－羟基—苯乙二醇（MHPG）排出量比正常人多。NE 的最终代谢产物有 MHPG 及3－甲氧基－4－羟基苦杏仁酸（VMA），而80％ 的 MHPG 来源于中枢，所以上述实验室所见说明躁狂症可能由中枢 NE 能系统功能失调所致。中枢5－羟色胺能系统功能异常中枢5－羟色胺（5－HT）具有保持情感稳定的功能。躁狂或抑郁，中枢5－HT 的功能都属低下。病人脑脊液5－HT 及其代谢物5－羟吲哚乙酸（5－HIAA）的水平比正常低。还有一些专家认为，躁狂的发生是由于中枢5－HT 不足的同时伴有中枢 NE 过多所致；抑郁则由于中枢5－HT 不足同时伴有 NE 低下所致，如此构成多种胺代谢障碍的假说。正常人血浆皮质醇的昼夜周期波动有一定规律，抑郁症病人神经内分泌功能紊乱，表现在丘脑—垂体—肾上腺皮质轴的功能失调。抑郁型的病人血中皮质醇的水平比正常人高，同时其血浆中皮质醇昼夜周期波动规律发生紊乱。对这方面的工作尚属初试阶段，其临床意义尚需进一步评定。电解质代谢异常在躁狂发作期，可见从细胞内排钠的能力受损害；抑郁期间则自血液向脑脊液中转送钠的能力下降。当疾病好转时，上述异常渐渐恢复。

狂抑郁性精神病的发病可能与精神刺激因素有关，但只能看作诱发因素。现在研究业已证实，重大负性生活事件，即不愉快、有"丧失感"、令人沮丧的生活事件，不仅与神经症性抑郁和心因性抑郁有关，还可以成为"内源性"情感障碍的发病诱因或促因。例如，Paykel 指出，在既往6个月内有重大生活事件者，抑郁症发病危险增高6倍，自杀的危险性增高7倍。而且生活事件的严重程度与发病时间有关，在经受严重威胁个人安全生活事件的一年内，发生抑郁症的几率较常人为高。至于认为情感性障碍的先天素质是受到童年期的某种特殊遭遇或经历的影响或改变，并无足够的证据。现在看来，此因果关系尚难定论。至于童年期与双亲关系与本症发病有何关系，也难以肯定。诊断以心境显著而持久的改变心境高扬为基本临床表现，伴有相应的思维和行为改变，有反复发作的倾向，间歇期完全缓解，发作症状较轻者可能达不到精神病的程度。该病发作表现为躁狂相，其含义和诊断标准为，患者心境高扬，与所处的境遇不相称，可以兴高采烈，易激怒、激越，甚至发生意识障碍，严重者可出现与心境协调或不协调的妄想、幻觉等精神病性症状。

症状标准以情绪高涨或易激惹为主要特征，且症状持续至少一周。在心境高扬期，至少有下述症状：言语比平时显著增多；躯体疾病所致的精神障碍甲状腺功能亢进可出现轻躁狂状态，但情感并非真正高涨，而以焦虑、情绪不稳为主；伴有原发躯体病症状和体征。抗精神病药治疗适用于躁狂症病人，尤其是精神运动性兴奋症状明显的病人。常用药物有氯丙嗪、氟哌啶醇、氯氮平，一般可口服给药，有明显兴奋症状者可用肌肉注射给药。锂盐治疗常用的锂盐制剂是碳酸锂。口服剂量视血药浓度进行调整，一般治疗量为 600～2000 毫克/天。锂盐治疗对躁狂有明显的疗效。锂盐治疗的显效时间比抗精神病药要晚，多在血锂浓度达到有效浓度后 4～10 天（平均 7～8 天）开始缓解，如要迅速获得疗效，可在早期加用氯丙嗪或氟哌啶醇。躁狂症经治疗后，症状可消失；但停止治疗后，有的病例还会反复发作。锂盐对预防再次发作可有较好的效果。锂盐维持治疗剂量可用急性治疗期的一半，血锂应维持在 0.4～1.0mEq/L（平均 0.7mEq/L）之间，维持治疗应坚持数年。第一次发病或发作间隔超过一年者不必用维持治疗，在有复发迹象时重新治疗。躁狂症的治疗和用药原则为早发现，早治疗；以药物治疗为主，控制兴奋躁动；缓解期服药预防复发。用药原则：单一用药，不主张多种抗躁狂药合用。碳酸锂为抗躁狂首选药物，但治疗量与中毒量比较接近，故治疗期间除密切观察病情外，应对血锂浓度进行监测。为了较快控制躁狂发作，可进行肌注氯丙嗪或氟哌啶醇，对严重躁狂患者，可加用电抽搐治疗。胰岛素低血糖治疗对控制躁狂兴奋有一定效果，但技术复杂，临床上少用。护理躁狂症多表现情绪高涨、兴奋、话多、动作多，自感脑子变灵活、人变聪明，说话时兴高采烈、眉飞色舞，感到精力旺盛，睡眠减少，注意力不集中，好管闲事，好发脾气。重者易激惹，甚至易怒、出现攻击行为等。

护理方面应该注意家庭环境，兴奋躁动的病人不宜居住在家庭生活无规律或家人不和睦的家庭中。房间的色彩宜用冷色调，如绿、蓝色为好，房间布置也以简单、清雅为好。在患者发病这段时间内，家中尽量保持安静，尽量少接待客人，如聚餐、聚会等。听音乐时也应尽量放些节奏舒缓的小夜曲或轻音乐，不宜放节奏过于激烈快的乐曲，以免引起病人兴奋。在与躁动病人接触、交谈时，态度要和蔼、亲切、耐心；对话多的病人，尽量不要过多交谈或争论，更不能因病人有不当言语而讽刺、嘲笑他。病人话特别多时，可采用引导、转移注意力的方法；若病人与客人一直说个不停时，家人可在言语中提醒他时间不早了，该休息或吃饭了，或说客人还有其他工作，改天再谈等，这样病人一般都会乐于接受的。

对待有冲动、伤人、毁物行为病人时，家属必须做好防范工作。一方面要避免激惹病人，因躁狂病人大多表现为好管闲事，好打抱不平，小题大做，平时看不惯的事情此时更看不惯，非要周围或家人按他的意愿办，尽量满足他的相对合理的要求，以免引起冲动、伤人行为；另一方面尽量不让病人外出，因病人在越是人多的地方，越是喜欢表现自己，兴奋程度就越高，对病情更不利。同时因兴奋症状常引起外人围观，易导致打人或被人打等伤害事故。所以，在做好防范的同时还要积极与医生联系，加速治疗，尽量缩短病人的兴奋期，加强药物治疗，延长患者的睡眠时间，必要时送往医院住院治疗。另外，有些躁狂病人，性欲亢进，常出现追逐异性、裸体等情况，对此，家属必须看管好。女病人外出时易被坏人拐骗，有明显性色彩的病人最好不要让其外出，尤其不能单独外出，无法限制时，最好送往医院治疗。注意一点，病人的冲动行为是病态的表现，家属决不能采用打骂、捆绑、体罚的方法来约束病人，否则不但无助于控制病情，反而会加重病人的躁动症状，增加敌对情绪。兴奋、躁动病人常因"忙忙碌碌"而"废寝忘食"，饥饿过度时又会出现暴饮暴食，不注意饮食卫生，所以尤其要做好病人的饮食护理，督促病人按时进餐。用餐时，最好让其单独用餐，以免因多说话精神不集中而影响进餐。若病人不肯按时进餐，可以将做好的饭菜送至正在忙碌的地方，病人常会自行进食。这段时间因病人体力消耗大，说话滔滔不绝，可造成口干舌燥，极度兴奋时还会发生脱水，因而饮食量一般要比平时多，注意鼓励病人多饮水。在个人卫生方面，如协助洗漱、洗澡、洗头等，督促更洗衣服，保持床铺干净，女病人月经期应协助护理。娱乐活动对一般兴奋性较高的病人，不必限制其活动，如在家里搞清洁卫生、整理内务、洗衣服、种花、种菜等，使病人的精力和体力得到一定的宣泄和消耗，并在药物的配合下，增加睡眠时间。另外，也可根据病人的爱好，引导做一些文娱活动，如下棋、绘画、书法、唱歌等。

躁狂症是情感性精神病，表现为兴奋、情感高涨、言语动作增多。轻躁狂时，精神活动较完整和统一，给人的印象是热情、大方、有礼貌、能力增强，甚至因此而被重用；躁狂较重时，将出现行为紊乱、无法完成日常工作，甚至易冲动、毁物。一旦发现有躁狂现象，应立即送医院诊治。目前此类患者以药物治疗为主，控制其兴奋躁动，然后服药预防复发，治疗效果较好，基本能恢复常态，且精神不易衰退。该病治疗的关键是早期诊治、系统治疗，作为患者亲属，要送患者到专科医院治疗，不要听信游医而延误治疗时机，更不要相信神鬼。

躁郁症具有一定的遗传倾向，父母中一人确诊患有此病，其子女发生此病的概率明显高于普通人群。遗传学研究发现，一些基因可能和躁郁症有联系，但是，至今尚未确认躁郁症是由某个单一因素致病，研究倾向于支持遗传加环境因素的多因致病说，遗传获得的大脑神经信号生化传递系统的某种不稳定性赋予个体罹病倾向，这种神经生化特质导致个体对情绪和躯体应激更敏感。在特定的生活与生理事件刺激下，大脑的情绪控制系统不能维持适当的安静状态而表现出情绪障碍发作。在心理学与家庭科学领域发展出许多理论与假设，试图解释躁郁症的心理发病机制。但是，尚无某家学说对病因的解释能用可信的实证资料取得专业研究者们广泛的认同。要注意季节性复发，每年秋冬季节是精神疾病复发季节，一般狂躁抑郁症患者如果不加以系统治疗，复发季节容易诱发，这可能与此期间人体内分泌的变化及气候对人的精神影响有关。很多狂躁抑郁症患者要么没有系统、合理的治疗；要么急于治疗，一味追求速治，恨不得几天就治好，这样的心态直接导致患者在选择治疗方式上的盲目，这样的急切心理往往耽误了有效治疗的时机与疗法，这也是狂躁抑郁症患者求医普遍存在的问题。盲目地择医、乱投医的结果，最终会耽误狂躁抑郁症最佳治疗时期，更有甚者会发展成为久治不愈的结果。临床上有些患者一旦经过治疗，症状基本被控制了，就不愿意服药了。其实，症状恢复只能说明治疗对症了，但脏腑功能紊乱还没有彻底修复，一旦遇到外界不利因素，很容易复发。如果遇生活事件的刺激，因患者自身存在性格孤僻、内向、偏激、敏感多疑、好幻想等，在回归社会后，由于疾病对其思维方式、情感、行为模式的影响，他们更易遭遇负性生活事件，而缺乏应对能力，导致复发。

躁郁症经常是在青壮年早期甚至儿童期就发病了，最早发病症状出现时不到25岁，被称作早期发病。早期发病的病人往往表现为抑郁症状，在第一次躁狂或轻躁狂发作之前也可以有一次或数次抑郁发作。首先，患者应该接受科学合理的治疗，这是预防复发的前提和基础。所谓科学的治疗，要缓解症状，同时去除病根，恢复脏腑正常功能，稳定内环境，这是治愈狂躁抑郁症的前提；而在预防复发方面，必须通过激活机体自愈潜能，提高抵抗力，才能有效地防止外邪入侵，避免复发。那种单一治疗、盲目治疗不仅无法令患者痊愈，还会令患者的病情加重，乃至威胁生命。因此，建议狂躁抑郁症患者宁可不治，也不可乱治，这是有道理的。其次，在系统治疗的基础上配合饮食、锻炼，提高抵抗力，保证正常睡眠，合理的饮食等，对狂躁抑郁症的康复是有很大帮助的。

中药通过补气、养血、调心、健脾、滋肾的治疗，可以直接提高患者的抗病能力；而增强体质也是治疗非常重要的一个环节，这需要有合理的饮食加适当的锻炼，这是依靠自身的抗病能力来抵御狂躁抑郁症。最后，保持轻松的心态很关键。如果只是祛除了患者身体上的不适，没有抚平心灵上的创伤，这不是真正的痊愈，这种痊愈很短的时间就会复发。只有患者心情放松，尽量把注意力集中在工作、学习或生活方面，以平和的心态接受治疗，才能好得快，而且预后不易复发。

二、噪狂症电休克治疗的相关研究

由于复发性躁狂和双相躁狂患者对药物的耐受个体差异较大，所以只选择用 MECT 治疗首发躁狂不伴有精神病性症状的患者。结果显示，在 BPRS，CGI－SI量表用 MECT 治疗的第 1 周末 BRMS、总分较治疗前即有显著下降，显著优于对照组，有效率为100％。从 BRUS 量表评定减分率看，联用组在治疗第 2 周末较治疗前减分率为83％达到痊愈，个别患者在治疗的第 4 次后即起效，第 4 周末平均减分率为86％，达到临床痊愈。第 8 周末联用组与对照组疗效差异才没有统计学意义。记忆力暂时下降是 MECT 的主要不良反应，这使得患者及家属还是对其有比较深的顾虑。静脉滴注或口服益智药物可使接受治疗患者停止治疗后数周内记忆力逐渐恢复，经韦克斯勒记忆量表测评治疗前后患者记忆力无明显差异。联用组在进行 MECT 治疗期间，由于治疗中使用肌肉松弛剂，在其去极化过程中常出现机束震颤、钾离子的释出，所以头痛、肌肉痛等不良反应的发生率在治疗期间也明显高于对照组，治疗溯间对存在上述不适的患者予临时口服非甾体抗炎药、治疗中充分吸氧以及随 MECT 治疗的结束，此类不良反应也逐渐地减轻或消失，这与相关报道相一致，但 MECT 治疗躁狂症的机制尚未完全明确。近年来人们关注的焦点主要集中在脑部神经生理方面，发现MECT 对多种神经递质有影响。动物实验表明，MECT 能改变脑内突触间隙的肾上腺素（NE）的含量，从而缓解躁狂症状。总之，MECT 治疗首发躁狂症患者疗效肯定，不良反应程度较轻，患者的依从性、耐受性较好，适合临床应用。样本量还不足以进一步分析性别、年龄、受教育程度等因素对预后的影响。

其次，躁狂发作包括多种亚型，譬如双相躁狂、伴有精神病性症状的躁狂以及 MECT 本身引起的极小概率的躁狂等。因条件所限，研究未能进行深入分析，在下一步的研究中将扩大样本量，将实验室测查、临床分型和分子生物学结合起来全面反映 MECT 对各型躁狂的疗效。还可结合患者躁狂症状观察 MECT 治疗前后患者执行功能的变化。随访研究发现，经药物治疗已康复的患者在停药后的 1 年内复发率较高，且双相障碍的复发率明显高于单相抑郁障碍，分别为 40% 和 30%。服用锂盐预防性治疗，可有效防止躁狂或抑郁的复发。心理治疗和社会支持系统对预防本病复发也有非常重要的作用，应尽可能解除或减轻患者过重的心理负担和压力，帮助患者解决生活和工作中的实际困难及问题，提高患者应对能力，并积极为其创造良好的环境，以防复发。

一些研究针对 ECT 的操作技术参数对患者疗效的影响，如电刺激波形、电极放置、电刺激量等。一项重要的实践性观察指出，不论是正弦波还是短暂的脉冲刺激，其疗效是相同的，但正弦波刺激更容易导致感知损伤。实践表明，影响 ECT 治疗效果更重要的指标是电极摆放位置以及电刺激量，这些指标对治疗效果起着关键作用。这项研究工作是以假性 ECT 作对照来完成的，以此判断不同的 ECT 形式，不同的电刺激可否产生彻底的癫痫发作，达到良好的愈后效果。总之，ECT 的技术参数对治疗效果起着重要的影响，无论是单纯性重度抑郁还是双向精神失常，抑郁症发作时，ECT 都是一种有效的抗抑郁手段。尽管如此，还有很多学者尝试去发现在抑郁性疾病中是否有一些临床亚型或临床症状可以预测 ECT 的疗效。在 20 世纪五六十年代，一系列的研究都是针对 ECT 治疗前临床症状及病史对愈后的影响及预测性，患者出现语量增多、思维奔逸（语速增快、言语急促等）、联想加快或意念飘忽的体验、自我评价过高或夸大、精力充沛、不感疲乏、活动增多、难以安静或不断改变计划和活动；鲁莽行为（如挥霍、不负责任或不计后果的行为等），睡眠减少，性欲亢进，给社会和他人带来不良后果。符合症状标准和严重程度标准至少已持续一周，可存在某些分裂性症状，但不符合分裂症的诊断标准。若同时符合分裂症的症状标准，在分裂症状缓解后，满足躁狂发作标准至少一周，排除器质性精神障碍，或精神活性物质和非成瘾物质所致躁狂。轻躁狂发作诊断标准除了社会功能无损害或轻度损害外，发作符合躁狂发作标准。

精神分裂症青春型发作与躁狂发作相鉴别，前者也在青年期起病，表现兴奋、话多、活动多，但主要特征是言语凌乱、行为怪异、杂乱、愚蠢、幼稚等表现，思维、情感和行为不协调，为不协调的精神运动性兴奋。继发性躁狂发作与躁狂发作可由脑器质性疾病、躯体疾病、某些药物和精神活性物质（如酒精、冰毒等）引起，二者鉴别点如下：继发性躁狂发作应有明确的脑器质性疾病史、躯体疾病史，有药物和精神活性物质使用史；体格检查和实验室检查有相应的改变，可出现意识、记忆、智能问题；情感症状随原发疾病病情好转而好转，随原发疾病病情的加重而加重。躁狂症和与双相躁狂发作鉴别需仔细询问既往是否有不典型的、轻度而短暂的抑郁，如果有，应诊断为双相障碍。双相Ⅰ型患者的躁狂发作明显且严重，又有重性抑郁发作；双相Ⅱ型患者的躁狂发作一般较轻，其抑郁发作明显而严重；双相其他型患者的躁狂或抑郁发作均不严重。躁狂发作复发率很高，需要树立长期治疗的理念；患者和家属共同参与治疗，需要家庭给予患者支持、帮助。以心境稳定剂治疗为主，心境稳定剂可以治疗和预防复发，在心境稳定剂基础上，根据病情需要联合其他药物；及时监测药物的作用和副作用，根据情况调整药物，联合用药时，注意药物之间的相互作用；躁狂状态首选一种心境稳定剂治疗，病情需要，及时联合用药，联合另一种心境稳定剂，或抗精神病药，或苯二氮卓类；心境稳定剂常用的有碳酸锂和抗抽搐剂两类，抗抽搐剂包括丙戊酸钠、丙戊酸镁、卡马西平、拉莫三嗪；抗精神病药主要是新型非典型抗精神病药（如喹硫平、奥氮平、利培酮、阿立哌唑、齐拉西酮等）；镇静催眠药苯二氮卓类（安定等）。同时，需在药物治疗基础上加上心理治疗。

识别和改善患者不良的认知模式、情绪和行为模式，提供危机干预，向患者和家属宣传疾病知识，以提高治疗疗效，提高社会适应性及改善社会功能，提高依从性，减少复发。树立长期治疗的理念，采用综合治疗。急性治疗期控制急性期兴奋，疗程一般 6～8 周。巩固治疗期巩固急性期治疗效果，防止症状波动，疗程 2～3 月。药物剂量一般维持原剂量不变。维持治疗期防止复发，恢复社会功能。在仔细观察下逐渐减少非心境稳定剂剂量，维持治疗应持续多久尚无定论，维持治疗的药物剂量和用药持续时间根据患者具体情况而定，因人而异，治疗方案个体化。多次发作者，可在病情稳定达到既往发作2～3个循环的间歇期或维持治疗 2～3 年后，边观察边减少药物剂量，逐渐停药。在停药期间，如有复发迹象，应及时恢复原治疗方案，缓解后给予更长时间的维持治疗期。发病年龄早，有阳性家族史者应维持治疗。躁狂发作是发作性病程，发作间歇期缓解正常，如能积极治疗，可以维持病情稳定；如不进行有效的治疗和维持治疗，复发率高。长期反复发作造成疾病发作越来越频繁，正常间歇期缩短，快速循环，难以治疗。因此，需树立长期治疗的理念、综合治疗的治疗理念，防止病情复发。预后良好的因素包括病前性格良好，社会适应能力良好，急性起病，病程短，发病前存在明显的心理社会应激或躯体疾病，发病年龄晚，获得早期治疗，治疗效果好，家庭和社会支持系统好，无反复发作史，无精神疾病家族史，没有合并人格障碍、焦虑障碍、药物依赖、精神活性物质依赖、躯体疾病等，反之预后不佳。

心理社会因素在发病和复发中起着重要的作用，需要注意心理调节：学习心理卫生知识，掌握心理调适方法，培养乐观、积极、健康的性格，提高对环境的适应能力，保持良好的心态；矫正不良行为模式，如冲动盲目、不顾后果；避免不良的社会心理因素，避免长期处于高度紧张、生活不规律、经常熬夜的生活状态，适当给自己减压和放松。早发现、早治疗，防复发，注意识别焦虑、抑郁、愤怒、厌倦的情绪等不良情绪，注意识别疾病的早期表现；躁狂易反复发作，树立长期治疗的理念，学会监控自己的情绪变化及应对策略，掌握疾病的管理能力；定期到门诊复查，与医生沟通，监测病情和药物副反应，维持病情稳定，防复发；避免病情反复发作，造成疾病难以治疗护理，功能损害。尊重、理解、接纳、关心、支持、帮助患者；正确认识疾病，支持患者积极治疗、尽早治疗，反复发作者树立长期治疗的理念，定期到门诊复查，与医生沟通，监测病情和药物副反应，维持病情稳定，防复发；病情不稳定时，注意防止自伤自杀、冲动伤人，及早就诊治疗，做好心理疏导。处于激越及严重躁狂状态时，避免冲突，避免激惹患者；学习疾病知识和治疗知识，帮助患者观察病情，及时应对病情变化，采取正确的应对策略，避免对自己和他人造成伤害；平日注意帮助患者培养良好的性格，矫正不良的认知模式和行为模式，学习心理调节的方法，避免不良的社会心理因素，避免长期处于高度紧张状态。躁狂发作的病因复杂，总体来说，发病原因尚不十分清楚，因此，目前的医学治疗水平只能对症治疗，达不到对因治疗即除根治疗的效果。不要因为疾病不能除根而惊慌失措，求治心切可以理解，但切忌有病乱投医，终止正规治疗。正确认识精神科药物许多家属和患者认为精神科药物能把人吃傻了或会有一些严重不良反应，而不接受精神科药物治疗，造成延误治疗。实际上，疾病造成的损害远超过精神科药物，定期门诊治疗，进行药物调整，选择合适的药物，可以避免严重不良反应的发生。正确认识精神疾病，实际上，身体的各系统都可能出现问题，都可能出现疾病，心理或精神也是一样，是身体非常重要的系统，同样也会出现问题，也会出现疾病，是回避不了的，遭遇精神疾病和心理问题大可不必惊慌失措、悲观，医学科技的迅速发展带来疾病治疗方式方法的迅速发展，只要积极面对，绝大多数预后都挺好，治疗方式既不复杂也不难。即使一时难治，只要不放弃，患者、家属、医生之间建立良好的治疗关系和治疗联盟，共同应对疾病，系统接受正规治疗，都会有好转，甚至达到治愈。许多患者和家属在面对疾病、战胜疾病过程中，积累了许多宝贵经验，收获了很好的结果，患者康复后像正常人一样工作、学习、生活。

护理计划是根据护理诊断拟定，通常包括护理目标、护理措施及预期结果。为了能更有效地帮助病人，护理计划应有高度个体性，这里讨论的仅是一般性的指引，它必须适合病人的需求方能考虑使用。减少过度活动及体力消耗，患者住院期间不会伤害自己和他人，建立和维持营养、水分、排泄、休息和睡眠等方面的适当生理功能，与患者建立良好的护患关系，并协助患者建立良好的人际关系，帮助患者计划其能完成的活动，指导患者及家属认识疾病、预防复发，接受持续的药物治疗及定期血液检查，提供安全和安静和环境。患者很易受到环境方面的影响，更加躁动不安。需提供一个较宽大的空间，室内物品要求简化以避免患者兴奋毁物，同时室内的物品颜色淡雅、整洁，以保证患者安全和情绪稳定，协助患者参与建设性活动，以发泄过剩的精力。患者往往自觉精力旺盛，加之急躁不安、自控力差、易激惹、容易使精力发泄变成破坏性行为，因此护理人员应正面引导患者做不需要专心，又无竞争性的活动，如参加工娱治疗、打球、跑步、拔河比赛、擦地板等活动，并加以鼓励和肯定。如转移患者注意力仍无法避免患者破坏性行为时，可在医护人员取得一致并将计划与患者说明的前提下进行保护性约束和隔离，让患者明确是协助他增加自我控制能力，方能达到治疗效果。协助患者认识自己的疾病，同时学习新的应对技巧。患者常以否认的态度，避而不谈真正的想法，因此，如何让患者描述内心的想法，而愿与工作人员讨论，是护理人员治疗性人际关系与沟通技巧应用上的一个课题，协助患者维持用药护理人员需要了解患者无法持续用药的困难，针对个体进行帮助分析并设法解决。其次，如何早期发现和协助患者看到病情严重所造成的后果，对容易忘记服药的患者，必须与其共同商量将吃药与日常活动配合在一起的方法；对担心长青春痘的女患者，则必须教导饮食及清洁皮肤的方式等。护理人员必须很深入了解患者的心理需求，才能协助患者维持用药。

躁狂症患者发病之后，症状和表现都是患者本人不能够控制的，但患者在平时的生活中可以做好相关预防措施，该病症跟患者的性格有很大的关系。避免过度疲劳，过度疲劳与躁狂症的发病认为有内在联系。广州协佳医院精神科的张可斌医生介绍，有些人为了消除生活压力，平时的活动安排得太丰富，把自己弄得精疲力竭，就容易导致躁狂症诱发。患者要知道的是心急吃不了热豆腐，在平时的生活当中好好休息是非常重要的，同时也要注意养成良好习惯，不让自己总是陷入过度疲劳的困境。恢复期不要过早停药，躁狂症发作之后与感冒不同，很多患者在治疗之后感到自己已经好转了，但其实是过早停药，根基不稳，就会导致复发的概率大大提高。因此，患者不要过早停药，一般治疗当中患者应该在感觉完全恢复后，在医生的指导下慢慢地把药物减量，继续服药至少半年或者一年左右完全停药为好。为了防止躁狂症的复发，对生活方式微调整是非常不错的办法。躁狂症患者对生活过度认真，精神总是处在高度紧张的状态，要注意减轻工作量，防止自己过度紧张，放松精神，对于预防躁狂症的复发有很好的效果。

　　有一些食物可以控制人的情绪，这里称之为"情绪食品"，这些食物对患有躁狂症的人在控制情绪方面有很好的效果。躁狂型相当于中医学的"烦躁""狂症"，抑郁型则属于"郁症""癫症"范畴。躁狂症严重损害患者的身心健康，需要家人的加倍照顾和关心。平时的饮食要注意，因为饮食不当也会引起躁狂症的复发。例如，鱼油对患者的大脑很好，燕麦粥可以控制患者的血糖，巧克力对患者的心血管有益。但是，凡事都有一个量，就连怎么吃这些东西，都是一个很重要的问题。对于躁狂症这种疾病，饮食治疗是个很不错的治疗方法。俗话说，民以食为天，躁狂症的饮食能有效地缓解疾病，所以要主动摄取一些蔬菜瓜果等有利于治疗躁狂症的食物。患者可以多吃蔬菜和水果，人体的内源性抗氧化系统很弱，主要依赖于外源性抗氧化系统。维生素 E 是能预防细胞膜脂质过氧化，维生素 C 预防细胞内原生质和胞液过氧化，这样，维生素 E 和维生素 C 就提供了一个完整的外源性抗氧化系统。早期精神分裂症很可能已有氧化应激和细胞损害，多吃植物油（富含维生素 E）、新鲜水果和蔬菜（富含维生素 C）能预防这种神经氧化损害，改善预后；患者也可以多食用红花油和豆油，给服抗精神病药的精神分裂症病人每天加用 12 粒 Efamol 胶囊（每粒含亚油酸 360 毫克及其代谢物 γ - 亚麻酸 45 毫克）或加用安慰剂，4 个月后交叉使用，结果发现，服胶囊效果比服安慰剂显著。红花油、葵花子油、豆油和玉米油富含亚油酸的量高，可予补充，同时患者也可以多吃海产品。患者需要注意避免食用酒类、辣椒、胡椒、大蒜、姜等刺激性食物也需避免饮用咖啡、可乐、茶、巧克力、酒精等含兴奋元素的食品，同时躁狂症患者也要避免糖制品、乳制品和添加化学成分及色素的食品。躁狂症患者在治疗的过程中一定要注意以上的一些事项，这样才能够帮助患者早日康复，远离躁狂症的困扰。另外患者要注意多阅读，开阔自己的视野，避免因为一点小事而斤斤计较，在日常生活中做好预防，作为患者家属要给患者创造一个安静舒适的环境。

第三节　精神分裂症

一、精神分裂症的简介及相关研究

精神分裂症是一类常见而严重的疾病，其患病率约为1%，多起病于青壮年，常有特殊的思维、知觉、情感、行为等方面的障碍和精神活动与环境的不协调，一般无意识及智能障碍，其病程多迁延，约占我国住院精神病患者的50%。精神分裂症因发病率高，发病人群广，治疗难度大，复发率高，对人们的生活造成了严重的影响，因此预防精神分裂症显得相当重要。精神分裂症的成因包括非遗传因素，如家庭的压力、缺乏社交活动、在幼年时曾受到病毒感染等，遗传因子与非遗传因子（环境因素）以某种未知的方式导致精神分裂症的发生。目前，关于病因，仍有许多研究在进行中，尚未明确。

精神分裂症在同一家族的发生率很高，换句话说，遗传是精神分裂症发生的重要因素。支持遗传因素的证据来自双胞胎的研究，同卵双生的双胞胎有着完全相同的基因组成；而异卵双生则只有一半的基因是相同的。如果遗传因子是促成精神分裂症的唯一因素，那么同卵双生的双胞胎可能两者都会发病。许多研究着眼于脑部的神经传导物质在精神分裂症的发展过程当中可能扮演的角色，以往大部分的研究把焦点放在一种名为多巴胺（dopamine）的神经传导物质上。精神分裂症的多巴胺理论所阐述的是脑中多巴胺过度活化而导致精神分裂症的发生，有一些证据强烈支持多巴胺理论，但是也有一些研究结果并不支持此理论。调查显示，经济条件差的人群患有精神分裂症的概率要比经济条件优越的人群患病率高很多。经济条件差的人所承受的压力比经济条件优越的人承受的压力要大，遇到突发困难时，贫困人群解决的难度常常要大得多，特别是与经济有直接相关性的困难，他们常常要付出比其他人高出数倍的精力，常常会焦虑烦躁。当然，调查也显示，大部分的精神分裂症患者都有着不同寻常的经历。很多的精神分裂症患者都表现出相似的性格特征，他们通常性格内向、孤僻、沉默寡言、敏感多疑、冷漠，精神分裂症的诱发与患者的性格有着很大的关系。一些强烈的心理刺激也会导致精神分裂症的发作，比如家人的突然离世，受到一些意外的人身伤害，事业的突然受挫，婚恋关系的突然破裂，突然发生的恐怖遭遇等，精神上瞬间遭遇强大的刺激，超出心理承受极限。通过上述发现诱发精神分裂症的因素的多方面的，然而，最重要的是心理压力造成的影响，日常生活中应多注意疏导情绪，保持心情舒畅，可以在很大程度上防止精神分裂症的发生。当出现精神分裂症症状时，不要逃避，不应讳疾忌医，应及时前往正规的精神病医院进行检查治疗，早日恢复正常的生活。

精神分裂症可能和一些人性格和易感性有关，与性格内向、思想比较狭隘、面对各种压力时内心不强大有关，表现有谵妄、暴躁、敏感、淡漠等。具体分为以下几种类型：

偏执型：常起病于青壮年或中年，起病缓慢，早期常表现为敏感多疑，逐渐发展成妄想，并在内容和范围方面有不断扩大和泛化的趋势，妄想内容以关系、被害多见。常伴有幻觉，以幻听最多见，有的患者孤僻离群，这一类患者的症状不太突出，有时在相当长的时间里保持较好的工作能力。

青春型：多见于青春期发病，起病急，病情进展快，多在两周之内达到高峰，其特点为情感和思维形式的障碍，及幼稚愚蠢行为。如喜怒无常、呆笑傻气、言语荒谬离奇、行为奇特怪异、恶作剧。

单纯型：常在青少年起病，起病缓慢，持续发展。早期多表现为"神经衰弱"的症状，如疲劳感、失眠、工作效率下降，逐渐出现日益加重的孤僻退缩、生活懒散、丧失兴趣、社交活动贫乏、生活毫无目的、亲情日趋淡漠。

紧张型：大多数患者于中青年发病，起病较急，主要表现为紧张性兴奋和紧张性木僵，以紧张性木僵为多见，木僵时不语不动、不饮不食。兴奋的患者表现突然起床，无目的地踱步，砸东西，持续数日或数周，然后自行缓解或转入木僵状态。这一类型比较少见，预后较好。

二、精神分裂症电休克治疗的相关研究

有专家学者对 MECT 治疗精神分裂症的研究进展进行综述，在精神分裂症的防治中，重视 MECT 的临床应用，快速有效地控制精神分裂症患者的精神病性症状，从而降低其疾病负担和提高患者的生活质量。精神分裂症是精神科常

见的重性精神疾病之一，常有特殊的思维、知觉、情感和行为等方面的障碍和精神活动与环境的不协调，在发病过程中对病情无认识的能力。人群中终生患病率约为1%，且复发率高，其中大约有10%的患者会出现自杀，有疾病慢性化和衰退的可能。其发病原因至今不明确，有多种神经生化假说和脑结构改变的假说，遗传因素、神经发育、神经生化及心理社会因素被认为在其发病过程中起着重要的影响作用。精神分裂症的治疗措施多样，包括药物治疗、心理治疗、物理治疗等。药物治疗最早出现在20世纪50年代，以经典药物氯丙嗪为代表，以及后来研发的非经典抗精神病药物等。心理应激是引起疾病的复发的常见因素，因此心理干预对疾病的康复至关重要。物理治疗中以电抽搐最为常见。现代运用电抽搐治疗的主要创始人是学者专家Ladislaus Von Meduna，他发现同时患有癫痫和精神疾病的人在癫痫发作后精神症状会明显好转，且其预后良好。随着技术的进步，目前多在术前采用静脉麻醉药和肌肉松弛药来减少抽搐和病人的恐惧感，因其较传统的电抽搐治疗安全性高、并发症少而被广泛接受，故又称为无抽搐电休克治疗或改良性电抽搐治疗。

MECT联合喹硫平是一种新型非典型抗精神病药物，据王有斌报道，MECT联合喹硫平和单用喹硫平治疗，观察8周时，其有效率分别为71.2%和66.7%。张子平通过134例研究发现，干预组（MECT+喹硫平）和对照组（单用喹硫平）观察8周，其显效率分别为52.4%和28.6%，总有效率分别为85.2%和61.9%。由此可见，联合MECT比单用喹硫平治愈效果更好，建议推广联合应用MECT治疗精神分裂症，较少受外界因素的影响。Nruminen等采用事件相关电位对MECT治疗前后认知功能的改变的研究发现，认知功能不但没有受到损害，反而加快了大脑编码、分类和识别的速度，提高了患者注意、思维、判断及言语整合能力。随着对精神分裂症患者的康复、转归以及回归社会的重视，由MECT治疗所导致的精神分裂症患者潜在的认知功能的损害也备受关注，但是由MECT所造成的PM的损害还少有报道。有专家、学者对采用神经心理学的方法尝试探讨MECT对SC患者PM功能的影响，采用认知心理学的方法对MECT后SC患者PM功能的受损情况进行研究，发现MECT后PM功能受到损害，尤其是TBPM功能。MECT对PM的损害提醒了临床工作者应该对该方面的关注，在MECT治疗过程中应当采用适当的应对措施，权衡治疗的利弊，帮助患者更好地回归社会。对SC患者在MECT后的损害进行了研究，为进一步开展MECT对SC患者PM功能的研究和社会功能康复奠定了基础。专家学者对入组的精神分裂症患者进行研究，由 2 名主治医师或以上级别的医师按照国际疾病分类标准第 10 版（ICD-10）筛选被试。实验组共入组 45 名被试者，其中男性 22 名，女性 23 名，平均年龄 28.36（±7.29）岁，受教育年限平均 12.28（±2.92）年，病程 12.83（±10.70）月。对照组共入组 45 名被试者，其中男性 22 名，女性 23 名，平均年龄 27.92（±7.04）岁，受教育年限平均 12.05（±3.04）年，病程 13.28（±9.56）月。入组标准：①符合国际疾病分类第 10 版（ICD-10）中精神分裂症的诊断标准，②总病程小于 3 年，③年龄 20~40 岁，④受教育年限不低于 9 年或能够独立完成实验，⑤右利手，⑥能够理解研究操作流程，⑦获得病人或家属的同意，⑧中国汉族人，⑨视力或矫正视力正常。排除标准：①有神经系统疾病或其他重大躯体疾病史，②有酒精或药物滥用史或依赖史，③近 12 个月内电休克治疗史，④严重兴奋激越患者、木僵患者，⑤抑郁症患者，⑥精神发育迟滞。所有被试者及患者家属均做好详细的知情告知，并由患者或家属签署知情同意书。当遇到所选的词是目标词时（短语中含颜色的词时，如红、橙、黄、绿、青、蓝、紫），被试的任务是敲一下桌子（共有 5 个目标词，分别是"红的苹果""黄山黄河""树叶黄了""花红柳绿""蓝蓝的天"），共包括 105 次试验，5 次目标任务试验。每个短语呈现的时间为 2000 毫秒，两个短语之间间隔 1200 毫秒。实验前被试者被告知两个任务同等重要，实验结果为敲桌子的次数。实验结束后出现提示语"任务完成，请休息片刻"，被试此时的任务是按铃一次。基于时间语义的前瞻性记忆（se-ti）与上述实验相似，被试者被要求每当秒针指向"12"时，即整分时，敲击桌子一下。时钟置患者右前方，以方便被试随时观察时间。共包括 100 次试验（除去上述的描述颜色的 5 个短语）。实验时长 330 秒左右，在目标时间前后 5 秒钟内敲桌子计分 1 次，实验结果为敲桌子的次数。实验结束后出现提示语"任务完成，请休息片刻"，被试者此时的任务是按铃 1 次。在基于事件认知的前瞻性记忆实验（pe-ev）中，电脑中呈现经过马赛克处理的液晶体数字，被试要求辨认所呈现数字是否为"0"，是按"F"键，否按"J"键。

ECT 治疗仪治疗，术前 8 小时禁药、食物和水，ECT 术治疗小组由经过 ECT 治疗专项培训的 1 名精神科医生、2~3 名精神科护士组成，一次评定耗时 15~20 分钟。量表的第 4、5 两个项目，依据检查者对患者的具体检查，对操作的抵抗程度的评分，其计分的标准同 3 项目。总分为记录个项累加总分，为反映锥体外系反应严重程度的指标，即锥体外系副反应越轻，总分越低；相反，总分越高。其他神经心理学背景测试智力是用龚耀先翻译的简易版韦氏成人智量表测查，包括常识、算术、相似性和数字广度四项。Annett 利手量表筛查左利手，在词汇流畅性（中文版）测试中，被试者被要求在 1 分钟的时间内尽可能多地说出动物的名字，和说出以"一"或"万"开头的成语或俗语，用来测试被试者的词汇流畅性。数字广度测试分顺背与倒背两种任务。主试读出一串数字，前者要求被试者复述，检测短时记忆；后者求被试者倒背，检测工作记忆。分析指标是被试者完成的数字个数，复述及倒背字数越多，记忆能力越强。程序呈现，测验中共设置 300 张照片，其中 100 张为数字图片，另外 200 张为英文字母图片，每张图片呈现 1 秒钟，呈现方式设置为随机，当出现数字图片时要求患者在图片消失之前尽快做出按键反应，而字母图片出现时则不需要按键。统计指标为正确反应数，该测验反映被试者的持续注意能力，成绩越高，注意力越好。

前瞻性记忆实验基于 Einstein、McDanielMA 和 Ya Wang 的理论及研究方法，采用 E – prime1。程序设计实验范式包括 5 个前瞻性性记忆测验，分别测查基于事件的前瞻性记忆、基于时间的前瞻性记忆和基于活动的前瞻性记忆。其中，EBPM 又分为基于事件语义的前瞻性记忆和基于事件认知的前瞻性记忆；TBPM 分为基于时间语义的前瞻性记忆和基于时间认知的前瞻性记忆。在基于事件语义的前瞻性记忆任务中将会有四个字组成的短语呈现给患者，被试来判断此短语是否为成语，是成语按"F"键，不是成语按"J"键。一般情况调查表包括一般人口学资料和病情，精神症状的评定及神经心理学背景测验精神症状及副反应的评估，采用阳性与阴性症状量表，该量表是为评定不同类型精神分裂症症状的严重程度而设计的标准化的评定量表，由简明精神病量表和精神病理评定量表合并改编而成，区分以阳性症状为主的Ⅰ型和以阴性症状为主的Ⅱ型精神分裂症。PANSS 的组成由阳性量表 7 项、阴性量表 7 项和一般精神病理量表 16 项组成，共 30 项，及 3 个补充项目评定攻击危险性。主要适用于成年人，由经量表使用训练的精神科医师对病人做精神检查，综合临床检查和知情人提供的有关信息进行评定。评定的时间范围通常指定为评定前一周内的全部信息，整个评定约耗时 30 ~ 50 分钟。PANSS 的每个项目都有定义和具体的 7 级操作性评分标准。其按精神水平递增的 7 级评分为："1—无；2—很轻；3—轻度；4—中度；5—偏重；6—重度；7—极重度。"因各项的 1 分均定义为无症状或定义不适用于该病人；2 分均定义为症状可疑，可能是正常范围的上限。①阳性量表（PANSS－P）：P1－P77 项组成，可能得分范围是 7～49 分，测评附加于正常精神状态的症状。②阴性量表（PANSS－N）：N1－N77 项组成，可能得分范围是 7～49 分，测评从正常精神状态中缺失的特征。③一般精神病理量表分（PANSS－G）：G1－G1616 项得分总成能得分范围是 16～112 分，估计精神分裂障碍的总体严重度。④总分（PANSS－T）30 项，3 个补充项目一般不计入总分。锥体外系副反应量表评定抗精神病药物治疗过程中出现的副反应的量表之一，共包括 10 个项目，分别是步态、落臂、摇肩、肘强直、固定姿势或腕强直、腿的摆动、头颈部运动、眉间轻敲和流涎。PSESE 采用 0～4 分 5 级评分法，各级评分的准为："0—无或正常，1—轻度，2—中度，3—重度，4—极重度。"评定员为经量表训练的精神科医生，在按检查程序进行的前后，有些项目通过病人的动作和效谈观察评定，有些项目需直接检查评定。认知功能损害是精神分裂拉的基本症状之一，记忆作为认知功能的重要组成部分影响着其疾病的转归，与患者服药的依从性、疾病的恢复及更好地回归社会有关。精神分裂症的发病原因多被认为与前额叶内功能紊乱有关，前额叶与认知功能关系密切，其在大脑新皮层中起重要联络作用的区域，与人类的注意、记忆及情绪等认知功能相关点。前额叶在前瞻性记忆力中更是起着核心作用。研究表明精神分裂症、帕金森病患者和轻度认知功能损害患者存在前瞻性记忆功能的损害。首发的精神分裂症患者和慢性精神分裂症患者均存在前瞻性记忆功能的损害，MECT治疗对 PM 功能亦有损害作用。前瞻性记忆功能 IS 的损害原因机制目前尚不明确，画像学和电生理学研究发现前额叶活动功能的减退与前瞻性记忆功能的损害有关。Cherr 等研究发现前瞻性记忆 B 依赖于内在的控制机制，其神经机制较为复杂。前瞻性记忆需要一系列皮层和皮层下网去完成，Brodma1n10 区在前瞻性记忆的机制中其重要作用。MECT 疗法会对大脑皮层带来轻微的损害作用，脑皮周环路 PM 功能在 ECT 治疗过程中是否损害了该环路的联络，有待进步的神经影像学研究。专家、学者通过对 17 位病人与健康对照组研究发现，在 MECT 治疗后其内隐记忆功能较治疗前改变有统计学意义。实验组和对照组两组在年龄、病程、受教育程度方面差异无统计学意义，两组治疗前神经心理学背景测试差异无统计学意义。PANSS 表分在治疗前两组间差异无著性，治疗后实验 HPANSS 减分率对照组差异具有统计学意义（$p < 0.05$），说明药物联合应用 MECT 治疗对精神分裂要优于年用抗精神病药物。在实验第二阶段，实验组在 MIECT 治疗后，EBPM、TBPM 和 ABPM 三个维度上均出现了统计学意义（p

<0.05，p<0.01，p<0.05），MECT 对 PM 具有损害作用，尤其 2TBPM。两组在治疗后比较发现，对照组差异存在统计学意义（分别为 p<0.05，p<0.01）。SC 患者在经过 MECT 后存在 PM 功能的损害，尤其是对 TBPM。研究还发现，在实验组治疗前后和两组治疗后的比较，TBPM 差异存在统计学意义，这是因为 TBPM 被认为是前瞻性记忆任务中的难点。TBPM 是由自发的精神活动所激发，如对时间监控的激活。ABPM 在治疗后两维差异无统计学意义，这可能是因为其在实验中受到的干扰较少，且每 AEPM 前都有外界的刺激来提示被试，是在前瞻性记忆任务中最简单有研究指出 EBPM 较 TBPM 更易受到损害，在MECT 治疗后与对照组相比并未发现相同的结果。抗胆碱能药物，如苯海索，是精神科临床治疗锥体外系副反应的常用药物，其抗胆碱能作用会对实验结果造成干扰，不常规使用抗胆碱能药物，必要时予肌肉注射抗胆碱注射液。二代抗精神病药物被认为能够减弱 SC 患者为认知功能损害，研究中被试被分为两组，对照组为药物治疗组，实验组为药物联合 MECT 治疗，从结果可以看出在治疗前后差异无统计学意义，这可能与服药的时间长短以及病程的长短等有关。在 MECT 治疗过程中，抗精神病药物，各学者意见不一。谢更等学者认为，在MECT 治疗过程中，应尽量不合并用抗精神病药物，尤其是氯氮平，因为会损害病人的认知功能。但陈平等学者则认为可以合并用药，因为 MECT 联合抗精神病药物能够增加治疗的效果，尤其对一些难治性的病例。但是在临床操作过程中，因为违背伦理学的要求，难以开展研究。MECT 治疗对精神分裂症患者的前瞻性记忆功能存在损害作用，尤其是对基于时间的前瞻性记忆功能。服用抗精神病药物对前瞻性记忆功能无损害。研究也存在不足，实验组和对照组虽然在年龄、智窗、受教育年限等资料上匹配，但是两组被试服用药物的剂量不同，对照组由于随着治疗而加大药物剂量，而实验组则随着 MECT 治疗的导致精神症状的缓解而减少药物剂量，研究是针对 MECT 术后很短时间内（24 小时内）进行的前瞻性记忆功能的测试，没有进行长期的随访，这是以后研究的工作。研究中 MECT 治疗是采用双侧电极，较右侧电极安放对认知功能的损害较为严重。

精神分裂症是一种慢性持续性病，其长期治疗主要以药物为主，目前，抗精神病药物的种类很多，但是还没有一种药物对所有精神分裂症患者都起效。临床应用显示，无论 MECT 单纯使用或联合抗精神病药物治疗精神分裂症患者，均能提高有效率及显效率，并有助于提高患者的生活质量，可以避免服用大剂

量的抗精神病药物，减少不良反应，从而提高患者安全性及依从性。但是，在进行 MECT 治疗前，除了进行常规体格检查和辅助检查，熟练掌握其安全性不良反应适应证、禁忌证外，还必须了解患者目前用药情况，考虑到进行 MECT 治疗结束后会导致患者的复发，合并用药可能会增加 MECT 的风险和不良反应发生率，因此 MECT 治疗期间是否或者合并哪种药物，目前尚缺乏设计良好的研究和肯定性的结论。

一项新的研究证实，对于药物耐受的精神分裂病人，急性期接受过联合治疗，如果采用 ECT 抗精神性药物作为其持续治疗的手段，治疗效果会更好。种种证据表明，对于精神分裂症或相近的精神病症状，采用 ECT 和抗精神性药物的联合治疗，其临床效果比单独使用 ECT 治疗要好许多。在目前的临床实践中，ECT 很少被用作精神分裂症的首选治疗方案，而是更多的用在抗精神性药物治疗失败后，但药物耐受势必会影响到 ECT 的治疗效果。除了 Agarwal&Winny 学者 1985 的报道外，仍有一些前瞻性随机盲法试验对药物耐受的精神分裂病人进行抗精神性药物持续治疗和 ECT 持续性治疗（单独或联合抗精神性药物）的比对研究。在这些报告中，ECT 在与抗精神性药物联合治疗药物耐受性精神分裂症被认为是安全有效的，ECT 不但在与传统抗精神性药物的联合治疗中是安全有效的，在与非常规类的氯氮平镇静药的联合用药中亦是安全有效的。也有医生指出，氯氮平联合 ECT 治疗时有可能导致症状发作延长或自发产生等辅作用，但这种情况极少发生。与 ECT 疗效预测最有关联的临床指标是精神分裂症发作的持续时间，病人如果是急性发作（如精神病加重）或发作持续时间较短，ECT 会有较好的治疗效果，而对那些顽固的很难根除的效果不明显、精神紧张以及病人精神分裂发作前表现出的症状则对 ECT 疗效的判断关联性不强。通常与 ECT 疗效预测相关的临床指标同样可用于药物治疗效果的预测。尽管 ECT 对难戒除的慢性精神分裂症效果不明显，但最好不要将其排除在治疗方案，因为可选择的替代疗法有限，且有少数精神分裂病人经 ECT 治疗后症状明显改善。ECT 也被用于情感性精神分裂或精神分裂性精神失常病人的治疗。情感性精神分裂病人表现出的困惑及混乱等症状预示着 ECT 会有好的疗效。多数医生相信精神分裂病人表现出的情感失常的症状通常可认为是 ECT 良好愈后的指征，尽管有关这一方的研究证据不太一致。

苯环己呱嗪是一种精神病性药物，可产生类似精神分裂症的症状，不但可以诱发幻觉、妄想等阳性症状，而且可以产生情感淡漠、感情退缩等阴性症状。

该结果提示，谷氨酸系统的功能缺陷可能与精神分裂症的发生相关，γ－氨基丁酸是一类具有抑制作用的神经递质。精神分裂症患者可能存在γ－氨基丁酸功能缺陷，进而对多巴胺能神经元的抑制作用减弱，使多巴胺功能亢进，导致精神分裂症的发生。精神分裂症的多递质受体共病假说指出，精神分裂症的发病不一定是由单一的某一种或两种脑神经递质受体功能的异常引发的，有些患者的发病有可能涉及更多种脑神经递质受体功能的异常。脑的各神经递质受体功能间是相互联系、相互影响的，各递质受体功能间可以通过功能间的相互作用间接参与精神分裂症的发病。在精神分裂症患者中，细胞膜磷脂代谢异常。磷脂酶 A2（phospholipase A2，PLA2）是磷脂降解的关键酶，也是维持和决定膜代谢重要组成部分。PLA2 活性的异常必将影响磷脂的正常生理功能，从而产生不同程度的神经精神疾病。精神分裂症需要全程的长期治疗。抗精神病药物的维持治疗对预防疾病复发非常重要，是决定疾病预后和社会功能损害程度的关键因素，一定要保持急性期治疗获得的临床疗效，避免疾病复发与症状的波动。首发患者至少需要 2 年的持续治疗，一次复发患者需要 3～5 年治疗，多次复发者需要维持治疗 5 年以上。

典型抗精神病药又称传统抗精神病药物，代表药物有为氯丙嗪，主要是由于拮抗与情绪思维有关的边缘系统的多巴胺受体所致。而拮抗网状结构上行激活系统的 a－肾上腺素受体，则与镇静安定有关，用于控制精神分裂症或其他精神病的兴奋躁动、紧张不安、幻觉、妄想等症状，对忧郁症状及木僵症状的疗效较差，对 II 型精神分裂症患者无效，甚至可加重病情。非典型抗精神病药又称非传统抗精神病药，治疗剂量较小，出现某些副作用的情况较少，对精神分裂症单纯型疗效较传统抗精神病药好，但大多价格昂贵。代表药物为氯氮平，是新型抗精神病药，目前我国许多地区已将其作为治疗精神分裂的首选药。其疗效与氯丙嗪相当，一周内起效，抗精神病作用强，也可用于慢性患者。氯氮平是选择性 D4 亚型受体拮抗药，副作用小，主要用于其他抗精神病药无效或锥体外系反应过强的患者。治疗恢复后的护理和预防再次复发也很关键，多参数无抽搐电休克治疗是精神疾病的现代物理治疗方法，病人全身麻醉后入睡，并给予肌松剂和氧气，然后通过适量脉冲电流刺激，使大脑皮质广泛放电，促使脑细胞发生一系列的生理变化，释放化学物质以恢复大脑的正常功能，从而达到治疗的目的。该治疗方法安全性高，病死率低，对抑郁症伴自杀病例以及紧张型分裂症疗效显著，但临床发现，部分行 MECT 治疗后的病人会出现发热现象。发热将导致病人 MECT 治疗不能顺利进行，延缓病人病情的控制，还可能增加 MECT 治疗的并发症。有专家、学者对 MECT 治疗后的病人进行临床分析，并采取了相应的护理措施，从而保证了病人 MECT 治疗的顺利进行，取得了良好的效果。88 例行 MECT 治疗的病人均符合 CCDM－3 诊断标准，其中躁狂症 38 例，抑郁症 5 例，精神分裂症 45 例；共行 736 次，平均每人行 8.37 次；行 MECT 治疗后无发热 42 例，以腋温为标准，低热（37℃～38℃）28 例，中等度热（38.1℃～39.1℃）2 例，高热（39.1℃～41℃）5 例，超高热（大于41℃）例；发热病人中白细胞数升高 12 例，正常 21 例。病人一般在首次行 MECT 治疗后的下午发热，第二天行 MECT 治疗前体温又恢复正常，但治疗后下午又会出现发热现象，大部分病人是低热，极少数病人是高热。停止进行 MECT 治疗后，大多数病人的体温随即恢复正常，随着 MECT 治疗次数的增多，发热现象会越来越少。由于精神病人对行 MECT 治疗知识缺乏，误解为是一种"电击"治疗，再加上发热，就更加紧张、焦虑、恐慌、无安全感，所以做好病人的心理护理特别重要。要主动与病人沟通，耐心细致地讲解精神病常识，MECT 治疗的方法、优点、注意事项，引导家属给病人情感上的支持，使病人得到心理安慰和安全感。对病人体温的变化及伴随的症状给予合理解释，以缓解病人的紧张情绪。每 4 小时测量体温一次，进行病情观察，同时密切观察病人的面色、脉搏、呼吸、血压及精神症状的变化。进行 MECT 治疗后的病人，因个体差异可能会出现短暂的记忆障碍、肌乏力、头痛、呕吐等症状，要加强观察。如有异常，及时与医生联系。保持病室安静，室内空气清新，定时开窗通风。注意做好病人的保暖工作，防止病人受凉感冒。对行为失常、兴奋躁动、生活不会自理的病人，必要时给予约束。首先采取物理降温的方法，若体温大于 37℃时，叮嘱病人不要穿太多的衣服，多喝水；体温大于 39℃时，可用冰袋冷敷头部；体温大于 39.5℃时，给予乙醇擦浴或大动脉处冷敷，必要时按医嘱给予药物降温。物理或药物降温半小时后，应复测量体温一次。补充营养和水分，发热病人的消化吸收功能降低，机体分解代谢增加，兴奋躁动也增加了机体能量的消耗，所以应及时给予营养丰富易消化的流质或半流质食物，且要少量多餐。同时，发热病人的呼吸加快，皮肤出汗增多，水分大量流失，应鼓励病人多饮水，保证每天的摄水量达到 2500～3000 毫升。不能进食的病人，要按医嘱给予静脉输液或鼻饲，以提供能量及维持水电解质的平衡。但 MECT 治疗前必须严格禁食 10 小时，禁水 4 小时，对患者进行口腔护理。发热病人由于唾液腺分泌减少，口腔黏膜干燥，同时机体抵抗力下降，极易引起口腔炎和黏膜溃疡，所以病人餐后及睡前应漱口。不能自理或配合的病人，可用生理盐水棉球清洁口腔。如口腔干裂，可涂润滑油保护，防止口腔感染。同时，也要注意患者的皮肤清洁，行为紊乱病人、亚木僵状态病人、约束的病人等常在床上大小便，应加强护理，及时更换衣服、床单并擦浴，保持皮肤的清洁干燥。病人退热时汗多，应及时擦干汗液，更换衣服和床单，防止受凉。发热时，由于新陈代谢增快，摄入减少，消耗增多，故应注意卧床休息，保持体力，不听劝说的病人给予约束。MECT 治疗后，发热的病人实施护理干预，使病人以最佳的身心状态接受 MECT 治疗，从而减少 MECT 治疗的并发症，尽快控制病人的精神症状，使其早日康复回归社会。精神分裂症治疗时间总的原则是宜长不宜短，对于首次发病的患者，如果经过治疗之后精神症状缓解彻底，应在出院后至少维持治疗 2~3 年。在这两三年之内，如果病情没有波动，各项社会功能恢复如常者，才可以逐渐减药，停药后仍应门诊随访至少 1 年。如果在减药、停药过程中出现病情反复，应立刻增加药物剂量，直到控制病情后停止，之后没有医生许可，不要轻易尝试停药，并且做好长期治疗的预备。精神分裂症的治疗时间因病情而异、因人而异，具体的治疗需要医生根据患者的具体情况和不同的症状表现综合决定。精神病是一种需要长期持续维持治疗的疾病，并且治疗需要分阶段进行，如果擅自停药的话，极有可能引起精神分裂症的复发和病情加重。因此，精神分裂症患者家属需要多了解这方面知识，避免精神病人病情加重的情况出现。

精神分裂症是一种严重的精神疾病，病程常呈慢性化趋势，患者病情常进展隐匿，等到症状严重时，治疗难度大，预后也较差。早期发现精神分裂症异常症状，早期开始规范的诊治是控制病情发展，改善预后的重要环节。由于人们缺乏对于精神分裂症早期症状的了解和警惕，许多精神分裂症患者的症状在早期发病时被家属判定为性格不好、心态不佳等，致使许多患者未能及时得到诊治。如果患者早期得不到正确诊断和规范的治疗，而任由病情继续发展，很可能因为精神病病程容易迁延的特点，而呈反复加重或恶化趋势。更为严重的是，每一次精神分裂症的加重或复发，都有可能导致病人大脑的永久性损伤，认知功能进一步受损，社会功能进一步下降的不良后果。因此，在疾病早期阶段，应该将有精神分裂症症状的患者带到正规医院进行系统诊断与治疗。精神分裂症患者需要接受长期的药物治疗，有时还需要结合心理治疗等其他治疗方法。精神分裂症患者在服用抗精神病药物时，应遵循医嘱进行，切不可随意停药，以免复发。一些老年病人病情迁延，对药物耐受性差，易产生副作用，治疗效果不理想。2003 年 1～12 月住院的精神分裂病人 50 例，按照疾病诊断标准均符合《中国精神疾病分类方案与诊断标准（第二版）》修订本（CMD－2－R）精神分裂症诊断标准作为标准，排除其他躯体疾病，如脑血管疾病、心血管疾病、肾脏疾病、青光眼等。这些病人年龄在 60 周岁以上，每周治疗 1～2次，视病人病情和躯体情况，一般 6 次为 1 个疗程。治疗时，病人平卧于治疗床上，静脉依次推注阿托品、异丙酚、司可林，使病人成全麻状态，辅助人工呼吸，使用短暂适量电流刺激大脑，引起大脑皮层脑电发放以达到控制精神症状的目的。经过 1～6 次治疗，病人幻听幻视减少或消失，关系妄想、被害妄想减少或消失，违拗症状改善，冲动行为减少，感情恢复适切，饮食睡眠基本正常。结果显效 30 例（占 60%），有效 18 例（占 36%），无效 2 例（占 4%）。不良反应随着治疗的次数增加，常见的有记忆力减退（36 例），头昏头痛（15例），恶心呕吐（3 例），2 例出现体温增高，暂停治疗后恢复正常。记忆力一般于治疗结束后 2～3 周恢复正常。

三、精神分裂病电休克治疗后续相关研究

精神病人做无抽搐电休克可引起剧烈的心血管反应和应激反应。美托洛尔为心脏选择性的 β1 受体阻滞剂，过去常用来抑制麻醉诱导插管和术后拔管时的应激反应。专家、学者在 2006—2007 年尝试用抑制 MECT 治疗时的心血管反应和应激反应进行研究，研究对象年龄、性别不限，近期未用心血管活性药物，麻醉分级 ASA I～II级（美国麻醉医师协会健康状况分级），精神疾病分类符合 CCMD－3 诊断标准，无 MECT 禁忌证，刚住院未用抗精神病药物。选择符合入组条件的患者 60 例，征得患者或家属同意，随机分为两组，研究组（n＝30），男性 14 例，女性 16 例，平均年龄 27.50（±9.20）岁，平均体重 66.07（±6.98）千克；对照组（n＝30），男性 17 例，女性 13 例，平均年龄 29.20（±10.41）岁，平均体重 65.07（±8.04）千克，两组一般资料经 X^2 和 t 检验无统计学差异（p＞0.05）。采用随机分组的方法进行研究，先静脉注射阿托品0.01 毫克/千克，然后研究组注射美托洛尔针 0.05 毫克/千克（用生理盐水稀释成 5 毫升），对照组不注射美托洛尔，用丙泊酚 2 毫克/千克，再推注琥珀胆碱 1 毫克/千克，待肌颤结束后用醒脉通治疗仪通电治疗，用多功能监护仪监

护，分别记录打印两组患者麻醉前（T_0）、刺激后 1 分钟（T_1）、6 分钟（T_2）、11 分钟（T_3）时点的心律（HR）（bpm/分钟）、收缩压（SBP）、舒张压（DBP）、平均动脉压（MAP）、血压单位毫米汞柱（1 毫米汞柱 = 0.133 千帕），计算心肌耗氧 RPP（SBP 与 HR 的乘积）值，同时，即时在外周静脉用抗凝试管采血 2 毫升，全血混匀离心（4000r/分钟，10 分钟）后，分离血浆置零下 80℃ 冰箱保存，集中以高效液相色谱—电化学法检测肾上腺素（E）和去甲肾上腺（NE）浓度（单位 nmol/L）。所有数据用 SPSS12.0 统计软件包进行处理，经正态检验后用（±s）表示，计数资料用 X^2 检验，计量资料组间用团体 t 检验，组内用配对 t 检验，检验标准 $\alpha = 0.05$。研究组和对照组在 T_0 各项指标无区别（$p > 0.05$），通电刺激后 T_1、T_2 研究组各项指标均低于对照组（$p < 0.05$），T3 时 HR、RPP、E、NE 仍低于对照组（$p < 0.05$），其他指标则无区别（$p > 0.05$）。研究组在 T1 时各项指标明显均高于 T_0（$p < 0.05$），T_2 时 SBP、DBP、MAP、RPP、NE 高于麻醉前（$p < 0.05$），T_3 时各项指标与麻醉前无区别（$p > 0.05$），对照组 T_1、T_2、T_3 时各项指标均高于麻醉前（$p < 0.05$）。

美托洛尔是一种选择性 β_1 受体阻滞剂，具有抑制窦房结、房室结及心肌收缩力的功能，即所谓负性频率、负性传导、负性肌力作用。其中，负性频率和负性肌力效应，通过降低 HR 和血压及减少 RPP，可明显降低心肌耗氧量。儿茶酚胺（E 和 NE）是一个反映应激的指标，受到刺激数秒后体内儿茶酚胺释放立即增加，应激情况下肾上腺髓质分泌的 E 和 NE 比平静状态可增加 100 倍左右，以满足机体代谢需要。应激反应本是机体对外界刺激的一种非特异性防御反应，轻度短暂的应激反应对机体不会产生有害的影响，不必干预。如果刺激强烈且持续时间长，对机体则会造成一定程度的损害。麻醉医生以往多关注气管内插管和拔管引起的应激反应，但精神病患者做 MECT 的刺激引起机体之应激反应不亚于气管内插管和拔管引起的应激反应。在 MECT 治疗过程中，在患者双颞部置放电极通电治疗，可以使 HR 增加 25%，血压提高 40%，心输出量增加 81%。研究组在治疗过程中血流动力学指标虽然有波动，但没有对照组血流动力学指标升高明显，两者相比有统计学意义。研究组血浆 E 和 NE 浓度略有升高，而对照组两者明显升高，与研究组比较有明显差异，说明研究组的应激反应受到了抑制。因此，在麻醉前预注美托洛尔能够有效预防血流动力学波动，抑制血浆肾上腺素和去甲肾上腺素浓度的升高，抑制 MECT 的应激反应。

精神病患者在发病或第 1 次就诊后第 1 个 1～5 年，自杀风险是最高的。自杀易发生于疾病急性发作时，而风险最高时期是出院后的前 1～12 个月。已有研究报道出院期间自杀病例，对精神状态及自杀风险的严格评估是防范的重要内容。恢复期患者自杀风险反而增加，其原因主要是恢复不完全和精神状态恶化；内省力恢复可能导致对疾病结局的抑郁认知；住院关怀的突然撤离增加了心理的脆弱性；出院可能重新遭受应激；离开医院后可能更容易取得自杀的各种手段。在专业人士之间、健康机构和其他经常对社会护理有责任的机构之间，以及患者居住的不同地区机构之间，应加强风险信息传递，做到积极治疗，采取早期有效治疗。对于因心境抑郁而自杀的患者，抗抑郁治疗是有益的，但必须注意的是，抗抑郁药对自杀行为具有双重作用：缓解抑郁症状，减轻或消除自杀观念；减轻患者思维运动抑制，激活自杀观念发生自杀行为。当治疗无效时，可替换或合并治疗，包括在严重抑郁症中使用电休克治疗，进行心理治疗。有研究发现，氯氮平显著降低了神经阻断剂无效患者的自杀。一些研究报道，在双相情感性障碍患者服用锂盐期间自杀减少，尽管这还没有得到满意的验证，然而有证据确信患者对锂盐治疗的依从性并减少风险。家庭成员应在社区加强监护。在住院病区，应根据风险程度制订相当的监护。病房结构和设计应保证良好的监护和便于"强化护理"，工作人员和患者要有合适的比例。对患者进行风险评估，尽管在许多病例有自杀意念的流露，但自杀风险常被低估。进行深入的服务，对处于应激事件和急性情绪改变中的患者（特别是恢复期患者），提供热线服务和危机干预。对精神疾病患者，特别是有过自杀行为的患者应追踪服务。

四、电休克治疗精神分裂症原理的相关研究

电休克治疗是一种快速有效的抗精神病治疗手段，但其作用的确切机制仍不明确，在这一过程中改变的因素可能是精神分裂症重要的病理机制。静息态功能磁共振成像是监测电休克对精神分裂症脑功能影响的选择之一。因此，使用功能磁共振成像技术研究电休克治疗前后精神分裂症患者脑功能的变化有助于探讨电休克的脑影像学机制，也可能为精神分裂症病理机制的理解提供线索。有学者对精神分裂症患者电休克治疗前后静息状态下低频振幅和功能连接的改变进行研究，对 33 例拟行电休克治疗的精神分裂症患者及 43 例年龄、性别、受教育年限与之相匹配的正常健康对照，磁共振下进行静息态脑功能磁共振图像采集。患者组分别在电休克治疗前及 8 次电休克治疗后 10～12 小时内两个预

定时间点进行扫描，正常健康对照组只进行一次扫描。应用 DPARSF、REST 软件进行图像数据预处理和分析，比较患者与正常对照低频振幅差异及患者电休克治疗前后 ALFF 改变，选取患者组 8 次电休克治疗后与电休克治疗前 ALFF 差异最显著的脑区作为种子点，探讨精神分裂症患者电休克治疗前后功能连接改变。低频振幅分析与正常对照相比，精神分裂症患者治疗前右侧顶下小叶区域 ALFF 显著升高/活动上升（独立样本 t 检验，t = 2.556，P = 0.012）；与治疗前（基线期）相比，精神分裂症患者 8 次电休克治疗后，右侧脑岛、右侧顶下小叶、左侧额下回岛盖部、右侧额上回 ALFF 降低/活动下降（配对样本 t 检验，P < 0.05，AlphaSim 校正）。精神分裂症 ALFF 值改变与 PANSS 总分及各项因子分改变的相关分析显示，左侧额下回岛盖部 ALFF 变化值与附加冲动攻击因子分的改变呈负相关（r = −0.356，P = 0.042）；右侧额上回 ALFF 变化值与治疗前 PANSS 总分，阳性、阴性及一般精神症状三项总分及阴性症状因子分均存在负相关；左侧额下回岛盖部 ALFF 变化值与治疗前附加冲动攻击因子分存在正相关（r = 0.347，P = 0.048）；右侧额上回 ALFF 变化值与阴性症状因子分的改变的相关性处于统计学临界状态（r = 0.339，P = 0.054）；右侧脑岛、右侧顶下小叶、左侧额下回岛盖部、右侧额上回 ALFF 值改变与 PANSS 总分改变的相关性均无统计学意义。功能连接分析静息状态下，与基线期相比，精神分裂症患者 8 次电休克治疗后，右侧脑岛与右侧小脑、双侧矩状裂及周围皮层功能连接增强，右侧顶下小叶与右侧矩状裂及周围皮层、双侧中央后回功能连接增强，左侧额下回岛盖部与左侧直回、左侧颞下回、右侧额中回功能连接增强，右侧额上回与左侧枕下回功能连接增强（配对样本 t 检验，P < 0.05）。精神分裂症患者静息状态下，右侧顶下小叶脑功能活动异常，电休克治疗对右侧脑岛、右侧顶下小叶、左侧额下回岛盖部、右侧额上回脑区功能活动有非特异性的抑制效应，电休克治疗精神分裂症的脑影像学机制可能与调控脑区功能失调的神经活动、增强脑区间的功能连接有关。

如果对精神分裂症患者的日常饮食不加限制，有可能让患者的病情出现转化，可能会让病情逐渐加重，所以精神分裂症饮食也应该作为治疗的一部分加以重视。

精神分裂症是精神疾病中最严重的，精神分裂症的治疗时间长、反复发作可能性大，精神分裂症长期使用药物对身体某些部位有不良影响，所以家属会担心患者的身体状况，因此要注意饮食方面的问题。精神病人习惯高热量饮食，其实应该控制高热量饮食的摄入，高热量的食物增加了脑细胞的氧化，损害了记忆影响学习成绩下降，烦躁随之而来，加上精神分裂症患者不锻炼，容易发胖，引起糖尿病和高血压，即使不服药也是如此，所以要控制高热量饮食。对于不说话，也不吃饭喝水、不运动的患者，应该劝他们吃饭，必要时给予鼻饲流食，如豆浆、奶类、稀饭、果汁、菜汁；并在床旁放一些饭菜，以便在没有人的情况下进行饮食。有的患者因为不信任而选择绝食，应该劝其饮食，必要情况下选择一些密封的食物，也可以选择信任的家属做一些符合口味的食物，但要注意一些禁忌。抗精神药物一般都是改善病情增进食欲的，有的病人不知道饥饱，一次进食量较多，所以要在饮食方面定时、定量。焦虑、恐慌、烦躁不安的患者可以使用百合，用适量的水煮沸，加一些冰糖调味，每天两次服用。心悸、易惹急的患者可以使用一些枸杞，可以生吃，也可以加入适量的水煮沸。精神分裂症患者应该多吃一些香蕉，香蕉是色胺酸和维生素及 B_6 的主要来源，这些都可以帮助血清素的产生，减少焦虑的情况，适量使用香蕉对患者的大脑有着良好的治疗效果。多喝水，保证每天都能补充水分，可以避免便秘，保持大便通畅，以便有毒物质的排除。生活中随处可见，但是也不能忽略它们能够帮助患者恢复健康的，就是菠菜和洋葱。菠菜含有丰富的营养，富含大量的镁、维生素 C 和人体所需要的营养物质，镁是可以让人们放松心情和身体的矿物质。洋葱可以稀释患者的血液，提高大脑的氧气，以消除多余的应力和精神疲惫，但不可多食。要让精神分裂患者进食，首先要得到患者的信任，了解患者的需求，保证患者饮食合理、全面。专业医师指出，在精神分裂症患者的日常护理过程中，应该多进酸食，少食盐，酸性食物提供给人体丰富的维生素 C、维生素 B_6 等，有利于神经递质的合成，减少精神分裂症的发作。

有报道称，约50%的精神病病人在长期使用抗精神病药物后出现明显的体重增加。这不仅影响了病人的健康，还干扰了正常的药物治疗，药物依从性下降和继发高血糖或高血脂等。为此，有专家学者对患者加强护理的基础上配合行为干预、饮食控制来减轻病人的体重，获得较好的效果。对象为80例患者，均符合 CCMD - 3 中精神分裂症的诊断标准，年龄在45周岁以下，排除严重躯体疾病者，随机将病人分为饮食控制、行为干预组、非干预和饮食不受控制组。80例全部完成25周的护理干预与观察，80例均为男性，年龄18～45岁，平均为29.6（±9.8）岁；病程0.5～25年，平均为12.7（±8.7）年；口服氯丙嗪者27例、舒必利者13例、氯氮平者9例、氯丙嗪＋舒必利者13例、氯氮平＋

舒必利者 16 例，折合氯丙嗪日量为 360.6（±160.11）毫克。对患者采用饮食控制、食物调整、体育训练。体重判断标准：先测出病人治疗前实际体重，按照"体重指数（BMI）＝体重（千克）/身高平方（m^2），BMI＞24 为超重，24～27.9为肥胖前期，大于 28 时为肥胖"。疗效判断：有效（BMI＜23.9 则视为有效），无效（BMI＞24 则视为无效）。测评结果显示，体重超重者研究组 5 例，其中肥胖前期 3 例，肥胖 2 例；对照组 13 例，分别为 6 例、7 例，两组间差异有显著性（$x=4.58$，$p<0.05$）。按国内标准体重统计，经 25 周的护理观察发现，研究组体重超重者为 15%，对照组为 32.5%，后者高于前者（普通人群为 12%），说明饮食控制、行为干预对抗精神病药物所致的体重增加是有效的。

大多数精神障碍性疾病病人伴有拒食、暴饮暴食等行为障碍，如何有效护理以改善病人进食状况、促进病人康复，成为精神病护理中的重点与难点。有专家、学者针对有进食行为障碍的精神病病人进行了饮食护理干预，取得了良好护理效果。研究对象为 38 例精神病病人为干预组，男 24 例，女 14 例；年龄 21～89 岁；拒食 12 例，厌食 8 例，抢食 11 例，暴饮暴食 7 例。随机抽取同期伴进食行为障碍的 42 例精神病病人为对照组，男 26 例，女 16 例；年龄 25～91 岁；拒食 10 例，厌食 12 例，抢食 8 例，暴饮暴食 12 例。两组病人均排除合并口腔溃疡、胃溃疡等消化系统疾病，其年龄、性别等比较，差异无统计学意义（$p>0.05$），具有可比性。对照组采取常规护理，如遵医嘱给药、应用安全无害餐具、保证就餐环境安全等；干预组根据病人进食障碍原因进行饮食护理干预，具体内容如下：对因幻听妄想等精神症状所引起的拒食病人，采取集体进餐方法，准时组织病人就餐，进餐时使病人积极参与管理及配发餐具等。对疑心较重、怀疑饭菜有毒的病人，就餐前先进行心理疏导，使其情绪处于平稳状态后再就餐，护理人员可与病人一同进食或先亲自尝试以消除病人的怀疑，使其能顺利进餐。对罪恶感、愧疚感严重的病人，护理人员可将饭菜混拌以促进病人进餐，但要注意随时倾倒餐厅或病人病房垃圾，以免其食用残羹冷饮而引起消化系统疾病。对因不了解自身疾病、否认患病甚至抵抗治疗、通过拒绝进餐等行为而抒发不满情绪的病人，护理人员着重对其进行心理疏导，尽可能满足病人的合理要求。病人病情平稳、情绪稳定时，护理人员要向病人解释其所患疾病不住院治疗的危害、目前治疗手段及技术等，以使其能安心住院并配合治疗。同时，根据病人兴趣开展各项活动，以利于病人尽快熟悉并融入医院环境。病人进餐饮食要以柔软、易消化饮食为主，注重食物色、香、味，以提高病人食欲，促进其就餐。对暴饮暴食的病人，要限制其进食量，必要时陪护病人进餐，控制其进餐量，以免病人发生急性胃扩张。对情绪异常兴奋的病人，要尽量让其单独进食，避开集体进食，以防外界因素刺激而引起病人情绪躁动。此外，护理人员要动员家属看望病人、鼓励并支持病人。对于进食行为障碍的病人，护理人员要及时向医生汇报，由医生根据病人病情对其所服用药物进行剂量或换药等调整，以尽可能减少副反应发生。同时，进餐饮食要以清淡流食为主，不可催促其进食，以免发生食物堵塞而致窒息。

饮食护理干预对促进精神病病人正常进餐至关重要，合理正常饮食是维持机体各项生命活动及新陈代谢的必要条件；而精神病病人多数因合并拒食、贪食等行为障碍而影响其正常进食。精神病病人拒食、贪食等进餐行为障碍发生原因与多种因素有关，如病人疾病状态，包括幻觉、幻听、被害妄想、抑郁等。此外，与病人治疗期间服用抗精神病药物所致的副反应也相关。本研究通过针对病人进食障碍发生原因采取了相应护理对策，有效饮食护理干预使精神病病人进餐行为障碍得以恢复，饮食护理干预对促进精神病病人正常进餐具有重要意义。饮食护理干预能缩短病人治疗时间、减少不良反应。本研究结果显示，进行饮食护理干预的病人治疗时间明显缩短，病人不良反应明显减少，表明饮食护理干预在促进精神病病人正常饮食，同时也能缩短病人治疗时间，减少不良反应，这可能主要与病人能正常饮食后机体营养状况得以改善有关。正常饮食是治疗的基础，能否正常进食直接关系病人的治疗是否能顺利完成，病人能否尽早康复。饮食护理作为精神病病人临床护理的重要部分，是保证病人能顺利治疗的关键，也是促进其尽快康复的前提。针对病人进餐行为障碍发生原因进行合理有效的饮食护理干预，能显著改善病人进餐行为、缩短治疗时间，并减少不良反应的发生。

第四节　其他适应证研究

一、癫　痫

对于难以治疗的癫痫或对药物治疗无反应的癫痫症，ECT 是较为有效的治疗手段。癫痫是以脑内神经元异常同步放电引起的，导致各种临床特征为表现的神经系统功能障碍。癫痫持续状态是常见的神经科急症之一，对癫痫药物、麻醉药物均无效。20 世纪 30 年代，Pozniak 等学者开始提出运用戊四氮治疗癫痫，这种化学诱导的惊厥治疗可能使电休克治疗能够在癫痫中应用，而反复电休克治疗后抽搐发作阈值升高这一现象更是启发了研究者应用电休克治疗控制癫痫发作。然而，电休克治疗的罕见副作用之一是引起癫痫发作，并且电休克治疗时具有一过性的致惊厥特性，而治疗后的抗惊厥效应常常被忽视，因此人们往往认为癫痫是 ECT 的禁忌证之一，限制了 ECT 在癫痫患者中的应用。近期有大量研究关于 ECT 在癫痫期、合并有精神疾病的癫痫和难治性癫痫持续状态中的应用。1992—2011 年，已有 8 篇个案（共 11 例）报道该应用。2012 年，Virginie 等学者总结 11 名患者中，8 例患者持续状态终止，3 例患者达到抽搐停止。在最耐药并且严重的持续状态中，尤其是在两次麻醉诱导的昏迷失败后，电休克治疗可能成为一种可行的治疗策略。值得注意的是，这些患者中，部分是持续状态停终止，1 例是抽搐停止，还有部分复发的，甚至有 3 例死亡的（死因与并发症有关），并且持续的病因不相同，停止的持续状态和抽搐发作可能与 ECT 后抗癫痫药物的维持有关。

2012 年有一篇关于难治性癫痫的治疗结局及治疗建议的综述文献，它指出抗癫痫药物为一线方案，快速循环双相障碍及智力障碍的患者经过 ECT 后出现癫痫持续状态及近发性抽搐。该病例提示，在 ECT 前抽搐病史的采集及抗癫痫药物的合用需谨慎，尤其在智障等特殊人群中。尽管如此，该结果可能与患者多种神经功能障碍共病，抗癫痫药物的停用，以及在进行电休克治疗测试时该患者接受反复的阈上和阈下刺激密切相关，各方面因素影响了患者的治疗效果。当然，反复的刺激可能导致电点燃而诱发抽搐，目前还没有研究关于 ECT 治疗癫痫的精神运动性发作。另外，ECT 的致惊厥作用可能与治疗中的剂量有关，而反复刺激有可能导致脑损伤而诱发慢性的癫痫发作，这可能是 ECT 后癫痫发作这一副作用的原因。因此，在操作中需要注意避免反复刺激。目前的研究仍缺乏对照，比如标准治疗方案与电休克治疗比较疗效。此外，电休克治疗中的各种参数及疗程尚无标准。总之，电休克治疗可能在大多数合并有癫痫的精神病人群中使用是安全的，多数研究者认为在电休克治疗过程中不需要对胸痛患者的抗癫病药物作剂量调整。

二、慢性顽固性疼痛

人类迄今对慢性顽固性疼痛尚缺乏确切有效的手段，经典的治疗方法包括药物、外科手术及神经阻滞治疗等，药物对很多顽固性疼痛效果不佳，而外科手术以及神经阻滞疗法虽然短期内取得良好的疗效，但是由于容易复发、操作复杂及有不同程度的危险等因素，许多病人不愿接受。1957 年，南加州大学神经内科医生 VonHagen 报道应用电休克疗法治疗慢性顽固性疼痛取得很好效果，但是由于当时 ECT 技术还不够完善，无抽搐电休克技术尚未广泛得到推广等原因，这一非常有前途的治疗顽固性疼痛的手段未被人们重视。近年来，随着麻醉药物及技术的迅猛发展，MECT 已经逐渐被广泛应用于严重抑郁症等精神心理疾病的治疗，但对慢性顽固性疼痛的治疗价值仍然未被人们关注。ECT 治疗疼痛的病理生理学机制尚不清楚。学者 Kamagata 等通过蛋白组学分析研究 ECT 治疗顽固性疼痛的原理。学者 Kamagata 等给大鼠坐骨神经结扎（chronic constrictive injury，CCI）疼痛模型进行电休克，通过蛋白组学分析研究 ECT 治疗顽固性疼痛的原理，结果发现 CCI 造模成功后，T 蛋白表达升高，经 ECT 治疗，连续治疗 6 天，每天 1 次，T 蛋白表达下降。另外，8 种与疼痛相关的蛋白在造模成功后表达减少，但经 ECT 后，这些蛋白表达恢复到造模前水平。ECT 可能通过降低 T 蛋白的水平，降低超敏反应，从而减轻疼痛反应；同时，ECT 可以恢复其他疼痛相关蛋白的表达水平来缓解疼痛。来自同一研究组的另一作者 Okabe 报道，ECT 可以使神经肽 Y（neuropeptideY，NPY）表达升高，NPY 是一种广泛存在于中枢和外周并维持内环境稳态的激素。在中枢，NPY 的生物学作用极为复杂，除与学习、记忆、惊厥和摄食等有关外，还与疼痛有关。NPY 的高表达可以减轻患者疼痛。Okabe 等学者用大鼠 CCI 坐骨神经痛模型进行研究，实验组结扎大鼠的坐骨神经，对照组不结扎坐骨神经，两组同时应用 ECT，治疗后两组 NPY 表达均增高，但两者之间无显著差异。学者 Okabe 认为 ECT 主要通过影响中枢神经影响 NPY 的表达，而不是通过外周神经影响 NPY 的表达，具体机理还需进一步研究。最近，一些研究提示，ECT 可以通过影响患者痛觉传导通路来减轻患者疼痛。学者 Canavero 研究指出，ECT 治疗神经病理性疼痛的机制可能是 ECT 治疗阻断了皮质与丘脑之间的感觉反射通路，从而阻断痛觉传递，减轻患者疼痛。学者 Fukui 观察一例左侧丘脑出血后引起右侧肢体顽固性疼痛患者，在 ECT 治疗后，丘脑的血流量较治疗前增加了 46%，ECT 可能通过增加丘脑血流量，改变丘脑对疼痛中枢的调节，进而减轻脑卒中后顽固性疼痛。ECT 还可以通过影响神经递质传递减轻患者疼痛。学者 Newman 研究指出，ECT 治疗可以激活抑制性传导通路，影响肾上腺素能及多巴胺能等神经递质的传递，进一步影响疼痛传导通路减轻疼痛。学者 Holaday 报道，ECT 缓解疼痛可能是通过影响中枢神经系统脑啡肽水平以及影响大脑阿片类受体控制区域来减轻患者疼痛的。另外，一些报道指出，ECT 可以通过影响动物的痛觉阈值，减轻疼痛。ECT 还可以抑制与痛觉记忆有关的抑制长时程电位（long – termpotentiation，LTP），减轻患者疼痛。

早在 1957 年，有学者报道，ECT 可以治疗慢性无法忍受的顽固性疼痛。此后，多数报道均把 ECT 缓解疼痛的作用归结于 ECT 抗抑郁的间接作用，因此 ECT 治疗疼痛的价值一直不为人认识。学者 Rasmussen 综述 ECT 治疗慢性疼痛文献时发现，ECT 对慢性疼痛有良好疗效的作用机理，可能是通过影响多种生理和病理神经化学递质的传递和释放，并非通过抗抑郁作用获益。有学者认为，ECT 对抑郁合并疼痛的疗效是抗抑郁的同时可改变病人的疼痛阈值。2004 年，学者 Gormsen 研究发现抑郁病人经 MECT 后抑郁评分显著好转，但痛阈并没有改变，提示 ECT 镇痛机制和抗抑郁作用机理并不一致。学者 Ajay 的研究也证实，ECT 缓解疼痛的作用并不依赖于抗抑郁作用，而且其镇痛作用较抗抑郁作用更强。这些研究都显示了 ECT 不是通过治疗单纯抑郁来减轻患者疼痛的，其机制更为复杂。学者 Hoshino 总结自己的研究后建议，抑郁合并慢性疼痛的患者可以首选 ECT。ECT 是目前治疗抑郁公认的最有效的疗法，ECT 对于治疗抑郁合并 CRPS 已取得良好的疗效。2003 年，学者 Mc Daniel 报道，ECT 治疗抑郁合并 CRPS，发现 CRPS 患者疼痛消失并不是依赖于 ECT 治疗抑郁的好转，而是通过 ECT 抑制皮质—丘脑反射通路、抑制疼痛相关的神经递质传递而减轻患者疼痛。更有意义的是，ECT 治疗 CRPS 可能会产生后续治疗作用。Suzuki 等学者报道一例抑郁合并 CRPS 患者，经过第一阶段 12 次以及第二阶段 20 次 ECT 标准疗程治疗后，患者抑郁症状明显缓解而疼痛未见任何改善。但是，到第三阶段 12 次 ECT 标准疗程后，患者疼痛症状开始明显缓解。学者 Wolanin MW 报道一例外伤后上肢 CRPS 患者 4 年不愈，经过 12 次 ECT 后，疼痛好转，但是直到 4 年后 CRPS 才痊愈。ECT 后，CRPS 并未立刻见效，疼痛缓解和痊愈经历了缓慢过程，这可能是 ECT 激活了脑的修复过程而产生的作用。学者 King 报道一例 CRPSI 型（RSD）患者，左手截肢后诊断为 RSD，患者常常左上肢疼痛难忍，经过药物和神经阻滞治疗后效果不佳，而经过 ECT 标准疗程治疗后，患者疼痛明显好转。学者 Fukui 报道，ECT 治疗 CRPS 取得良好疗效，并且通过单光子发射计算机断层成像术观察患者的脑血流量，发现经过 ECT 后 CRPS 患者的丘脑的血流量明显增加，考虑 ECT 治疗 CRPS 的病理生理学机理可能是通过增加丘脑的血流量来获得的。

　　顽固性神经病理性疼痛目前在治疗上尚无特别有效的办法。学者 Abid 报道一位 32 岁的男性患者，由于臂丛损伤引起慢性顽固性神经痛，右上肢和肩膀疼痛十年之久，尝试应用各种治疗疼痛的药物和方法，疼痛均无缓解。患者随后引发了严重的抑郁症与自杀意念，幸运的是，他接受 ECT 治疗 2 个月后，抑郁和疼痛明显改善。维性肌痛症（FS）是一系列重叠的功能性躯体综合征中的一种，是一种常见的引起慢性广泛性疼痛的综合征，纤维肌痛病的症状表现多样，但主要表现为全身多处肌肉和关节疼痛不适、情绪低落和乏力。许多患者苦于如何让医生知道他们的疼痛不适是真实存在的，由于有时纤维肌痛症的症状与其他某些疾病相似，医生很难迅速确定纤维肌痛症，虽然很多方法都用于治疗本病，但所有方法只能缓解疼痛，无治愈的可能。纤维肌痛症的病理生理机制尚未阐明，一些报道认为纤维肌痛是外周刺激导致中枢神经的超敏反应引起的，目前尚无治疗纤维肌痛的有效办法。Usui 等学者的一项前瞻性研究显示，严重的纤维肌痛症患者应用 ECT 治疗 3 个月后疼痛明显减轻，同时发现患者丘脑的血流明显增高，学者认为疼痛的改善可能与丘脑的血流量增加有关。口灼伤综合征（Burningmouthsyndrome，BMS）是一种以口面部剧烈疼痛伴有口腔黏膜烧灼感的难治性疼痛综合征，其发病机制尚未阐明，也无有效的治疗方法。学者 Suda 报道一位 66 岁的老年女性，诊断为 BMS1 型，经 12 次标准 ECT 治疗后，患者口面部剧烈头痛和口腔黏膜烧灼感明显好转，经 24 周随访，上述症状基本消失，这是迄今为止第一例 ECT 治疗 BMS 的报道。早在 1946 年，Pisetsky 就报道了 ECT 可消除了双下肢创伤截肢后幻肢痛，学者 Rasmussen 报道了 ECT 可以明显缓解截肢患者幻肢痛，用于疼痛异常严重的幻肢痛患者以及合并残肢痛等病情复杂的幻肢痛，效果尤其明显。作者对两例经 ECT 的幻肢痛连续随访 3 ~ 5 年，疼痛均未复发，于是建议对于疼痛异常严重及合并残肢痛等病情复杂的幻肢痛可首选 ECT。

三、帕金森病

帕金森病是常见的运动障碍疾病，以震颤、肌强直、运动徐缓、姿势步态异常为主要表现。一般来说，药物治疗是常规方法，主要包括左旋多巴和多巴胺受体激动剂，但长期服用后患者可出现开关现象，表现为症状在突然缓解（开期）和加重（关期）之间波动。另外，在服用药物或出现运动障碍之前，均有可能导致抑郁、焦虑和精神行为异常的发生。服用多巴胺类药物主要表现为幻觉和妄想，抑郁与精神病性症状可同时出现，严重影响患者的生活质量，而抗精神病药物大多抑制多巴胺功能，因此可能加重患者的运动症状，导致PDP的药物治疗遇到困难。

早在1959年就有研究发现，应用ECT治疗帕金森病患者，锥体外系症状也有所缓解。此后，不断有个案及临床试验关于ECT在帕金森病中的应用。近期有多项研究关于电休克治疗在不伴有精神症状的帕金森病。Kennedy等学者作了关于ECT对PD疗效研究，统计了从1975—2000年运用ECT治疗帕金森病的文献，共有75名不伴有精神异常的帕金森病患者ECT治疗，其中77%的患者运动状态有好转，但部分患者在治疗过程中出现谵妄或意识障碍，这可能与左旋多巴的剂量有关。其中，部分文献运用Websder评分量表、帕森病统一评分表（Unifiad Pxkiusoa's Disas Ri UPDRS）对治疗前后的运动症状进行评估，提示ECT主要改善患者的步态、运动缓慢和静止性震颤，而对肌强直效果不佳。关于ECT在帕金森病伴抑郁的患者中的应用研究主要集中在20世纪80年代，多数学者推荐伴有严重抑郁症状的PD患者可考虑使用电休克治疗。近年来，针对伴有精神病症状的PD应用ECT的研究逐渐增多。2010年，日本的一项回顾性研究报道了ECT成功治疗5例PDP患者，其中4例为帕金森病药物治疗后伴有幻觉，1例为伴有幻觉的PD相关，未使用抗帕金森病药物精神病患者，研究中先后通过逐渐减少抗帕金森病药物剂量（除1例未使用）。应用抗精神病药物，精神症状均无改善，运动症状甚至恶化，但是经过电休克治疗后，5例患者的尚明精神评分量表（Brief Pychatric Rating Scale BPRS）、大体功能评定表（Global Assmentof Funtioi GAF）的评分明显改善显示精神症好转，HY分及（Hochn Yahr Stage）显示运动功能也有明显改善，提示患者的药物难治性精神症状和运动症状均有明显改善，使患者能够减少左旋多巴的剂量，除1例未使用，并且没有意设障碍及生理功能的副作用。经过5~30周的随访，症状仍持续改善，无论是否合并抑郁症状，短期电休克治疗对于耐药的帕金森患者的精神有效，并建议可作为 ECT 的适应证。2011 年，Usui 等学者报道了 ECT 成治疗 8 例护帕金森病药物治疗（左旋多巴或多己胺激动剂）后诱发的 PDP。所有病人均对喹硫平治疗无效，停用了抗精神病药物后，在没有改变抗帕金森的药物治疗方案的情况下，经 ECT 治疗后精神及运动症状均显著改善，阳性症状评分和 HY 分级均有改善，分别为 64% 和 46%。尽管这些研究缺乏无电休克治疗组做对照，但仍为后续的临床治疗提供了一个治疗选择。

对于 ECT 在开关现象中的应用亦集中于 20 世纪八九十年代，而其对开期和关期症状的疗效仍尚存争议，少数临床试验结果显示电休克治疗后开关现象并没有改善。而 Balldin 等学者单发现 ECT 在开关现象病人中有效，开关期症状均有缓解。有专家、学者对 6 例患者进行 ECT 治疗开关现象进行研究，患者均采取左旋多巴部耐药，即在使用左旋多巴的情况下，开期 HY 分为 04 级，均无精神心理症状。在经过每周 2 次、总共 8 次的 ECT 治疗后，结果显示，患者开期步行 7 米所需时间和步数减少，僵直发作亦减少，但对于开期和关期的 UP-DRS 和 Timetti 评分中的步态和平衡症状并没有显著改善，提示电休克治疗主要在开期对于运动症状改善，电休克治疗时可能使开期突触间隙的多巴胺释放增加，但对关期造成的多巴胺缺乏无法逆转，并推荐采用单侧电极以减轻记忆损害。这一结果与 1987 年唯一一项对 11 例病人的双言对照试验结果一致。该研究设立了 ECT 组和假 ECT 组，结果提示 ECT 能够显著延长开期时间，并显著缩短开期行走 10 米所需时间，而关期没有显著缓解。目前还没有仅针对非药物难治性 PD 的 ECT 治疗报道。当前的研究表明，无论患者是否伴有精神症状，电休克治疗可能都有助于改善帕金森病症状。虽然电休克治疗抗帕金森病作用机制尚不明确，但是有一些文献提出，这可能是通过增强多巴胺能神经元的功能而起作用，今后仍需要电休克治疗组作为对照以证实电休克治疗的抗帕金森作用。同时，ECT 以其抗抑郁作用及抗精神病作用，在不加重运动症状的同时，解决了 PDP 药物治疗的难题，因而 ECT 有望成为 PDP 的治疗手段之一。

四、阿尔茨海默病

阿尔茨海默病（Alzheimer'sdisase，AD）是一种老年人常见的慢性神经系统疾病，临床表现为进行性记忆衰退、认知障碍、智能障碍及精神症状。其中，激越行为是痴呆患者中最常见的行为问题，临床表现为异常语言和声音行为、异常运动和攻击行为以及烦躁不安，但这些行为并不能用患者的特定需求或意识状态来解释。激越行为对患者本人及医务人员来说都是非常苦恼的，有时甚至危及生命，需要进行行为干预和抗精神病药物治疗，但效果有时并不让人满意，对于难治性的激越行为，也许可以考虑电休克疗法作为治疗手段。学者Manjol 早在 2004—2007 年就对 16 名伴有激越激惹症状的痴呆患者应用电休克治疗的效果进行了回顾性研究，经过平均 9 次的电休克治疗，匹兹堡激越量表（Pitsbugh Agitation PAS）评分显著降低，平均从 11 分降至 3.9 分，临床总体量效评估（Clinical Global Impressions CGI）得分显著提高，平均从 23 分升至 26分。电休克治疗对于痴呆患者的激越和激惹症状可能有效，但并未评估电休克治疗后是否有认知功能损害，是否加重痴呆症状等副作用。另一项发布于美国老年精神病学会年会的研究显示，电休克治疗在短期内对激越症状有效。专家、学者在 2012 年对 42 名痴呆患者应用电休克治疗进行研究，经电休克治疗后，患者出院时的 PAS 评分较入院时显著降低，较基线平均下降 8 分，其有 7 人患冠心病、4 人患高血、3 人患有心衰。在电休克治疗过程中，这些患者并未出现严重的躯体并发症。该研究提示电休克疗法治疗痴呆患者的难治性，激越、激惹行为可能安全而有效，对存在多种躯体疾病共病的 AD 患者也同样如此，然而尚无对患者的长期转归进行研究。目前的临床研究提示电休克治疗可能对痴呆的激越症状有一定的疗效，但由于该治疗有可能导致认知功能损害的副作用，还没有关于电休克治疗针对痴呆的记忆、认知功能等临床症状的研究。

五、路易体痴呆

路易体痴呆（Dementiawith Lewy Bodi DLB）以波力性的认知障碍、视幻觉和帕金森综合征为临床特点，以路易小体为病理特征的神经变性疾病，是仅次于阿兹海默病的常见的痴呆病因，并且路易体痴呆较阿兹海默病更容易出现抑郁症状。2003 年学者 Rzsmussen 等人报道了 7 例成功应用电休克治疗伴抑郁症状的路易体痴呆患者，研究以汉密尔顿抑郁量表（Hamilton Rating Scalefor Deprossion，HAMD）、简易智能量表（Mini-Mental Statc Examination，MMSE）进行评估，所有 DLB 患者的抑郁状况都得到了明显改善，部分患者的帕金森病或状、视幻觉和认知功能有不同程度的改善。Takahashi 等学者报道了应用物理疗法治疗路易体痴呆相关的抑郁症状的研究。研究者在 2002—2007 年搜集了167 例 50 岁左右的患者作为研究对象，其中 8 例患者对抗抑郁药物治疗无效并且出现副作用。经电休克治疗，汉密尔顿抑郁量表评分显著降低，提示抑郁症状有明显改善，并且没有出现明显副作用。然而该研究并没有对路易体痴呆的认知功能、帕金森病症状及视幻觉进行评估。电休克治疗可能对控制路易体痴呆患者的精神和运动症状有一定的作用，尤其是对有难治性抑郁的 DLB 患者。电休克治疗可能仅能控制痴呆伴随的精神情感症状，如抑郁、激越、激惹、幻觉等，尽管如此，目前仍缺乏电休克治疗对痴呆的认知功能和锥体外系功能的评价，尚无研究探索。电休克治疗本质上是利用电流诱发皮层放电，引起全身抽搐发作，以控制精神症状的方法。自 1938 年电休克治疗的首次应用以来，已有 70 多年的历史。20 世纪四五十年代应用麻醉药及肌松剂后电休克治疗得到了改良，避免了治疗过程中引起的骨折等副作用。改良电休克治疗以其抽搐程变小、副作用小、安全性好、耐受性好逐渐取代了传统的电休克治疗。目前，ECT 在精神科领域仍是不可或缺的治疗方式，对伴有顽固自杀念头、严重抑郁伴妄想、拒食的抑郁症患者仍是首选的治疗方案。在长期实践过程中，人们发现其对其他难治性的精神疾病也有一定的疗效。一些个案及临床研究显示，对药物难治性的创伤后应激障碍（Post-traumatic Sres Diso，PTSD）、进食障碍患者，电休克治疗可能能够改善精神和情感障碍上和自闭症（Autism）稳定情绪，但尚需要进一步有安慰剂或者其他抗精神病类药物的对照研究来进行证实。

六、电休克治疗的其他应用方面

电休克治疗还可以针对广泛性焦虑症的治疗，学者探索现代电休克（MECT）对焦虑症及情感性精神疾病的研究，国内曾有文献报道治疗效果好。为了探索 MECT 对广泛性焦虑的作用效果及患者对 MECT 的态度，相关学者对此进行对比研究。对象为 2003 年 5 月至 2004 年 7 月在吉林省神经精神病医院住院患者，均符合 CCMD - 3 广泛性焦虑症诊断标准，入组时 HAMA 焦虑量表≥29分的严重焦虑患者，以抗焦虑剂、抗抑郁剂治疗的同时同意合并 MECT 的患者 8 例为研究组，未合并 MECT 的 12 例为对照组。研究组为 8 例，均为女性，年龄20～53 岁，平均 42.12（±10.74）岁，病程 16.25（±9.76）年，住院 1.25（±0.46）次，平均住院 24.5（±2.65）天。对照组包括男 2 例，女 10 例，年龄 27～53 岁，平均 41.75（±10.97）岁，总病程 15.92（±11.44）年，住院 1.33（±0.65）次，平均住院 25（±4.97）天。两组以上项目均相仿（p$_{均}$ > 0.05）。两组用药种类、剂量的情况基本一致，入院辅助检查无明显的差异。方法：MECT组检查无ECT禁忌证，经过告之、征得患者本人及家属同意，在住院的2~5天内，平均3天，开始行MECT治疗，连续3天上午治疗1次，后每隔2天做1次治疗，每个疗程不超过8次。两组均分别在入院时及第1周末、第2周末、第4周末做HAMA量表及副反应量表（TESS）评分。以HAMA减分率作为临床显效的指标，TESS评分判定副反应。临床疗效采用显进、进步、无效、恶化四级评定法，两组HAMA焦虑量表评分比较：第1周末（MECT3次后）HAMA评分即有显著下降，减分率达到72.79%，2周末达到89.70%，而对照组第1周末减分率达到45.71%，2周末减分率才达到75.97%，前2周两组的减分率对比差异有显著性。两组4周末的减分率差异无显著性，临床疗效出院时判定临床疗效以HAMA评分和临床描述相结合，研究组8例，显著好转8例，对照组12例显著好转10例，进步2例，两组均无恶化病例，两组出院时疗效无显著性差异。副反应研究组实施MECT后有短暂的记忆减退，轻微头痛，无需处置，自行恢复正常。两组均有短期的口干、视物模糊等轻微药物反应，TESS总分比较各时期无显著性差异。有专家研究发现，现代电休克治疗精神疾病的作用机制主要是思维重组学说，即使用ECT后所致意识模糊和逆行性记忆障碍，使患者发病阶段思维消失，而后思维重新组合，沿着正常思维延伸，改变血脑屏障的通透性。ECT可对多种神经介质有影响，如减少肾上腺素能受体数量，增加脑内5-HT含量，对脑内GABA的影响等。近年来，神经生化方面的研究认为中枢NE能系统、DA能系统、5-HT能系统和GABA等4种神经递质系统可能与焦虑症的发病机制有关，NE能系统特别是在蓝斑的NE起警戒作用，可引起对危险的警惕和期待心情。中脑皮层的DA能系统与情感表达有关，中枢5-HT活动具有重要的保持警觉和控制焦虑的作用，GABA则为主要的抑制性神经递质。几种递质在脑内的不同变化产生焦虑。据此推测焦虑症患者在MECT后使中枢神经系统内5-HT的含量变化，快速纠正神经递质的失衡和内分泌的紊乱而达到治疗的作用。研究组在口服抗焦虑药尚未完全起效的时段中，1周内3次MECT治疗，即可有效地消除患者的焦虑，解除患者的精神痛苦及自主神经症状，改变患者对焦虑的错误认知，增强患者的自信心，证明MECT对广泛性焦虑的疗效快速，且在MECT治疗操作中患者的主观感觉及客观视觉无痛苦，增加了患者对MECT的依从性。无任何需要特殊处理的副损伤，说明此疗法安全可靠。MECT治疗次数不一定拘泥6~12次，据观察，MECT 治疗广泛性焦虑 3～5 次达到显效程度，即可终止 MECT，用抗焦虑药物巩固治疗，这样既缩短了 MECT 疗程又节省了治疗费用，病情好转迅速，减少了住院天数，得到患者及家属认可和欢迎，主动配合治疗。其近期疗效确切、安全，适宜门诊治疗。

第三章　电休克禁忌证研究

第一节　绝对禁忌证

禁忌证是适应证的反义词，指药物不适宜应用于某些疾病、情况或特定的人群（儿童、老年人、孕妇及哺乳期妇女、肝肾功能不全者），或应用后会引起不良后果，在具体给药上应予禁止或顾忌。对禁止的指征应绝对禁止使用；对顾忌的指征应适当顾忌，尽量不用或用其他药物替代；对慎用的指征应谨慎小心使用，并在用药后密切观察药物的不良反应和身体情况。电抽搐治疗与胰岛素昏迷治疗的禁忌证大致相同，颅内肿瘤及其他原因所致之颅内压增高，利血平治疗期间及晚期妊娠，均为绝对禁忌证。妊娠6个月内及体质较肥胖的患者，可酌情采用。除对麻醉药物和肌松剂过敏者，无抽搐电痉挛治疗无绝对禁忌证。

电休克治疗禁忌证包括嗜铬细胞瘤、颅内占位性病变、颅内压增高的疾病、三个月内心肌梗死、三个月内脑外科手术、腹主动脉瘤，有以上疾病的患者应注意，如果需要使用电休克治疗，应咨询医生的意见。做电抽搐治疗时，电压为80V～120伏，在此电压下，电流直接通过人的大脑，导致全身抽搐，病人意识丧失，没有痛苦。治疗结束后，少部分患者会出现头痛、恶心及呕吐，轻者不必处理，重者对症治疗即可缓解，还有少部分患者可出现意识模糊、反应迟钝，这取决于治疗次数的多少和间隔时间的长短，一般7～10天内逐渐消失。对有严重自杀行为的抑郁性精神病患者，经过药物治疗需2～3周才能获得最佳效果，如采用电抽搐治疗在1周内即可生效。国外有研究证明，经电抽搐治疗100次以上的病例，并无明显的脑功能影响，现1个疗程仅有8～12次。据电抽搐万次治疗的分析表明，未发生危及生命的合并症。因此，可以说电抽搐治疗是一项安全有效的治疗方法。

第二节 相对禁忌证

有的疾病可增加治疗的危险性（即相对禁忌证），必须高度注意。具体如下：最近的颅内出血，大脑占位性病变或其他增加颅内压的病变，嗜铬细胞瘤，出血或不稳定的动脉瘤畸形，心脏功能不稳定的心脏病，心肌炎，严重的心律失常，严重高血压，青光眼，视网膜脱离，急性重症全身感染性疾病，12 岁以下的儿童，60 岁以上的老人以及妇女妊娠期。如果患者出现严重的自杀企图、严重的兴奋躁动、严重的冲动伤人行为或严重的木僵等情况，临床医生可以权衡利弊做出是否对患者施行治疗的决定。

第三节 其他禁忌研究

任何不能用药、有增加麻醉危险的内科疾病均属于禁忌证，如呼吸系统感染、严重的心脏病和高热性疾病，由于血压和心律改变可使其恶化的疾病，包括严重的心脏病、近有冠状动脉栓塞者、脑动脉瘤和颅内压升高者。非洲血统的病人可能有镰刀状细胞病，治疗时要加倍注意，氧分压不能降低，正在使用胰岛素的糖尿病人亦需格外留神，尽管老年病人进行 ECT 有一定的危险性，但和药物治疗的危险几乎同等严重。服用利血平药物的病人不能进行 ECT，服用其他精神科药物的不属禁忌证。麻醉科医生必须掌握病人是否服用了单胺氧化酶抑制剂或是锂盐，最好将病人服用的所有药物都掌握。

第四章　电休克治疗的实施

第一节　治疗前准备

在对患者进行治疗前要做好充足的准备工作，全面了解现病史、既往史、运动系统，了解病史创伤情况，尤其是要注意骨关节疾病史、药物史、过敏史、治疗史（是否接受过电休克治疗、治疗次数及效果等）、家族史等，既往药物的使用情况，了解患者是否服用利血平、单胺氧化酶抑制剂、安定类药物、抗抽搐药物、氨茶碱类药物、β-受体阻滞剂（如心得安）、锂盐、三环类抗抑郁药、抗精神病药物、中枢兴奋剂等药物，治疗前利血平的使用应当视为禁忌证。若服用三环类抗抑郁剂或单胺氧化酶抑制剂药物，在治疗前应当减量或停药，以减少操作上的危险性。所有能提高痉挛阈值的药物，如抗痉挛药物、长半衰期的安定类药物在治疗中应减量或停药，否则可影响治疗的效果。β–受体阻滞剂（如心得安）有导致心动过缓的可能，在治疗中应尽量不用。国氨茶碱有延长抽搐时间的作用，在进行电休克治疗时应当注意。接触过有机磷农药或含有有机磷制剂史者，应常规检查血胆碱酯酶活性，常规进行血生化检查（尤其注意低血钾和高血钾状况）。如果存在严重的营养不良或躯体状全身状况不良，应先行补液和营养支持，待躯体情况好转后再行治疗。治疗前5分钟复测体温、脉搏、血压1次，如果体温在37.5℃以上，脉搏在120次/分钟以上或50次血压超过低于150/100毫米汞柱或低于90/50毫米汞柱时，应当由治疗师根据情况谨慎决定是否继续治疗，原因不明时应放弃治疗。传统电休克适宜人群年龄为15~55岁，改良电休克治疗适宜年龄可适当放宽至13岁，根据患者的躯体情况以及治疗人员的经验而定，应同时做好应急准备。应与家属或患者仔细交流，逐字逐条讲。重性精神障碍患者，需要监护人签字，包括精神分裂症、分裂情感性精神障碍、偏执性精神障碍、双相情感障碍、精神发育迟滞伴发的精神障碍、癫痫所致精神障碍。有意识障碍者和未成年人，需监护人签字；有完整的民事行为责任能力者，知情同意和告知对象则为患者本人。如部分内容超出制式框架，应手写条目并签上字，告知内容应当涉及电休克治疗的原理、疗效以及风险等。在术前签署知情同意书，患者术前2小时前可以进不含酒精、含少许糖的透明液体，如果汁等，成人和儿童术前6小时前可进易消化食物，如面包、牛奶等；术前8小时前可正常饮食。急诊手术患者仍建议术前严格禁食、禁饮8小时，患者如果有任何胃肠活动紊乱，如胃肌轻瘫、胃肠道梗阻、胃食管反流、病态肥胖症等，术前仍需常规禁食、禁饮8小时。取假牙、首饰、眼镜等，卸妆，尤其指甲油，穿开口衫，注意术前化验及检查结果、排空膀胱、开放静脉、连接心电监护，根据患者具体情况制订个体化治疗方案。在治疗过程中，如果病人由抑郁或混合型精神病转为轻微躁狂或躁狂状态，要迅速做出决定，是继续治疗还是马上中断治疗。根据症状的严重程度，决定采取栓剂或药物进行治疗。当患者频繁出现谵妄症状时，治疗前要用药物进行预防性治疗。为了更好地监测ECT感知副作用，在ECT治疗前和治疗中，要反复对患者的方向定位和记忆功能进行评估，这些评估应该包括病人自己对记忆方面障碍的报告。在对病人感知副作用严重性评估的基础上，进行治疗的医生应该对病人所服用的药物，所采用的ECT治疗方法和治疗的空间进行详细的检查，并采取相应的调整措施。这些调整包括改变电极的放置方式，由双侧变为右单边放置，减少刺激电流强度，增加治疗间隔，改变药物的剂量，如果有必要，终止治疗等。尽管ECT治疗前评估的内容，每个病人都不尽相同，但是每种仪器都必须有一个适用于各种病人的最低的设定标准。精神病病史及其相关的检查，包括以前对ECT和其他一些治疗的反应，对于ECT确定恰当的适应证是十分重要的。其他的一些医学病史和检查，特别是神经病学、心血管、肺和以前首次麻醉的影响对于评估医学风险也是很重要的。此外，还要询问牙齿是否有问题，做一个简单的口腔检查，看牙齿是否松动和脱落，注意是否有假牙或其他一些器具，这些也是评估的重要内容。

ECT治疗前，评估应该由ECT的操作者和麻醉师共同来执行，所发现的问题在临床纪录里建立档案，总结出有哪些ECT的适应证和有哪些风险，同时提出附加评估程序，或者用现有的医疗手段进行替代治疗，或者对ECT技术进行必要的修正，得到患者的同意应该优先完成，实验室检查的目的是用来确认通过医学病史和医学检查所得出的医学风险因素出现的几率和严重程度，尽管年轻、身体健康的病人不需要做任何实验室评估，常规仍要做一些筛查实验，包括全血计数、血清钾钠水平的测定和心电图检查。此外，通常来说 ECT 对孕妇和胎儿来说都是安全的，但对生育期的妇女妊娠实验还是必要的。一些机构并没有指定特定的实验室检查，但是另一些机构根据病人的年龄和特定的医学危险因素，如心血管和肺病史制订了实验方案。目前由于使用肌松剂，由 ECT 引起的肌肉与骨骼的损伤已经大大地避免了，因此脊柱的 X 线扫描不再是必须做的。当然，如果病人在 ECT 治疗前就有脊柱方面的疾病，这样的检查还是需要的。同样，脑电图、大脑的计算机体层摄影、脑的核磁共振扫描也只有在有数据显示病人有脑部异常时才会被考虑检查，尽管目前还没有数据表明 ECT 前评估和首次治疗之间的最适间隔是多长时间，但原则上治疗前评估在时间上应该越靠近治疗越好。由于要进行特定的会诊，实验室检查，病人和相关人员的沟通，以及其他一些因素，评估需要几天的时间来进行，治疗小组应充分考虑到这段时间病人状况有可能发生的一些改变，从而进一步评估。对病人进行 ECT 治疗是基于对病人的疾病的类型、疾病的严重程度、病人的治疗的病史以及病人实施 ECT 治疗的风险和受益的综合分析而决定的，此决定需要参加的内科医生、ECT 的精神病医生、病人或者其家人的同意，才能执行。为了使 ECT 治疗获得通过，会诊医生需要有这方面的经验和经过相应的培训，从而对 ECT 和其他一些替代疗法的风险和受益有一个综合的评估。当然，有时这样的要求未必能够满足，特别对那些已经产生了耐药的抑郁症患者，抗抑郁药和 ECT 的联合治疗应该首先考虑，这种治疗大大提高了短期的临床疗效。此外，由于对药物耐受的病人复发的几率很高，尤其是在 ECT 治疗后的头几个星期，而在 ECT 治疗前给病人服用抗抑郁药，则可能有助于维持疗效，降低复发率。在为病人选择特定的抗抑郁药时，要审查哪些药物对病人已经失效，失效的标准是在病人有明显疾病发作时，用常规的标准给予病人足量的该药物治疗（包括剂量、周期和病人的服从情况），而该药没有临床疗效的，就视为失效。尽管还没有进行研究，但是毫无疑问，在 ECT 治疗期间和治疗后给患者服用不同种类的抗抑郁药物，效果要比只服用一种而且病人已经表现出耐药性的药物的疗效好得多。

关于 ECT 和抗抑郁类药物联合治疗的安全性，相关的证据主要来自一些系统性的研究和大量的病例报道。证据表明，TCAs 与 ECT 合用至少在被推荐的治疗剂量范围内是安全的。需要特别注意的是对以前有心血管疾病的患者，由于在 TCAs 在和 ECT 合用时，通常剂量比较高，理论上可能会产生心血管和抗胆碱毒性，需要在给药时特别注意。当给病人服用多种抗抑郁药时也要特别注意，以上情况都要随时监测，及时发现有可能发生的副作用，如果频繁给病人服用 5 - 羟色胺再摄取抑制剂，关于该药和 ECT 联合治疗时安全性的信息是十分重要的。一个系统的研究和一些临床病例表明，这种联合治疗可能是安全的。早先有报道说氟希汀增加了癫痫发作的时间，但是紧接着又有报道称，该药缩短了癫痫发作的时间，这表明该联合治疗并没有增加癫痫发作时间延长的风险。如果给病人服用半衰期很长的氟希汀，可能会造成病人在该药的血药浓度很高的情形下接受 ECT 治疗，但是关于该治疗有不良影响的报道还没有找到。Lauritzen 等学者在 1996 年的系统化研究中，用 Paroxetine 和 ECT 治疗了 45 个病人，并没有发现不良反应有增加的迹象。因此，选择性的 5 - 羟色胺再摄取抑制剂和 ECT 的联合治疗在安全性上是有保证的，在一些患者中，当服用大剂量的盐酸安非他酮时，自发性癫痫发病的概率会有轻微的增加。因此，当这类抗抑郁药和 ECT 联合治疗时，理论上可能会导致癫痫发作时间延长。在这些相关的病例报道材料中，对 ECT 和盐酸安非他酮联合治疗的安全性问题，并没有得出一个明确的结论。但是仍主张对此类患者，尤其是用药剂量大的患者，要特别的注意其安全性的问题，药物对病人感知方面副作用的缓解作用，在动物实验中有一种和 ECT 相类似的反应，叫作电刺激痉挛性休克（ECS），常用来诱导产生遗忘症状和屏蔽掉对记忆有保护作用的一些化合物。现在已经发现许多药物可以降低或阻断 ECS 在动物身上的致忘效应，相应的一些小范围的临床研究也已经展开，探索用药物的方法来降低 ECT 在感知方面的副作用。尽管已经有相关研究成果的正面报道，但是这些发现仅仅是一个开端，真正有明确的临床意义的成果还有待进一步研究。

在治疗前，需要布置治疗环境，包括候疗处、治疗室、疗后观察处；准备器材，包括电疗机及治疗用品、急救药品和急救器械。一般在治疗前须停服治疗前的一次抗精神病药，12 小时内不用安眠药和抗癫痫药，治疗前 4 小时内禁食，测量血压、脉搏、体温。若有异常与医师联系，以决定治疗与否，对患者做好解释、安慰，尽量取得患者合作，按医嘱给疗前药物，如阿托品等，嘱患者解清大小便，为患者取下假牙、发夹、眼镜，解松腰带及颈、胸部的纽扣等。

在 MECT 治疗过程中，患者无任何痛苦体验，没有抽搐发作，同时具有起效快、疗效好、治疗范围广、安全性高的优点，每次治疗时间约半小时，1 个疗程 8 ~ 12 次，通常隔天治疗。为保证治疗的顺利进行，使患者早日康复，必须对治疗中可能出现的各种意外情况告知家属。患者对静脉诱导麻醉药物过敏，对肌肉松弛剂过敏，造成治疗后肌张力恢复延长，在静脉麻醉过程中出现呼吸、循环系统的各种意外，个别患者对肌肉松弛剂的不敏感，可能会造成骨折、关节脱位等意外，部分患者短期内会出现可逆性头痛、恶心、肌肉疼痛及近事记忆障碍等反应。无抽搐电休克治疗前，必须有详细的体格检查及相关的实验室检查结果，术前 4 小时必须严格禁食、禁水，术前需排空膀胱，去除义齿及各种饰品，术后必须待患者完全清醒并得到医生许可后方可离开治疗室。术后 2 小时方可进食。

第二节　电休克治疗操作方法

时至今日，为更好地实施 ECT，需要基于循证学证据制订治疗计划、选择电极安置方式及刺激参数、联合药物治疗及进行巩固维持期治疗。人们正在开展与 ECT 治疗应答相关的生物标志物及神经可塑性研究，以及实验性的 ECT 实施方式，这些研究为窥探 ECT 的未来打开了一扇窗户。操作前要做好药品准备，东莨菪碱 1 支稀释至稀 3 毫升，山莨菪碱 1 支（10 毫克）稀释至 5 毫升，阿托品 1 支（0.5 毫克）稀释至 5 毫升，利多卡因 1 支（0.1 毫克）稀释至 5 毫升，丙泊酚 1 支（200 毫克）稀释至 20 毫升，顺式阿曲库铵 4 支（20 毫克）稀释至 10 毫升，舒芬太尼 1 支（50ug）稀释至 5 毫升，咪达唑 1 支。同时，实施 ECT 前要做好手术器械的准备，包括麻醉机、吸引器、电休克仪、除颤仪、心电监护仪、BIS（脑电双频指数监测，首次双头监测）、抢救车、喉镜。耗材准备：麻醉机回路（注意及时更换石灰罐）、喉罩（背面涂利多卡因凝胶）、注射器、纱布卷、手套、胶布、吸痰管及 500 毫升盐水、口咽及鼻咽通气道、BIS 片、电极片、电极片贴放眉心 1 个、左耳后 1 个。双颞部电极放置涂导电糊后，将电极放于双颞部，并测试阻抗，测试与双颞刺激治疗同改良电休克。同时也要让患者签署电休克治疗同意书、麻醉知情同意书，记录麻醉记录单等，对患者进行心电监护，测血压、血氧饱和度进行 BIS 脑电监护、肌松监测。诱导药物选择异丙酚及顺式阿曲库铵，保持血压稳定，氧合充分，肌松完善。肌松起效后，选择合适喉罩放入，并进行机械通气，早期可过度换气，注意将纱布卷放于喉罩两侧，上下牙齿之间，舌体禁位于牙齿之间，避免电刺激时咬伤舌体。

密切监护患者情况，维持 BIS 在 35～40 之间，直至患者肌松完全恢复后，平稳拔除喉罩。术后 2 小时评估患者有无术中知晓、肌痛等并发症，确定患者状态平稳。确定电休克仪、麻醉机、除颤仪、吸引器机器正常，确定人员准备充分，2 人负责患者生命体征平稳，急救药品随手可得，1 人测试电休克仪器并将电极放在准备部位，主管医生确定各方准备就绪，指导进行电休克操作。标明风险出现的可能性（极罕见、罕见、不常见、常见）和主要风险的严重程度，包括致命性心血管的不良反应、中枢神经系统的不良反应（包括短暂和长期的感知方面的影响）和其他一些常见的小的副作用。ECT 的知情同意中，也要包含如下的知情同意：如果病人出现了需要临床急救的指征，医院有采取恰当的急救措施的权利。患者在 ECT 前评估期间、ECT 治疗中和疾病的恢复期有哪些行为的限制做出描述，对被推荐的治疗方案有疑问，要提供一个任何时候都可以来回答这样问题的人选，同时要指明这个人的名字和联系的方式，表明 ECT 的知情同意完全是出于自愿的，任何时候都可以选择退出，患者自愿提供知情能力，有能力进行知情同意的患者，使用 ECT 要获得该患者的自愿同意。有精神疾病的患者一般被认为有同意的能力，除非有明显证据表明，患者不具备这样的能力，疯狂的思维、不合逻辑的想法或不愿意住院并不能构成患者没有能力的证据。如果没有强制的法律规定，患者是否有知情同意的能力，通常由参加治疗的医生来决定；如果该医生对患者的能力产生怀疑，就要向专家进行请教，一同来对患者的知情同意能力做出鉴定。为了避免患者拒绝或退出 ECT 治疗，参加治疗的医生和精神病学家要将治疗可能取得的预期效果、临床的治疗过程及治疗计划及时通知患者本人。对于有能力提供知情同意的患者，应该在取得该患者的完全自愿的同意，在取得书面签署的知情同意文件后，再开始进行 ECT 治疗。对于没有能力提供知情同意的患者，就要遵守当地政府关于这方面的法律，包括对一些可能导致死亡或者严重损害身体健康的意外情况的紧急处理措施，对做出同意的代理人要提供这方面情况的信息和采取的措施。为了符合法律的要求，要充分考虑患者在正常状态下所提出的问题，同时也要考虑其他一些相关重要人士的意见和建议，以及病人的症状和生命体征，并进一步对临床指征进行评估。在很多情况下，这些简短的评估是由 ECT 医生或麻醉医生在治疗当天来完成的。接受连续 ECT 治疗的患者，每次都要进行麻醉术前评估和各项实验室检查。由于缺乏可适用的研究资料，建议开始间隔期为 6 个月，以后为 1 年。

尽管连续 ECT 的认知效果看起来要比一个 ECT 疗程中更多次治疗的认知效果要差，但是还应当至少在每 3 次治疗后要对认知功能进行监测 1 次，这包括简单的记忆功能的床前评估。对于一些患者来说，ECT 后进行个人、集体或家庭的心理治疗会在治疗剩余的症状、防止复发方面非常有帮助，有利于解决紧张性刺激，帮助患者重新处理其社会和假期活动，鼓励患者重新进行正常生活。持续治疗是一种预防性精神治疗方法，是首次发作后超过 6 个月的 ECT，在概念上，持续治疗旨在防止复发。因此，它区别于连续治疗。根据风险/优点的考虑，持续治疗的类型和连续治疗的类型可以区别，持续治疗最适合的患者为有很强的疾病复发史或者目前或过去试图停止或减少与症状复发有关的连续治疗。然而，ECT 以后，考虑到疾病的复发性很大，所有接受连续治疗的患者几乎都要进行持续治疗。目前，没有资料表明 ECT 后持续治疗究竟要进行多长时间，对于抗抑郁药物治疗后首次发作的患者，持续治疗可以将复发率降低到首次发作后至少 5 年，考虑到治疗能够被很好地接受，建议对有很高复发率的患者采用延长的持续治疗。决定何时开始减少患者的持续治疗，其准确的时机应当根据以下因素：既往减少治疗史，以前发作的数量、频率和强度，家族史，患者耐受持续治疗的能力，患者的选择，患者遵循治疗计划的能力（包括治疗评估、其他重要的支持、患者的认知能力）。应当避免快速停止持续治疗，复发的风险很大，或者一些药物会导致停药后的症状。持续 ECT 的特殊标准，不同于持续心理治疗，与前面所描述的连续 ECT 类似，持续 ECT 的频率应当保持最小与持续恢复期协调一致。在前面所提到的连续 ECT 间期，应当重新评估延长系列治疗的需要，重新签订知情同意书。尽管没有长期持续 ECT 有效或安全的对照研究，但也没有证据表明终生可以应用的最多治疗次数。

第三节　禁食的要求

临床麻醉研究已发现较为宽松的禁食方案并不会增加肺误吸的危险性，相反，长时间禁食会导致一系列的不良反应，如易激惹、焦虑、口干、头痛、脱水、低血容量、低血糖等，造成患者身体上的不适。鉴于此，1999 年美国麻醉医师协会重新修订了较为宽松的术前禁食指导方案，认为麻醉前 2 小时，给予患者一些清流质食物是相当安全的，可改善患者的主观感受。更多研究显示，患者术前口服糖溶液可改善手术期的代谢及降低患者的应激反应，应该得到鼓励。但是，也有报道患者在进早餐后2.5小时进行MECT导致反流误吸、呼吸暂停。精神病患者是相对特殊的群体，不易配合且处于高应激状态，严格禁食是否合理还有待讨论。每次治疗前，看护人员应该确保病人遵守相关规定，病人在治疗前几小时禁食禁水，除非治疗要求病人进食少量水，一般要求治疗前6~8小时不能进食固体食物，治疗前2小时不能进食流体食物。由于患者认知能力受损或者患有精神病，很难清楚记得治疗前应该禁食和禁水，因此需要监督他们。在病人进行ECT前，应该询问他们在几小时前是否进食或者进水，看护人员还应该让病人尽量排空，检查他们的头部和头发是否佩戴首饰或者其他饰品，并确定患者的头发干净、干燥，如果头发潮湿或者是头油较多，会传导并产生小的电流，使头发被轻微烤焦，并会诱导疾病的突发。眼镜、可触到的玻片和听诊器都应该拿开，假牙也应该取走，除非有特别的需要（如松动和孤立的牙齿需要被保护），戒指不需要摘掉。手指甲和脚指甲需要用来测试脉冲血氧定量法，要保证它们干净、光亮；还要记录患者的生命体征，防止术中和术后呕吐引起误吸，导致发生吸入性肺炎或呼吸道梗阻而窒息；胃肠手术要保持胃肠内腔空虚，避免胃肠内污染，或使术后胃肠道膨胀；某些手术在操作时可能刺激腹膜或内脏，使术后出现腹胀及呕吐；有些局麻或神经阻滞麻醉，由于术中需改换术式而进行全麻，因此术前需按全麻要求，做好禁食准备。婴儿及新生儿禁食2小时后可静脉输含糖液体，防止低血糖和脱水。术前需口服用药的患者，允许在术前1~2小时将药片研碎后服下并饮入0.25~0.5毫升/千克清水，但注意缓控释制剂严禁研碎服用，急诊手术患者按饱胃患者处理，严重创伤、肥胖、剧烈疼痛或消化道梗阻等其他影响胃排空疾病患者有必要延长禁食时间，有其他特殊情况的患者特殊处理。

学者Mendelson报道，麻醉期间误吸液量大于0.4毫升/千克、pH值小于2.5的胃内容物，即可诱发致命的误吸综合征。原因是全身麻醉状态下喉反射被抑制，导致误吸的发生率升高。因此，临床上开始提倡午夜禁食禁饮，以确保麻醉安全。目前认为麻醉期间发生反流、误吸的主要原因是麻醉后贲门括约肌松弛，导致胃内容物反流，此种情况更易发生于急诊、孕妇、胃肠道梗阻等患者。随着麻醉技术的不断提高，临床上误吸综合征已极少发生。现代生理学研究发现，不同食物的排空速度不同。水的排空最快，摄入1小时后约95%已被胃排空；其次为固体食物，需要转变成液态形式后才能排空，一般为4~6小时；脂肪类食物胃排空最慢，这为临床上缩短术前禁食禁饮时间，尤其是缩短透明液体的禁饮时间提供了生理学依据。调查我国骨科择期手术患者，发现术前实际禁食时间为 12~20 小时、禁饮为 4~10 小时，明显长于传统规定时间。而手术患者的现状更不容乐观，大部分手术患者的术前禁食时间为 14~16 小时，最长为 21 小时；禁饮时间则更长，为 12~14 小时。机体在禁食禁饮状态下血糖下降，导致胰岛素分泌减少，胰高血糖素、生长激素、儿茶酚胺分泌增加，使糖原分解加速，糖生成增加。长时间禁食禁饮促使肌蛋白动员、肝糖异生活化，糖生成增加，以补充血糖，体内脂肪分解增加，成为机体最主要的能量来源。因此，在禁食的早期，如能及时补充葡萄糖，可明显减少蛋白质的异生，节省蛋白质。补充葡萄糖还可以防止脂肪分解产生酮症，降低酸中毒的发生率。对机体而言，手术是一种创伤，可导致术后产生胰岛素抵抗，在不复杂的择期腹部手术后约持续 2 周，尤其在术后第 1~2 天表现较为强烈，与手术的强度直接相关。术前长时间禁食禁饮可进一步促使术后胰岛素抵抗的发生，增加手术创伤的代谢性应激，影响组织修复和切口愈合，降低机体抗感染的能力。因此，在长时间禁食禁饮的应激状态下进行有创手术，易出现血流动力学紊乱，患者虚脱甚至休克。

长时间禁食禁饮是否适合所有的手术患者已遭到越来越多的质疑，为了不增加麻醉的风险，患者又可以在舒适状态下接受手术治疗，寻找合理的禁食禁饮时间，国内外医务人员进行了大量的临床研究。Dalal 等学者通过临床实践证实，胃内容物的量 pH 值与禁食时间长短之间联系并不特别紧密，给患者术前 2 小时口服 150 毫升的水，麻醉插管后发现，饮水组胃液量 ［（5.5±3.7）毫升］比半夜禁食组 ［（17.1±8.2）毫升］更少，两组胃液的 pH 值类似。因此，长时间禁食并不会增加胃液的 pH 值，而饮水既能稀释胃酸，又能刺激胃排空，将术前口服糖水的量增加至 300 毫升，与对照组相比，也未增加术中误吸的发生率。一项包括 38 个随机对照试验也显示，与传统的半夜禁食相比较，没有证据显示缩短术前禁食时间会增加麻醉期间反流和误吸的风险。为了使患者在手术前处于良好的机能状态，Yagmurdur 等学者在缩短禁食禁饮时间的基础上，术前给患者口服葡萄糖或含碳水化合物的饮料，明显改善了患者的口渴、饥饿等不适感，维持了平均动脉压的稳定，增加了血糖和胰岛素的浓度。国内医务人员在改善患者术前代谢方面也进行了较多研究，得出了类似的结论。碳水化合物饮料的能量类似混合膳食的水平，可以使患者在经受手术创伤前储备一定的能量，促进内源性胰岛素的释放，减轻术后胰岛素抵抗。

Perrone 等学者尝试术前给患者补充乳清蛋白，不仅有效地降低了 C 反应蛋白、C 反应蛋白/白蛋白的值，还减轻了术后急性期反应和胰岛素抵抗，有效地帮助控制了血糖。当血糖控制后，手术期并发症的发生率也显著降低，研究人员不断探索术前可给予的透明液体，新的方案还包括氨基酸类（谷氨酰胺）或肽类（大豆肽类）。Henriksen 等学者研究发现，碳水化合物组（12.5 克/100 毫升碳水化合物饮料）和碳水化合物加肽类组（12.5 克/100 毫升碳水化合物加 3.5 克/100 毫升水解大豆蛋白）在胃排空时间上无差异。Lobo 等将谷氨酰胺和碳水化合物加入 300~400 毫升的水中，基于胃排空时间，健康志愿者饮用此混合液体 3 小时后，胃内容物状态可恢复至初始基线水平。当然，大部分的临床研究还是基于择期、无严重器官功能障碍的患者，他们在麻醉期间反流、误吸的风险并不高。有的专家、学者把研究范围扩展到 65 岁以上的老年患者，术前 2 小时给予口服糖水或围手术期给予二甲双胍，发现能降低老年患者腹部手术后胰岛素抵抗，围手术期并发症的发生率也显著降低。大量临床实践证明，缩短术前禁食禁饮时间改善了手术患者的身体状况，并发症减少了大约 50%，术后恢复时间和住院时间也相应减少。

第四节　治疗过程中的心电监测

心动过缓和心跳停止是由于迷走神经兴奋，而轻微的心电图 ST – T 改变是由于痉挛发作时呼吸暂停、缺血缺氧造成暂时的心肌损害。多数患者的心电图异常会在呼吸恢复后自行缓解，某些可能会引发心血管并发症。因此，MECT 前应评估危险性，心电图异常的危险因素有高龄、治疗前的心电图异常、近期使用过镇静药或抗癫痫药（可停药一段时间，再行 MECT 治疗）、所用电量的相对大小，对于有心脏病及心律失常趋势的患者应绝对避免小剂量电刺激。可见 MECT 时心电图常规监测是很有必要的。随着人们生活水平的提高、生活节奏的加快，心血管疾病的发病率迅速上升，已成为威胁人类身体健康的主要因素之一。而心电图则是治疗此类疾病的主要依据，具有诊断可靠、方法简便、对病人无损害的优点，在现代医学中变得越来越重要。常规心电图是病人在静卧情况下由心电图仪记录的心电活动，历时仅为几秒至 1 分钟，只能获取少量有关心脏状态的信息，所以在有限时间内即使发生心律失常，被发现的概率也是很低的。因此，有必要通过相应的监护装置对患者进行长时间的实时监护，记录患者的心电数据。由于心脏病的发生具有突发性的特点，患者不可能长时间地静卧在医院，但又需实时得到医护人员的监护，所以研发相应的便携式心电监测产品就显得更加重要。

心电监测技术目的是监测患者心律、心律变化，从中可以评估患者病情、意识状态，评估患者皮肤状况，对清醒患者，告知监测目的及方法，取得患者合作，评估患者周围环境、光照情况及有无电磁波干扰。在检查之前，要检查监测仪功能及导线连接是否正常，清洁患者皮肤，保证电极与皮肤表面接触良好，将电极片连接至监测仪导连线上，按照监测仪标识要求贴于患者胸部正确位置，避开伤口，必要时应当避开除颤部位，选择导联，保证监测波形清晰、无干扰，设置相应合理的报警界限。告知患者不要自行移动或者摘除电极片，同时告知家属避免在监测仪附近使用手机，以免干扰监测波形，指导患者学会观察电极片周围皮肤情况，如有痒痛感及时告诉医护人员。根据患者病情，协助患者取平卧位或者半卧位，密切观察心电图波形，及时处理干扰和电极脱落，每日定时回顾患者 24 小时心电监测情况，必要时记录，正确设定报警界限，不能关闭报警声音，定期观察患者粘贴电极片处的皮肤，定时更换电极片和电极片位置。对躁动患者，应当固定好电极和导线，避免电极脱位以及导线打折缠绕，停机时，先向患者说明，取得合作后关机，断开电源。

根据病人病情、年龄、心理情况、合作能力、局部皮肤情况（避开伤口和除颤位置）、对仪器性能是否完好进行评估，着装整洁，操作前洗手，患者取舒适体位，摆好监护仪 1 台，治疗盘内有电极粘贴纸 5 片，持物钳子、弯盘、生理盐水棉球、生理盐水纱布、记录单、接线板，核对医嘱、床号、姓名；携物至床边接电源及监护插座，开机（仪器发出"嘟"一声，然后有一个自我检测过程），选导联、选监护模式，检查仪器工作是否正常、解释仪器前几个按钮的用途，用生理盐水棉球擦电极粘贴部位，再用干棉球擦干，接导连线，粘贴电极纸。RA（黑或红）——右锁骨中线下缘靠近右肩；LA（白或黄）——左锁骨中线下缘靠近左肩；V（红或绿）——胸壁上（第 4、5 肋间靠左边）。使用前应清洁皮肤，一般每天更换电极片一次，如汗湿、导电膏失效时应及时更换，连接血压袖带。使用前应确保袖带内余气已放尽，测量部位应与心脏保持同一水平，使用自动测量时不要随意解开袖带，在不使用时可调至手动状态，以免损伤仪器。夹血氧探头最佳部位是食指，电缆线应沿手背放置，每 2 小时更换部位，尽量不要与袖带放在同一肢体上测量，以免影响效果。切记血氧探头忌拉扯与摔碰，调节报警参数心律、血压、脉搏、呼吸、血氧，说出它们的正常值和报警范围，交代注意事项，不能随便移动、撕电极，不能在床边使用手机，整理用物及床单。定时巡视并记录，注意贴电极部位皮肤有无红痒情况，停用时，应解释，后关电源，拿电极。要求程序清楚、动作稳准、观察得力、动作敏捷，回答问题正确，血压监测中易忽略的方面，袖带应多备，数量充足，型号齐全且消毒备用，做到专人专用，即使仪器不足，也只能相邻床位之间共用1台监护仪。袖带也需固定应用，测量时更换袖带接头部分即可，可有效避免交叉感染，且防止由此给患者及其亲属造成的心理上的不适。连续监测的患者，必须做到每班放松1~2次。病情允许时，最好间隔6~8小时更换监测部位1次，防止连续监测同一部位，给患者造成不必要的皮肤损伤。连续使用3天以上的患者，注意袖带的更换、清洁、消毒，这既可防止异味出现又可增加舒适度。袖带尼龙扣松时，应及时更换、补修，以防增加误差。成人、儿童测量时，注意袖带、压力值的选择调节，避免混淆。患者在躁动、肢体痉挛时所测值有很大误差，勿过频测量。严重休克、心律小于每分钟40次或大于每分钟200次时，所测结果需与人工测量结果相比较，结合临床观察，血氧饱和度、心律测量等易忽略的方面，仪器尽可能专人专用，每班用75%酒精棉球消毒1次，每1~2小时更换1次部位，防止指端血循环障碍引起的青紫、红肿现象发生，尽量测量指端，病情不允许时测趾端。血压监测与探头不在一侧肢体为佳，否则互有影响，注意爱护探头，用胶布固定，以免碰撞、脱落、损坏，造成不必要的浪费。心电导联监测中易忽略的方面电极片长期应用易脱落，影响准确性及监测质量，3~4天更换1次，并注意皮肤的清洁、消毒。监护中发现严重异常时，最好请专业心电图室人员复查、诊断，提高诊断准确率。做好患者、亲属的解释工作，大部分患者、亲属对监护仪均会有很大程度的好奇心、神秘感、依赖感，监护仪的丝毫变化都会引起其不安、恐慌，重症病人更是如此。最好在应用之始就做好充分、必要的解释，避免引发纠纷，干扰紧张、有序的护理工作，影响护患关系。

　　血氧监护时，要注意血氧探头的插头和主机面板"血氧"插孔一定要插接到位，否则有可能造成无法采集血氧信息，不能显示血氧值及脉搏值。要求病人指甲不能过长，不能有任何染色物、污垢或是灰指甲。如果血氧监测很长一段时间后，病人手指感到不适，应更换另一个手指进行监护。病人和医护人员也不应碰撞及拉扯探头和导线，以防损坏而影响使用。血氧探头放置位置应与测血压手臂分开。因为在测血压时，阻断血流，而此时测不出血氧，且屏幕显示"血氧探头脱落"。血压袖带与病人连接，对成人、儿童和新生儿是有区别的，必须使用不同规格的袖带（这里仅以成人为例）。袖带展开后，应缠绕在病人肘关节上 1～2 厘米处，松紧程度应以能够插入 1～2 指为宜，过松可能会导致测压偏高，过紧可能会导致测压偏低，同时会使病人不舒适，影响病人手臂血压恢复。袖带的导管应放在肱动脉处，且导管应在中指的延长线上。手臂应和人的心脏保持平齐，血压袖带充气时，应嘱病人不要讲话或乱动；测压时，手臂上袖带的位置应和心脏保持平齐，病人不要讲话或动弹。测压手臂不宜同时用来测量体温，否则会影响体温数值的准确性；不应打点滴或有恶性创伤，否则会造成血液回流或伤口出血。一般而言，第一次测压值只作为参考。体温监护时，要注意体温探头正常情况是夹紧于病人腋下；若是昏迷危重，则可用胶布将探头粘贴牢实，夹得过松，会使测得数值偏低，因为体温传感器通过金属表面的热传导实现体表温度测量，所以一定要使探头的金属面与皮肤接触良好，且在 5 分钟之后可得到稳定的体表温度。配电盒质地应优良可靠，插接应牢靠，以免出现插头接触不良，使主机不能正常工作，甚至造成主机电源损坏，交流电 220 伏（±10%，不能把 380 伏接入配电盒），以电源供应不间断、稳定为原则。地线连接时，应把带有铜片套的一端，接在主机后面板的接地端子上，方法是旋开接地端子旋钮帽，把铜片套套上，然后旋紧钮帽。地线另一端带有夹子，请夹在建筑设施的公共接地端自来水管、暖气片上等与大地直接相通的地方，切不可随随便便地把地线夹在与接地无关的病床或其他金属上，那样如同没有连接地线。如果不接地线或地线连接不好，可能会造成心电波形干扰较大，同时可能对仪器操作人的人身安全带来伤害。

心电监护仪使用：凡是病情危重需要进行持续不间断的监测心搏的频率、节律与体温、呼吸、血压、脉搏及经皮血氧饱和度等。准备物品有心电监护仪、心电血压插件连接导线、电极片、生理盐水棉球、配套的血压袖带。连接心电监护仪电源，患者采用平卧式半卧住，打开主开关，用生理盐水棉球擦拭患者胸部贴电极处皮肤，贴电极片连接心电导连线，屏幕上心电示波出现，按 ECG（心电图）一菜单栏 LEAD（连接导联）—按 ALARM（报警），将袖带绑在至肘窝 3～6 厘米处，按 NIBP－START 测量—ALAR（报警限）—按 TIME（测量时间）。定时观察并记录心律和心律，观察是否有 P 波，P 波的形态、高度和宽度如何，测量 P—R 间期、Q—T 间期，观察 QRS 波形是否正常，有无"漏搏"，观察 T 波是否正常，注意有无异常波形出现，若存在规则的心房活动，则应选择 P 波显示良好的导联。QRS 振幅应 >0.5mV，以能触发心律计数，心电监护只是为了监测心律、心律变化，若需分析 ST 段异常式更详细地观察心电图变化，应做常规导联心电图。

血压监测分为自动监测、手动监测、持续监测及报警装置。手动监测是随时使用随时启动 START 键。自动监测时可定时，人工设置同期，机器可自动按设定时间监测。设置持续监测时，机器持续监测数分钟，一般为 5 分钟，机器在这 5 分之内不断充气、放气，直至测出结果。使用血压监测仪应注意每次测量时将袖带内残余气体排尽，以免影响测量结果，选择好合适的袖带，测量时应根据新生儿体重选择好袖带，以免因充气压力差别而影响测量值，用经皮血氧饱和度监测仪红外线探头固定在患儿指（趾）端，监测到患儿指（趾）端小动脉搏动时的氧合血红蛋白占血红蛋白的百分比，使用时应固定好探头，尽量使患者安静，以免报警及不显示结果，因为探头为红外线或红射线，所以照蓝光的患儿应将探头覆盖，避免直接照射，损伤探头。严重低血压、休克等末梢循环灌注不良时，可影响其结果的准确性。在监护中出现报警，如示波屏上显示一条线或血氧饱和度不显示，可考虑是否电源线发生故障，或患儿心跳停止，是否电极或探头脱落，护士首先观察病人的情况，心律过快是否与液体速度过快、发热或全身躁动有关，心律过慢是否与呼吸暂停、呼吸浅有关。患者要静卧，电极板要贴紧，监护仪要离墙放置，病床及病员要离开墙壁，其他电器与监护仪要有一定距离，地线必须完全接地，避免机器漏电，影响人身安全，监护仪屏幕每周用 95% 酒精棉球擦拭。如果使用金属电极同样要完成这些准备步骤，但是，这些电极的导电性要很强，并用带子固定好。当 EEG 电缆和 EEG 电极连好之后，操作人员应该要检查 EEG 记录的质量，调试好 EEG 放大器的接收装置和灵敏性，以便低电压和快频率的活动也能清楚可辨。EEG 活动灵敏度太低，位于基线以下或者灵敏度太高，超过了基线，都会影响发作起始时间和结束时间的确定。当 EEG 使用两个频道记录时，固定好用哪个频道记录哪边的情况是非常重要的，用难复制的输出信号来记录的这些信息也是有好处的，因为这种配置很容易辨认，因为固定在前额的电极在相关的频道会产生一个人为产生的高振幅。EEG 的适当策略近来，一些 ECT 设备可以传送发作中和发作后 EEG 改变的信息。最初的证据表明，发作后较好的临床治疗效果通常伴随较高的振幅（在峰值和波形活动中），接着有显著的发作后 EEG 的抑制。除此之外，对 ECT 反应不够或缓慢、EEG 表现出发作的振幅低或缺乏发作后 EEG 抑制的病人，要进一步证实他们需要增加刺激的剂量或将单侧 ECT 切换成双侧 ECT。心血管的监测在 ECT 中发病率和病死率最高的是心血管类疾病，有心血管疾病史的患者在 ECT 治疗中属于高危人群。由于这是治疗中最大的危险因素，因此从使用麻醉剂之前到发作结束几分钟后（或者时这些测量值都稳定后），都应该频繁地监测患者的生命体征（血压和脉搏）和心脏节律（ECG）。要求使用色谱法或多相图解法 ECG，因为发作后的心律失常是很常见的，需要采取措施来纠正。自动化的非侵害性的血压监测已经在 ECT 中常规使用。从使用麻醉剂到恢复自主呼吸的期间，这类自动读数器的频率应该调试在最大处（如每分钟）。待生命体征已经稳定后，接下来的测量中频率可以略微降低（如每 5 分钟）。由于在 ECT 过程中 ECG 变化的多样性，治疗小组应该正确估计哪些变化不需要处理（如非病理性的心律失常、单叶的不完全性心室收缩等），哪些变化需要处理，如室性心动过速等。

第五节　电休克治疗中的典型分期

ECT 治疗在强直期时间为 10 秒左右，意识完全丧失、呼吸停止、全身肌肉处于持续收缩状态，可出现反张。由于咽喉部肌肉收缩，患者可能发出尖叫。由于颌面部肌肉收缩，会出现先张口后突然闭嘴。如保护不当，会导致患者口唇舌咬伤。阵挛期为 30～50 秒，全身肌肉的大幅度震颤和抽搐，应注意保护患者的各主要关节，防止强烈的肌肉收缩导致关节脱位。朦胧期为 10～15 分钟，抽搐完全停止，结膜充血，有水平眼震和垂直眼震，有的患者可出现兴奋躁动，应防止患者跌伤和其他伤害。意识恢复期是自主呼吸，一般在 1～2 分钟恢复。

MECT 治疗时麻醉状态眼球固定，完全入睡，肌松状态腱反射消失或显著减弱肌纤维震颤从面部渐向全身蔓延直至脚趾，呼吸缓慢浅表；强直期约 10 秒，轻微的足跖反射；痉挛期约 30 秒，手指或足跖轻微抽动；朦胧期为意识恢复期。

休克的各个发展阶段，在临床上难以区分，即使用比较先进的现代化仪器，也很难区分清楚。随着人们对休克的不断研究，对其病理、生理的认识愈来愈深化，对每一个临床表现的机理也越来越清楚。因此，根据这些理论，把休克的进展过程分成若干期还是可能的。这不仅对休克理论的进一步研究有好处，而且对休克临床工作也有好处。医护人员在抢救时，将根据不同的临床分期的特点采取不同的方案或方法进行治疗，这必然能促使休克治愈率的提高。目前，从许多文献来看，大多数学者都主张在临床上将休克分成三期，即休克前期或代偿期、休克期或临床休克、休克晚期或顽固性休克。

休克前期，机体将通过交感神经—肾上腺素系统强烈反应，反应性自身调节作用和内源性稀释作用而发生代偿性反应，一般情况下不引起明显的病理生理变化，此时机体的主要变化以微循环痉挛和缺氧为主，病人表现为神志清楚，烦躁不安，面色苍白，末梢充盈差，手足发凉，血压偏低或正常，脉压变小，心律增快尚有力，尿量稍有减少。休克早期，由于各种致休克因素，机体产生应激反应，肾上腺髓质和交感神经纤维兴奋，大量释放儿茶酚胺，肾上腺素和去甲基肾上腺素同时增多，末梢小动脉、微动脉毛细血管的括约肌呈持续痉挛性收缩，使毛细血管前阻力显著增加，真毛细血管网关闭，此时微循环内血流速度变慢，开放的毛细血管数相对减少，使微循环量大大减少，从而发生缺氧性高乳酸血症，临床上称为缺血性缺氧期。这时为休克初期，机体尚有一定的代偿能力，出现血液重新分布，肢体表面和内脏血管均收缩，而脑血管和冠状动脉则无明显改变。此时机体还通过开放动—静脉短路和直捷通路，以提高微动静脉阻力，尽量增加回心血量，维持血压正常或高于正常，保证心、脑的供血。有人做过研究，在各种类型休克的病程中，当血容量的丢失尚未超过体重的2%时，交感神经—肾上腺髓质系统的强烈活动，血中儿茶酚胺、5–羟色胺、血管紧张素等水平显著增高，这些物质都能使微循环血管处于收缩状态，从而使血压处于正常或偏高状态。正常时，在某个单位时间内这部分血液贮存在实质脏器内而不加入有效循环，当其因休克动因刺激而迅速进入血循后，能使有效血循量增加而维持血压于正常水平或偏高。"内稀释反应"能使体积为血液三倍的组织间液迅速向血管内移动，以增加有效血循环量，维持血压正常或偏高。有人研究证明，当微血管收缩时，毛细血管内得不到足够的血液，而且因其管壁没有平滑肌，所以管腔内张力明显降低，组织间液则因此压力之差别向血管内移动。同时，血容量减少后肾脏的最先功能是保留水钠，使水钠不从尿中丢失，为保证更多的组织间液向血中转移。

休克期，机体已处于代偿无效或失代偿状态，体内随之发生一系列病理变化，病人表现为神志不清、浅昏迷、精神萎靡或烦躁，面色苍白，口唇紫绀，四肢冰冷，皮肤有青紫色斑，末梢充盈更差；脉白，细而速，心音低钝，呼吸浅而快，心输出量减少；血压下降，脉压差常小于2.7千帕（20毫米汞柱）；

尿量减少或无尿；CVP 静脉萎陷，手背静脉充盈试验和毛细血管充盈时间均延长。低休克期，由于在休克早期所形成的交感神经—肾上腺髓质系统长时间过度兴奋，使微血管处于持续性痉挛，皮肤、肌肉、内脏等组织处于长期缺血缺氧状态，乏氧代谢增加，酸性产物进入血流而产生酸中毒，毛细血管前括约肌对酸性环境的耐受性较差，对儿茶酚胺的敏感性降低，于是小动脉、微动脉、毛细血管前括约肌松弛，而微静脉、小静脉则相反收缩，使微循环回流受阻，即出现灌多于流的现象，真毛细血管大部分开放，大量血液瘀滞在微循环内，血管床容量增大，其流体静水压升大量液体从血管中漏出；同时，毛细血管肥大细胞的颗粒高，释放大量的组织胺（一种血管扩张胺），有报告指出达 50 微克/升，几乎等于正常的 20 倍。除此之外，血浆也释放激肽，使小动脉和微血管扩张而出现低血压。组织胺和血浆激肽均能使毛细血管通透性增加而致大量血浆外渗，血液浓缩，血液黏稠度增加，血流变慢，血液瘀滞，回心血量降低，影响有效循环量，发生血压下降、脉搏减弱、尿少等。

休克晚期，因微循环衰竭，且可能伴发 DIC，生命重要器官并发症增多，此时机体的主要变化以微循环衰竭和 DIC 为主，病人表现为神志模糊，表情淡漠或昏迷；皮肤冰冷，脉搏及血压均测不到，心音明显低钝而微弱，心律不齐，尿量极少或无尿，黏膜出现瘀点，皮肤有大块瘀斑，末梢充盈极差，有多种器官衰竭的表现；合并有脑水肿或脑疝时，血倾向，双侧瞳孔不等大，呼吸节律不齐或停止；合并肺部并发症或中枢性呼吸衰竭时，有呼吸困难和血性泡沫痰等；合并消化道损害时，肝、肾功能损害，出现尿毒症及肝出现腹胀、呕吐咖啡样物，昏迷，还可能并发急性心力衰竭。休克晚期，由于较长时间内微循环障碍未能及时纠正，毛细血管内血流变慢，血液黏稠度增加，血管内酸性代谢产物堆积，血管内皮细胞受损，红细胞和血小板凝集引起微血管内凝血及血栓形成，即发生 DIC，导致血流灌注停止，有效循环量进一步减少，血压下降更快。DIC 过程消耗了大量的凝血因子，纤维蛋白溶解系统被激活而引起已经凝固的纤维蛋白溶解，有出血倾向。细胞内超微结构中的细胞膜电位的变化，可使细胞内的线粒体、内基质、溶酶体膨胀破裂，蛋白分解酶和血管活性肽释放，造成细胞自溶、组织坏死，即所谓病理细胞综合征或组织细胞能源危机症。这种细胞崩溃又可释放出各种有害物质，如组织胺、5 - 羟色胺等，使休克形成恶性循环，并造成多种器官功能衰竭。休克晚期也称失代偿性休克期，或微循环衰竭期，或顽固性休克。对于休克能否及时而准确的做出诊断，并进行积极合理的治疗；治疗能否严密观察病情变化，特别是连续性动态观察；根据病情变化是否及时修正治疗方案，均会影响抢救工作的成败。为了把上述抢救休克的各个环节工作做好，必须熟悉掌握休克的常见症状、常用的临床检查方法、常用的血液动力学指标以及常用的化验室检查方法。

休克的临床表现：病人神志尚清楚，但有烦躁不安、焦虑、激动、精神异常或对外界反应迟钝，休克前期，由于交感神经—肾上腺髓质系统反应强烈、儿茶酚胺分泌增多，血管处于收缩状态，血液大部分通过动—静脉短路和直捷通路循环，这种情况使脑组织血流供给不是而轻度缺血缺氧，神经细胞呈现兴奋性增强反应而表现为上述症状，预告大脑已开始缺氧。休克期病人表情淡漠、神志不清、浅昏迷、精神萎靡或烦躁。休克期由于代偿性机制而引起的持续微血管收缩，使微循环局部的酸性代谢产物堆积，将刺激毛细血管前括约肌舒张，使大量血液瘀滞在微血管床中，导致组织细胞进一步缺血缺氧而出现上述症状，预告大脑已处于缺氧状态。休克晚期病人呈现意识模糊、嗜睡甚或昏迷，休克晚期体内酸性代谢物越堆越多，微动脉对其耐受性差而处于舒张状态；微静脉对其耐受性大却仍维持着较长时间的收缩，使毛细血管后阻力增大，微循环中出现了"只灌少流或不流"的瘀积现象，血液浓缩甚或发生凝血或形成血栓而出现上述症状，预告大脑缺氧严重，脑细胞机能受到影响以至发生退行性变化。休克前期病人表现为面色苍白，皮肤冰冷，口唇、趾端轻度青紫，这些表现是交感—肾上腺髓质反应增强引起血管收缩所致。休克期病人表现为面色苍白、口唇紫绀或花斑、四肢冰冷，这些表现是微循环血管床血液瘀滞所致。休克后期病人表现为神志模糊，嗜睡或昏迷，皮肤湿冷，黏膜出现瘀点，皮肤有大块瘀斑，这些表现是微循环血管床血液瘀积，血液浓缩、凝血形成以至发生 DIC 所致。

休克前期末梢循环较缓慢，末梢血管充盈较差，手足发凉，口唇及指、趾端轻度紫绀。休克期末梢循环缓慢，末梢血管充盈度更差，面色苍白，口唇紫绀，四肢冰冷，皮肤有大块紫色压斑或花斑。休克期末梢循环极慢，末梢血管充盈度更差，黏膜、齿龈有出血倾向。黏膜出现瘀点，皮肤有大块瘀斑，上述三期中，病人均表现为肢端温度降低，指、趾甲床毛细血管循环时间延长，手背静脉充盈试验时间延长。休克时可见血流变慢，当血流经过一个管袢所需时间为 2～5 秒时为微循环速度稍慢，6 秒以上时为慢。如血管反应性极差或麻痹时表示休克为"不可逆"。如甲皱循环较长时间不改善，表现为血色发紫，管径重度痉挛、长时间看不到管袢、血流瘀滞时，则提示会有休克肺发生。有人专门研究了休克时骶骨区域皮肤温度的变化，发现休克时骶骨区域皮肤温度明显变得湿冷，手摸即有明显的差别，如用皮肤电阻测温器测定，骶骨区域皮温可较其他部位皮温低。休克前期温差约为 0.2℃；休克期约为 0.3℃；休克晚期约为 0.5℃。同时，运用此方法能判断休克治疗的效果，如骶骨区域皮温由冰冷转温，说明休克趋向好转。脉搏的强度由循环血量、心排出量、心肌收缩力和周围血管张力等因素决定，脉搏测量方法简单易行，而且在一个单位时间内，可以准确反映循环系统的状况，脉搏的变化与血压的变化几乎是同时发生的。因此，休克时观察脉搏的变化也是非常重要的工作。休克前期脉搏正常或稍弱，脉率稍有增快，一般为 100 次/分钟左右。休克期脉搏细弱无力，速率增快，一般为 100~120 次/分钟。休克晚期桡动脉搏动测不到，较大动脉搏动变弱，速率多为 120~140 次/分钟或无法数清。把休克时的脉搏分成以下几种情况：①脉搏有力：手指轻按即可触及寸、关、尺脉的跳动，重按也不消失，此时血压可能在 12/8 千帕 （90/60 毫米汞柱），表示机体处于代偿阶段，即休克前期。②寸脉无力：手指轻按可触及寸脉，重按则不能触及寸一脉，仅能触及关、尺脉，此时血压可能在 11/7 千帕 （80/50 毫米汞柱），表示休克状态较重，但机体仍处于休克前期的代偿状态。此时寸脉已无法摸到，只能摸到关、尺脉、血压已降至 11/7 千帕以下 （80/50 毫米汞柱），表示机体已进入失代偿阶段，即休克期。③尺脉：此时寸、关脉均摸不到，只能摸到尺脉，血压降至 9.4/7 千帕以下 （70/50 毫米汞柱）。④寸、关、尺脉均摸不到：颈动脉、股动脉可以触到，此时血压降至 6.6/4 千帕 （50/30 毫米汞柱），表示血流减慢，血液浓缩，微循环有凝血发生或血栓形成，休克已进入晚期。⑤全无脉：全身大小动脉搏动全部消失，血压测不到，全身已发生了弥漫性血管内凝血，休克已经进入了不可逆阶段。

休克前期，由于机体的代偿作用，血压不一定降低却偶有升高现象，随着休克的发展，势必引起血压降低和脉压差缩小。因此，临床上表现的渐进性血压下降和脉压差缩小是休克时血压与脉压差的特征。心脏搏出量的增减，可以通过血压和脉压差的变化来判断。而血压的高低又受回心血量、心肌收缩力量、周围血管阻力等三个因素的影响，脉压差的大小受心搏出量和周围血管的舒缩状态等两个因素的影响。反过来讲，通过血压和脉压差可以判断回心血量、心搏出量、心肌收缩力量、周围血管阻力的情况。休克前期，血压正常或偏高或稍低。休克晚期血压明显下降，可到 9.4 千帕 （70 毫米汞柱），脉压差率小于

2.7 千帕（20 毫米汞柱）。休克期血压脉搏均测不到。

休克前期心音心律常无变化，偶尔出现心音增强的现象。休克期心音低钝而微弱，第一、二心音均可听到，一般情况下无心律变化。休克晚期心音明显微弱而低钝，有时仅能听到第一心音，常出现心律不齐或奔马律。

休克前期呼吸频率及深度常无明显变化。休克期呼吸浅而快，当体内出现酸中毒时，呼吸加深变慢。休克晚期呼吸节律不齐或者停止，如合并肺部并发症或中枢性呼吸衰竭时，可表现为呼吸困难或出现呼吸窘迫综合征。

休克时尿量通常是减少的，肾脏的血管较其他血管对交感—肾上腺髓质系统的应激反应更灵敏，少量的儿茶酚胺即可促使肾血管发生强烈的收缩。尿量可以直接反映肾脏微循环血流灌注的情况，也可以间接反映其他内脏的微循环灌注情况。正常时，每小时尿量为 50 毫升左右；如每小时尿量可达 30 毫升，说明肾脏血流量尚可；当每小时尿量小于 25 毫升时，说明肾脏血管处于痉挛状态或收缩压已低于 8 千帕（60 毫米汞柱），肾血流缺乏；如每小时尿量很少或没有时，说明肾已经发生了 DIC，出现了急性肾衰的现象。休克前期尿量一般无明显变化或稍低于正常，但一般都在 30 毫升/小时以上。休克期尿量明显减少甚或发生无尿的现象，一般为 20~25 毫升/小时。休克晚期尿量极少或无尿，一般为 0~20 毫升/小时，常发急性肾衰或出现尿毒症。

休克病人体温一般偏低或者不升，偶有低热，一些严重感染病人的高热体征，一旦发生感染性休克，体温也可能出现骤降。特殊原因所致的休克，有许多特别的表现。如败血症所致的感染性休克，当有细菌栓子形成时，在皮肤黏膜上可见瘀点出现。休克时如有微血管炎性渗出发生，则在皮肤表面可见大片紫黑色瘀斑；此种滞斑如发展成为坏死现象，是急性肾上腺皮质坏死的表现，即所谓的华—佛氏综合征。革兰氏阴性杆菌和金黄色葡萄球菌所引起的感染性休克，病人躯干部常有大片青紫色滞斑，出现无法解释的谵妄、肠麻痹、腹泻，可能是金黄色葡萄球菌感染的败血症休克的先兆。

休克时血液动力学的改变是多方面的，在临床上实际常用的检查方法有下列几项：根据微循环学说，动脉压不能作为判断休克的唯一指标，过去那种仅以血压下降至 12/8 千帕（90/60 毫米汞柱）就认为是休克的概念应该更新。休克前期，交感—肾上腺髓质系统强烈反应，儿茶酚胺分泌量大增，血压有所增高已是大家公认的事，只有在休克不断发展加深时，才逐渐出现低血压。在治疗休克的过程中，由于扩张血管药物的应用，微循环灌注可能得到改善，使休克可能趋向好转，但此时的血压可能因外周血管阻力变小而降低。这个低血压表现，不应视为休克的发展，而应视为休克的好转，所以对待休克各期血压的变化，一定要根据实际情况进行分析。同时在整个休克过程中，要注意不断地、定时地测量血压，进行动态观察，才能做出比较准确的结论。除此之外，在对待血压的问题上，还应结合脉压差和尿量的变化。一般认为，当血压下降到11/8 千帕（80/60 毫米汞柱）、脉压差小于 2.6 千帕（20 毫米汞柱）以下、尿量小于每小时 25 毫升时，三者并存，才是诊断休克的可靠指标。测量血压简便易行，血压确实能反映机体当时的情况，所以血压一直受到临床工作者的重视，也不失为是观察休克血液动力学的一个重要指标。定期地、不断地测量血压，并做好记录、动态分析，可用作休克治疗指导，估计休克的发展后果。作为抢救休克讲，应使收缩压保持 8～9.4 千帕（60～70 毫米汞柱）；脉压差保持在 4千帕（30 毫米汞柱）。如血压下降到 8/7 千帕（60/50 毫米汞柱），则生命重要器官的灌血就要受到影响，正常功能将发生障碍。众所周知，动脉压 7 千帕（50 毫米汞柱）是维持心脏功能的最低界线；8 千帕（60 毫米汞柱）是维持肾脏功能的最低界线；9.4 千帕（70 毫米汞柱）是维持脑功能的最低界线。休克前期血压表现为正常或偏低，早期也可能略有升高，脉压差无变化或稍小一点；休克期血压明显下降，可降至 9.4 千帕（70 毫米汞柱）下，脉压差常小于 2.6千帕（20 毫米汞柱）；休克晚期血压更低或者测不到。

休克指数正常值为 0.5，表示血容量正常；指数为 1 时，表示血容量丢失20%～30%；指数大于 1 时，表示血容量丢失 30%～50%。指数大于 1 时，表示再需补充血容量 30%～50% 的量，这对低血容量性休克的治疗有一定的指导意义。随着休克的发展，病人心律越来越快，而脉压越来越小，则休克度越来越大。插管可经皮肤直接穿刺或手术解剖动脉，所有步骤的操作都应严格注意无菌操作，导管中必须充满肝素，以防血液凝固，管道连接处也必须牢靠防止松脱。测压管一般保持 48 小时，不应超过 72 小时。插管周围皮肤如出现瘀血斑纹，应即拔管。

肺动脉压（PAP）和肺毛细血管楔压（PCWP）一般来说，中心静脉压只能比较准确反映右心的功能。Civetta 报告，因许多因素的影响，如心、肺疾病等原因引起的胸内压力的改变以及升压药物的应用等，使 CVP 就很难精确反映左心的功能。休克时，因严重的酸中毒、细菌内外毒素、输液过量、急性呼吸窘迫综合征等原因，常出现左室泵功能衰退甚或衰竭。因此，凡是有条件的地方，应该对重危病人安放 Swan‒Canz 导管来测量 PAP 和 PCWP，通过所测得的数值，更有利于心、肺功能的监护，指导更加正确地进行输液，为采取混合血提供条件。PCWP 正常值为 1.1～1.6 千帕（8～12 毫米汞柱），当 PCWP 大于 2.4 千帕（18 毫米汞柱）时，表示已有左心室衰竭的可能，应严格控制液体输入，并应用强心剂及利尿剂。近年来，国外国内相继使用了飘浮导管，即血流指向前端气囊导管（Catneter）。这是种双腔导管在其顶端处有一乳胶小气囊，导管送入右心房时给气囊充气，使其飘浮于血液中，随血流经过三尖瓣进入右心室及肺动脉，最后嵌入肺小动脉内，借以测定 PCWP，间接反映左心房和左心室的功能。除此之外，近年来国内外还应用三腔气囊导管法。此管是在飘浮管的基础上，将两腔管改成三腔管，并加热敏电阻用以直接测量心排血量的导管。此管既能测定 PCWP，又能测定 PAP 和 CVP，还能测定心排血量。有人报告休克时，PCWP 和 PAP 升高 30～60 分钟后，CVP 才有变化，说明 PCWP 和 PAP 变化早且较灵敏，所以测定 PCWP 和 PAP 对于判断血容量、分析治疗方案是否适宜、估计功能抑制程度都有益处，而且比 CVP 可靠。从 1970 年左右开始应用的二腔、三腔飘浮导管测量 PCWP 和 PAP 以估计左心室功能，这是临床抗休克的一大进展。PCWP 正常值为 1.1～1.6 千帕（8～12 毫米汞柱），PCWP 与左心房压力（LAP）有着密切的关系。一般情况下，PCWP 较 LAP 高 0.13～0.26 千帕（1～2 毫米汞柱），而 LAP 较左室舒张末压（LVEDP）高 0.26～0.8 千帕测定 PCWP 可以间接反映左房压力和（2～6 毫米汞柱）。因此，左心室舒张末压即左室功能状态。"PCWp > 2.7 千帕（20 毫米汞柱），说明左心室功能异常，有中度肺水肿；PCWp > 4 千帕（30 毫米汞柱），提示左心室功能严重不全，有重度肺水肿；PCWP = 1.6～2.4 千帕（12～18 毫米汞柱），提示左心室有最合适的舒缩度；PCWp < 1.1 千帕（8 毫米汞柱），说明心排血量降低，周围循环障碍，血容量不足。"由于脉压可以反映心脏每次搏动输出量的情况，不能直接测定时可用下列公式计算：心输出量 = 脉压 × 心律。近年来，利用三腔气囊导管，利用血温稀释原理来测定心排血量，其方法是经三腔管近端的侧孔给右心房注入定量冷盐水或冷的等渗葡萄糖液，此液体随血流进入肺动脉，使肺动脉内血液温度产生一定的变化，连续测定肺动脉血温并绘出曲线图，心排血量与温度变化成反比，然后经过一系列运算，即可直接得出心输出量，心输出量正常值为 5～6 升/分，休克时心输出量明显下降，波动范围是 0.85～6.0 升/分，有人认为休克时心输出量只是正常人的一半。

心脏每搏动一次所发生的射血量为心搏量，心搏量为心输出量/心律，正常值为80～120毫升。休克时心搏量明显减低，而心律却明显增快，所以休克时SV通常都是降低的。"总外周血管阻力＝平均动脉压－右房压力/心输出量"，正常值为1200～1800达因。参考总外周阻力可以解决输液量、输液速度以及血管活性药物的应用。休克时，交感神经兴奋，血中儿茶酚胺升高，引起外周阻力增大。如血管张力正常时，血压越高，血流量越大；如血管张力变异时，血管收缩，则血压上升，血流下降。在灌注压恒定的情况下，管径越大，阻力越小，流量越大，"血流量＝血压×管径"。休克时应用血管扩张剂可引起血压下降，但由于管径增大，而血流量增加。有人做过研究，血压下降50%，只要管径能扩大1/5，仍可获得相同的血流量。由于舒张期较收缩期为长，所以平均动脉压不等于两者之和的平均数，"平均动脉压＝收缩压＋（舒张压×2）/3"，休克时，心律明显增快，舒张期与收缩期几乎相等，且收缩压与舒张压也很接近，平均动脉压等于二者之和的平均数。为了更准确地反映血压，可以用桡动脉插管进行测压。

第六节　电休克治疗的护理

按照微循环学说的观点，尽管导致休克的原因不同，但其发展的最终表现基本相同，即微循环衰竭，出现毛细血管内缺血、瘀血、血流变慢、血液浓缩，甚或有凝血和血栓形成，直至发生DIC。这些变化势必导致有效循环血量急性锐减，使组织器官缺血缺氧，无氧代产物堆积，发生严重的酸中毒，使细胞功能减退，细胞利用氧的能力降低；血管活性物质大量释放；毛细血管内皮损伤，凝血及血栓形成，直至发生DIC；凝血因子消耗激活纤维蛋白溶解系统；溶酶体破裂，临床上出现组织坏死和出血倾向，以致心、肺、肾、脑等生命重要器官功能发生障碍，甚或威胁生命。因此，各种类型的休克，特别是当休克进入休克期以后，其治疗的原则基本相同，但各型休克的治疗细则却不尽相同，有时甚至是相反的。因此，还要了解原有疾病及当时的血液动力学变化，必须研究引起患者发生休克的原因和加重休克的因素。由于引起休克往往是多种因素的共同作用，当发现一种明显的往往是最严重的因素，但还要想到一些其他的次要因素，才能取得比较显著的效果。除此之外，在决定每一个治疗措施之前，还应充分估计其可能产生的效果，更重要的是于每一个措施的执行过程中要客观地观察和衡量其所起的作用，并经常修正各项具体措施，决不能在给病人应用一种治疗措施以后，就以为大功告成，不去观察治疗过程的反应和结果，这显然不是全面负责的态度。最后，在对待休克治疗时，还必须破除迷信，解放思想，树立必胜的信心。因为休克病情大都十分严重，如果首先主观、片面地认为是"不可逆性休克"而根本无法挽救，不去积极想办法进行抢救，那么，就有可能使一些经过努力抢救而能恢复的严重病例，包括心脏停跳和呼吸停止的病例，失去抢救机会。同时，还要善于分析和抓住休克不同阶段的主要矛盾，采取重点突破的防治措施。

在休克的治疗过程中，特别是休克晚期，多种脏器功能受到损害，因此应详细检查病员的体征，对病情进行探讨，随时根据情况研究、分析、修正治疗方案。在治疗过程中，还应加强各种检测工作，以便及时发现对治疗有关的生理方面的关键资料。在休克治疗中，医师还应清楚认识到休克的恢复主要赖于机体自身生理代偿功能的合理调整，绝非某一种药物的特效功能所致，若因此盲目地死套治疗原则，往往难以取得良好的疗效；只有根据病人的具体情况，灵活地使用治疗原则，在治疗时插入一个可压缩的合成橡胶口腔保护器，以保护牙齿、嘴唇和舌头。MECT 时直接对颌部肌肉的电刺激使牙关紧闭，很容易损伤易碎的切齿和咬伤舌头，而口腔保护器的前缘能将牙齿与唇分开，足够的深度能将舌头与牙齿分开。放入牙垫掰开，左手托住下颌，右手臂压住患者双肩。通电结束，迅速拿出牙垫，继之立即将患者颈下垫起，头后仰疏通气管，行活瓣气囊加压人工呼吸，同时给氧直至自主呼吸恢复，监测血氧饱和度等，待稳定后结束治疗。精神疾病目前临床主要以抗精神病药物治疗为主，但对有严重抑郁、强烈自伤、自杀行为或明显自责、自罪者，极度兴奋躁动、冲动伤人者，对拒食、违拗和紧张木僵者精神药物治疗无效者，药物导致的明显锥体外系副作用的病人，用抗精神病药物治疗就显得力不从心。

第五章　电休克治疗临床操作技术参数

第一节　电极位置确认

在准备安放刺激电极以及电极和头皮接触时都要认真仔细，准备不充分或连接不好都容易导致电阻升高，在恒定的电流设备中，电阻过高会导致电压相应增高或不能将电流维持在规定的水平上。在后一种情况中，病人可能会诱导发作失败，所实施的刺激强度的大小也不知道。使用恒定电压装置，电阻过高将会导致电流强度降低，诱导发作失败。

电极准备的标准化程序对于每个使用人员来说都应该是方便可行的。一种方法就是用溶剂，如外用酒精来清洁头皮区；等晾干后，在头皮上擦拭导电研磨介质来降低电阻。实施刺激前使用导电溶胶体可以确保有足够大的导电界面。如果电极放置的位置被大量头发覆盖，单侧可以选用带有喙的电极，通常先用溶剂严格消毒后再使用导电研磨介质，没有必要剪掉下面的头发，使用盐水浸泡的垫来增强电极的导电性也是不必要的。如果使用了这种垫，要注意防止盐水顺着电极的表面滴下。实际上，任何导电介质上的污点，通过电极间的头皮时都将改变刺激电流的路径。因为导电介质上的污点处电阻很低，很大一部分电流将会通过头皮而进不入大脑。相比于 RUL 和 BF，BT 电极放置发生认知损害的风险显著更高，但很多操作者感觉 BT 疗效更确切和快速，故默认使用 BT。证据显示，接受 RULECT 的患者中，大部分可获得理想应答，仅有一小部分需换用 BT。正弦波 ECT 尽管可以成功诱发惊厥，但很明确的是，此种波形发生认知损害的风险更高，目前已过时。现代 ECT 设备所发出的方形脉冲更为高效，诱发惊厥所需要的总电量更少；与之类似，降低脉冲宽度（从 2 毫秒降至 1 毫秒）也使 ECT 效率更高，不容易发生认知损害，0.5 ~ 1 毫秒的短脉冲一般也是有效和安全的。近年来，超短脉冲 ECT（宽度＜0.5 毫秒，通常为 0.25～0.37 毫秒）似乎更为有效，且对认知损害更轻。一项针对超短脉冲 ECT 的研究发现，相比于短脉冲 BT、短脉冲 RUL 和超短脉冲 RUL，超短脉冲 BT 的疗效较差，原因尚不明确。尽管超短脉冲的认知安全性得到了确认，但其疗效证据并不一致。一些研究显示，该手段的缓解率较低，疗程较长，但在更高电量（如8 倍惊厥阈）时的疗效似乎并不差。电极的安放会影响认知功能障碍的严重程度和持续时间。双侧 ECT 比右侧 ECT 更容易发生更多的短期和长期的认知功能障碍。此外，双侧 ECT 与右侧 ECT 相比，更可能发生短暂的精神错乱，需要立即中断或者提前结束 ECT 的治疗。治疗几个月以后，接受双侧 ECT 的患者比右侧 ECT 患者在自理生活方面的健忘程度要大得多，电极的安放也会影响疗效。在治疗抑郁症的病人时，当刺激的强度非常低或者刚超过发作阈值时，右侧 ECT 的疗效非常低。当刺激强度比阈值适度高时（如在初始阈值的150% 以上或2.5 倍），尽管右侧 ECT 的疗效显著升高，但是临床效果仍然比低剂量或高剂量的双侧 ECT 差很多。然而最近的研究表明，当右侧 ECT 的刺激强度明显高于刺激阈值时（如500% 以上或6 倍初始阈值），它的功效才和双侧 ECT 相等。这项发现和右侧 ECT 使用一个高的、固定的刺激剂量时疗效显著的证据一致。此外，初步的证据表明，在右侧 ECT 使用明显超阈值的刺激量时，认知功能障碍的广度、深度和持续时间的临床意义优于中等刺激量（阈值的150% 以上）的双侧 ECT。电极安放的一种方法是将双侧 ECT 安放于两颞的位置，电极应安放在头部的双侧，每个电极的中点位于耳屏到眼外眦连线中点上大约2.5 厘米处，因此，这个直径为25.1 厘米电极的底部就在耳屏到眼外眦连线的切线上。近些年来，还提倡另外两种安放电极的方式，早期的研究将安放于两侧的刺激电极的间距减小后与传统的安放于两颞的刺激电极比较，发现前者能减少记忆功能的损害，但同时也限制了疗效。最近的研究将安放在头部两侧电极的位置增宽后与传统的电极安放方式相比，发现这项新技术能够让认知功能障碍减轻，并且疗效更好。最近类似的报告越来越多，都提供了一些确凿的数据来支持这项新技术的有效性和可靠性。一系列的临床报告也使用了这种不对称的放置方式，左边的位置靠前，右边在标准的颞的位置。然而，仍然需要进一步的研究来考证这些双侧电极的安放改变后的疗效究竟如何。

尽管单侧 ECT 有多种安放方式，但是电极间的距离在有效范围内最大时最理想，可以有效地诱导发作并获得疗效。在单侧 ECT 安放方式中，dElia 的安放是值得推荐的，这个位置是两个耳屏连线和鼻根与枕骨隆突连线的交点。电极的中点就在这个交点大约 2.5 厘米的地方，位于颞的电极就放在传统的双侧 ECT 所安放的地方。尽量避免将单侧电极放在额叶前部，因为这里诱导发作会比较困难。不管是单侧 ECT 还是双侧 ECT，都应该避免刺激超量或放置在头部诱导发作不敏感的地方。对于左利手的患者来说，电极安放的位置还不能确定。据统计，大约 70% 左利手患者和右利手患者语言功能区都在大脑左侧，15% 左利手患者大脑两侧都有语言功能，还有 15% 的左利手患者与通常的模式相反，语言功能的优势在右半球。右利手患者，在使用右侧 ECT 的过程中比左侧 ECT 或双侧 ECT 出现语言功能中断的情况更多，对于绝大多数左利手患者来说也有同样的联系。有一种方法可以确定选择哪一种 ECT 的安放更不容易出现语言功能的中断，通过最初的少量治疗来改变调整单侧电极放置的位置，然后确定哪种放置方式引起的急性精神错乱和健忘症等副反应最小，但是一般很少用到这种方法。如果用右手或左手的习惯是电极安放的影响因素，那么了解清楚病人用哪只手写字是非常重要的，但是病人习惯使用哪只手写字也并非是绝对正确的参考指标。许多明显有左手优势的人却用右手写字，还有报告指出人在参与不同的活动时手的活动是无意识的，有些明显偏重右手的人实际上双手或比左手更强。应该通过一系列特别的活动调查病人的优势手，如投球、使用刀叉和剪刀等。这一系列标准是很常见的。使用哪只手更有优势是需要检查和评估用左手或右手的习惯的。其他方面（如偏眼性或偏脚性）的不对称性对此影响不大，证据表明脑部的偏侧性功能同样影响认知领域。例如，一些数据表明大多数个体，不管是左利手还是右利手，在抑郁情绪的发展和维持过程中右半球相对于左半球担任了更加重要的角色。这个推断可能来自治疗抑郁症的病人时，右侧 ECT 比左侧 ECT 疗效更好的一些有限的证据，尽管这些发现还有待于考证。在这点上，绝大多数操作人员都认为使用右侧 ECT 与左利手还是右利手无关。

有专家对无抽搐电休克治疗不同电极放置对抑郁症的疗效及对记忆功能的影响进行了研究，把 60 名抑郁症患者随机分成两组，实施双侧电极放置（双颞电极）及单侧电极放置（非优势半球颞顶电极）治疗，采用汉密顿抑郁量表（HAMD）、修定韦氏成套记忆测验（WMS）分别评定两组的疗效及记忆功能。结果显示无抽搐电休克治疗中不同电极放置对抑郁症总体疗效相当，对记忆功能影响存在差异，但在 1～2 周内得到恢复。无抽搐电休克治疗中，单、双侧电极放置对抑郁症疗效相当，单测电极放置对记忆功能无影响，双侧电极对记忆有影响但随后可恢复。也有学者对单侧电极放置治疗对抑郁症患者的总记忆水平影响进行了研究，对象为 2008 年 1 月至 9 月在住院抑郁症患者 60 例，均为女性，符合 CCMD－3 抑郁症诊断标准，年龄 15～49 岁，均符合电休克治疗的适应证，无禁忌证，排除器质性疾病，实验室检查正常。治疗期间不服用抗抑郁剂及抗精神病药，有严重失眠者可加用劳拉西泮（1～2 毫克/天）。随机分为两组各 30 例，单侧电极组患者的平均年龄 32.18（±8.40）岁，平均病程 5.1（±4.9）个月；双侧电极组患者平均年龄 31.16（±8.60）岁，平均病程 5.12（±4.39）年。两组患者在年龄、性别、病程等方面的差异均无统计学意义（$p_{均}$＞0.05）。两组共计 60 例，按入院顺序随机进入双侧电极组或单侧电极组。以 6 次为 1 疗程，均隔日治疗，采用 HAMD 评定疗效，在治疗前及每次治疗后各评定 1 次，在第 6 次治疗后的 HAMD 评分 7 分及以下为痊愈，以 HAMD 减分率大于等于 50% 为有效，小于 50% 为无效，治疗前及治疗结束后 1 天、1 周、2 周用我国龚耀先修订的韦氏记忆量表（WMS，甲式）工具中的 4 个项目（再认、图片、联想、背数记忆）评定两组患者的记忆状况，在患者进行治疗前 6 小时开始禁食，静脉注射阿托品 0.5 毫克、依托咪酯 1.5～2.0 毫克/千克，待反射消失后再静脉注射肌肉松弛剂氯化琥珀胆碱（司可林）0.6～1.0 毫克/千克，此时加压面罩给氧，手控呼吸，待肌束收缩消失后插入口腔保护器，使用 spECTum 5000Q 电休克机器通电治疗，由心理测量室专职医师进行 HAMD 及 WMS 评定，应用 SPSS10.0 统计软件进行分析。两组 HAMD 评分比较治疗前两组 HAMD 评分比较差异无显著性（p＞0.05），从第 1 次治疗开始，两组每次 HAMD 评分均显著下降（p＜0.05）。疗程结束时，两组间 HAMD 评分比较差异无显著性（p＞0.05），但在治疗第 2 次和第 3 次双侧组 HAMD 评分下降显著（p＜0.05），表明两组治疗均快速有效，总体疗效相当，但双侧组起效更快。两组 WMS 评分比较，两组治疗前在再认、图片、联想、背数记忆 4 项分值差异均无显著性（p＞0.05），单侧组在治疗前后分值差异无显著性（p＞0.05），表明单侧组治疗对记忆无明显影响。双侧组在治疗 1 天的分值（除联想外）比治疗前显著降低（p＜0.05），在治疗后 1 周的各项分值就接近或超过治疗前评分（p＜0.05）；到治疗后 2 周时双侧组各项分值均显著大于治疗前评分（p＜0.05），且大于单侧组的分值，表明虽然双侧组对记忆有影响，但在 1～2 周内逐渐得到恢复，疗程结束时两组间 HAMD 评分比较差异无显著性，总体疗效相当，与 Rosenberg 的有关报道相符，与美国精神病学会（APA1978）的单侧 ECT 与双侧 ECT 同样有效的结论相吻合。但在治疗第 2 次和第 3 次，双侧组 HAMD 评分下降显著，表明双侧组起效更快，与以上研究有所不同。单侧组在治疗前后分值差异无显著性，表明单侧电极放置治疗对抑郁症患者的总记忆水平影响不大，双侧组治疗 1 天的分值（除联想外）比治疗前显著降低，表明单侧法在对记忆障碍影响比双侧法为少，与文献报道相一致。在治疗后 1 周的各项分值就接近或超过治疗前评分，到治疗后 2 周时双侧组各项分值均显著大于治疗前评分，且大于单侧组的分值，表明虽然双侧组对记忆有影响，但在 1～2 周内逐渐得到恢复，与国内外报道一致。单侧电极放置与双侧电极放置总体疗效相当，但单侧电极放置不引起记忆障碍；双侧电极放置对记忆有影响，但在短时间恢复，故在 MECT 时应注意电极位置对记忆的影响。

第二节　抽搐阈的大小

抽搐阈的大小因人而异，差别达 12～40 倍。一般来说以下情况抽搐阈高：女性、年龄大、脱水、情绪激动；服用镇静安眠药、抗抽搐药、安定类药；寒冷、干燥的环境。单侧 ECT 的功效所要求的超阈值量远远大于双侧 ECT 的超阈值量。使用右侧 ECT 治疗的患者应该接受中量到大量的超阈值刺激量，即超过发作阈值的150%～500%（阈值的2.5～6倍）。总的来说，有三种方法可以用来确定刺激的强度。第一种方法，许多操作者使用实验滴定法，因为他们比较愿意检测出刺激剂量超过发作阈值的程度；第二种方法，部分操作者用公式来确定刺激的剂量，因为有一种或多种因素可以用来预测发作阈值，如电极放置的位置、性别、年龄、麻醉剂量以及使用药物情况等，有一些预测值可以用来计算出发作阈值；第三种方法，一些操作者比较喜欢使用固定的刺激剂量。根据病人或治疗因素的基础来预测个体阈值发作范围的正确率是有限的，实验滴定法是确定发作阈值最精确的方法，通常在第 1 次治疗时进行滴定测试，初始剂量的选择仅仅是少数患者可以引起充分发作的刺激量，一旦输送的刺激只能使病人处于亚惊厥状态，不能维持肌肉运动或脑电图没有显示发作时，只有重新给予病人刺激并且增大刺激的强度。对于延迟性发作，重复刺激的间隔时间大概需要 20 秒，用刚好阈上的刺激就可以产生发作，并且可以纠正前面亚惊厥状态引起的副反应，发作阈值的分布就是大多数病人通过第 2 次或第 3 次的刺激就能产生充分的发作。每个研究室都应该制订标准，规定在一次治疗中所允许重复刺激的最多次数，普遍禁止第4次或第5次的重复刺激。滴定法的最后一步中应该大量增加刺激的强度，诱导发作失败可能会导致混淆状态延长，没有治疗效果，每次治疗中刺激的参数和刺激的量都应该记录并存入档案。实验过程中需要额外使用麻醉剂的情况很少见，尽管亚惊厥刺激会延长患者的无意识状态，但是如果观察病人的行为发现肌肉松弛剂的药效减弱（如本能的运动和呼吸），还是应该再给病人半剂量的肌肉松弛剂。一些麻醉师认为如果再给病人第二个剂量的肌肉松弛剂，应该提前给病人一些抗胆碱能类药物。因为亚惊厥刺激会刺激迷走神经，引起副交感神经兴奋导致心搏徐缓，一些操作人员也会在实验滴定法前给病人服用抗胆碱能类药物。如果病人治疗前用过 β - 阻滞剂，那么使用抗胆碱能类药物就尤其重要。有限的证据表明亚惊厥刺激后增加剂量继续刺激同一开始就达到发作剂量的刺激相比，认知功能障碍差不多。为了尽量避免或减少出现亚惊厥的次数，一些使用者喜欢用公式来计算和决定刺激的强度，最简单的推测刺激强度的公式是使用病人的年龄或者病人年龄一半的数值，稍微复杂些的公式会用到其他一些影响因素，如电极安放的位置和患者性别等。总的来说，最复杂的公式推测的初始发作阈值的可变性仅仅在40%或更低。如果公式推算有误，可能会导致输送刚好阈上的刺激，使右侧 ECT 治疗无效，或者是刺激显著超阈值，不管是右侧 ECT 还是双侧 ECT 都会增大短期内认知功能障碍。此外，当根据公式得到的值比发作阈值低很多时，这个刺激只能引起亚惊厥状态，操作人员应该用实验滴定法重新计算。但是，由于病人和（或）治疗因素的个体差异，通过公式推算出的刺激剂量需要被证明是合理的。确定刺激剂量的第三种方法是使用固定的刺激强度，不需要考虑病人或治疗因素。使用高的固定剂量的刺激能否在右侧 ECT 中出现最大疗效一直是有争论的问题。由于发作阈值有明显的个体差异，用固定的高剂量，部分病人接收到的刺激强度可能会超过阈值的 10 或 20 倍，这样大的剂量与中等剂量相比，没有任何疗效的增加，却可能加重认知功能障碍。相反，极少数初始发作阈值很高的病人，使用的固定高剂量可能刚好才在他们的阈值上。对于有严重并发症的病人，要谨慎使用高剂量的固定刺激，避免出现亚惊厥状态。刺激剂量的确定还应该考虑到在治疗过程中发作阈值会改变，许多病人都会出现大幅度的增长。由于这个原因，为了维持一个持续的阈上水平的刺激需要增加刺激量。临床反应缓慢或不够以及认知副反应不超过中度的病人，在进一步增加剂量时要多加考虑；对于刺激剂量已能引起足够发作和严重副反应的病人，要减少刺激强度，并考虑将电极切换到右侧安放或延长治疗间隔的时间。

第三节　通电量规定

在电休克治疗中高于阈值50%左右的电刺激疗效较好，在我国，电压不超过120伏，时间小于0.6秒，直流电不超过120毫安，时间小于3秒。很多医生采用滴定加量的方式摸索出患者的个体化惊厥阈，即诱发惊厥的最低电量，这一数值是后续治疗的基础。一般而言，采用双颞侧（BT）和双额侧（BF）电极放置方式时的电量一般为惊厥阈的1.5~2倍，而右单侧（RUL）通常需要4~6倍于惊厥阈的电量。美国目前使用的恒定电流简短脉冲设备最大输出功率是504~576mc或者在220伏时大约100焦耳，欧洲、加拿大也使用同样的设备，但是其他地方使用的设备输出量至少是这种设备最大输出量的2倍。精神病患者产生发作所需要的最小刺激强度（也就是发作的阈值）存在着明显的可变性。一些研究指出，使用恒定电流简短脉冲刺激装置时，临床上常用的发作阈值的范围在50-fold，发作阈值非常高的病人，一般他们阈值的升高与药物、过量的麻醉剂或其他影响因素有关。这种情况下，即使调到设备最大的刺激强度也许仍然不能发作。另外，要明显增加右侧ECT的刺激量使之充分地超阈值（如超过150%以上或者2.5倍阈值）来达到理想的治疗效果。还有一些原因值得考证的是少数患者对双侧ECT的电流强度要求至少中度超阈值（如阈值的50%~150%以上）时才有反应。因此，发作阈值较高的患者，即使使用设备的最大输出量可能仍然不能获得较好的治疗效果。当设备的最大输出量不能诱导发作或者提供的刺激量达不到发作阈值时，并且已经排除了阈值升高的可逆原因，操作者可以使用"双刺激"的技术，这项技术包括在最短的时间内传送两个电刺激的总和。如果两段刺激的时间间隔过大（如超过几秒），即使是两个刺激的总和也很难诱导有效的发作，尽管有时需要，但是使用双刺激并不是最理想的解决方法，最好的办法是使用更大输出量的ECT设备。

使用ECT设备的操作人员需要熟悉仪器操作所遵守的规则。此外，生物医学工程师和其他取得认证的人员要确定和记录刺激输出量的特性和其他的质量控制、参数、特征、校准设备的输出特点等，仪器的传送和处理部分可能会出现故障和失去准确性，使用人员不能仅仅只依靠厂商的校准，厂商应该为手动装置的用户讲述必要的操作步骤以确保他们清楚设备的功能，包括参数偏离准确值的误差范围（±10%）等。同其他的医疗设备一样，生物医学工程师或其他取得认证的人员应该制订一份重复测试或重新校准的计划书，并定期执行，尤其要注意电的使用安全，手动或者根据地方要求配置的设备必须要在规定的最短期限内进行重新检测，一般建议至少每年重新检测一次，重测的结果应该记录并整理成文档。对 ECT 设备有操作经验的人员都清楚，只要严格按照标准操作，刺激输出量很少会发生偏移。然而，非正常的条件会影响设备的真实可靠性（如电的故障、电路不稳定、电压过大），因此在下一次临床使用前需要重新调试。

在使用 ECT 的时候要注意安全用电，ECT 设备应该配有一个三相、接地的电插头，并且通过一个三相、安装在墙上的电源插座和其他医疗设备相连，接地电源绝对不能出错。例如，把装置的插头插入一个两相的电源插座，除非使用电池，否则任何和病人相连的电源装置都应该联在 ECT 同一个电路上，这样的布局是把所有的带电装置通过同一条电路连接到电源插座或者 ECT 的电路，以便让所有的电源插座分享同一接地线。要定期检查这条公有的接地电线，较好的办法是当出现接地电路故障时这条电路会自动断开。一般来说，病人应该避免和其他装置相连，除非是需要生理监测时，将患者和其他设备相连会增加 ECT 刺激电流的接地路径发生改变。这种情况一般不会发生，除非 ECT 有接地电路故障或（和）其他的设备共享同一接地线。如果发生这种情况，一部分 ECT 的刺激电流会通过心脏，有潜在的致命危险。因此，在刺激电流通过时，病人和 ECT 电极的金属部分决不能接触，为了安全，设备应该提示使用人员正在传输刺激电流，通常在传输过程中还可以显示电流增强或减弱。首选听觉的方式，因为在刺激传送初期它不需要操作人员的视线从病人身上移开。另外，设备上配备的警告信号器也非常有用，当传输刺激时它可以警告提醒治疗小组的所有成员。警告器的优点是可以确保病人和参与治疗的人员完全准备好以后刺激才被传输。为了安全，当传输刺激的过程中出现故障或其他问题时，操作人员可以在瞬间中断刺激的传送（通过松开治疗按钮）。

第四节　抽搐发作连续时间

通过研究发现，性别、诊断、操作者及体重这 4 个因素可能对 MECT 治疗过程中抽搐发作时间无影响，而与年龄、电量、麻醉量、治疗总次数、全程治疗时间有关。国内有学者认为，MECT 成败的关键在于如何掌握麻醉药量与通电量的问题。学者翁巍骏也认为不同的年龄其初始电量不同，抽搐发作时间也不同，提出为了更好地抽搐发作，电量的选择应参考不同的年龄。其他研究也发现抽搐发作时间与年龄、电量及麻醉量呈弱的负相关，基本支持上述结论。朱良君等专家、学者通过对 500 例重性精神病的改良电休克治疗观察发现，抽搐发作时间与患者年龄呈负相关，不同的是他们发现抽搐发作时间与电量呈明显正相关，而与麻醉量无关，因此，三者之间具体关系有待于进一步验证。除此之外，还发现治疗总次数和全程治疗时间也与抽搐发作时间呈弱的正相关，即随着治疗次数的增加，抽搐发作时间也会相应延长。同样，治疗次数增加了，全程治疗时间自然延长，二者具有平行性，都影响抽搐发作时间。通过对上述影响因素进行逐步回归分析并建立回归方程后发现，电量和全程治疗时间这两个因素对抽搐发作时间影响最大，这一结论对临床治疗具有指导意义。抽搐发作时间过短，达不到治疗目的，因此，要想患者获得较好的临床治疗效果，抽搐发作时间必须适中。从回归方程不难看出，抽搐发作时间随着电量的增加减少，随着全程治疗时间的增加而增加。因此在 MECT 治疗过程中，选定合适的电量和全程治疗时间，可获得较满意的抽搐发作时间，至于具体电量及全程治疗时间的选取应参考患者的年龄、病情以及操作者的既往经验等综合考虑。每次抽搐发作至少应长于 25 秒，疗效与累加抽搐时间有关，用双侧 ECT 发现累加时间不足 200 秒者，临床症状仅有改善，超过 300 秒者，90% 的患者显效，每次延长发作持续 2 分钟以上，副作用大，需干预抽搐持续时间。抽搐持续时间与电刺激量、动脉及肺泡氧张力、某些兴奋剂如咖啡因的应用成正比，与抽搐阈值、动脉及肺泡二氧化碳张力、某些麻醉药及抗抽搐药成反比。电休克可能会引起焦虑和头痛，ECT 可以引起短暂的退行性记忆缺损和抽搐，发作之后 30 分钟内的记忆丧失，如果治疗在短时间内重复，这种记忆缺损就会形成；如果每周只治疗两三次，这种记忆缺损就不会发生。某些病人治疗之后可以出现持续数小时的意识模糊、头痛、恶心、眩晕等，一些措施可使这种副作用变得很轻微和相当短暂，单侧 ECT 治疗后很少出现副作用，少数病人有肌肉疼痛的主诉，特别是在下颌部。少数研究报告发现，在 ECT 之后一个月有的癫痫大发作，但是这种发作还可能有其他原因。如果真有发作现象，一般只见于治疗后一年之内；如果开口器和气管插管放置得不当，偶尔可以出现牙齿、舌和唇部的损伤。电极区可能有轻微的电灼伤。治疗时如未给予肌肉松弛剂，偶尔可以出现骨折，包括脊椎骨的压缩性骨折。如果事先进行了很好的麻醉术，适当改善了抽搐状态，这些躯体损伤情况是很少见到的。治疗抑郁症时，电休克的疗程为4~6次；治疗精神分裂症时，疗程为8次左右；开始时，每周2~3次；以后可以改为每周1次。

第五节　治疗时间间隔和治疗次数

治疗次数依临床效果而定，一般8~12次，治疗的间隔时间与副作用有关，隔日1次，每周3次；病情特别严重，如躁狂、自杀、精神病性症状的患者，治疗间隔应不短于48小时。短治疗间隔，如首先每天1次，连续几天后改为隔天1次，如果有严重的认知功能障碍或发展成谵妄时，应该考虑降低治疗的频率。相对于一周3次的治疗安排，有证据表明一周2次的治疗会取得同样的临床效果，但是反应率可能会减慢。每周治疗2次比每周治疗3次会较少发生严重的短期的认知错乱。在一些病例中，尽管ECT过程中每周1次的治疗会使疗效有限，但还是有必要将治疗减少到一周1次或者是中途停止治疗。治疗过程中使用多功能ECT监测仪（MECT），在持续的麻醉作用下一次治疗就可以产生一个以上的充分发作，这项技术的支持者建议采用MECT会减少治疗次数，缩短间隔时间，但是疗效却与传统的ECT相同。这种方法的批评者认为MECT会提高神经、心血管疾病的发病率和加重认知功能障碍。目前，美国有少数研究者在偶尔使用MECT的基础上发表了几篇关于MECT和传统ECT质量对比的报告。一些使用者用MECT对有高度麻醉风险或紧急需要对治疗有快速发作反应的病人进行保守治疗，另一些使用者在一次治疗中会限制发作的次数，在同一次治疗中诱导几次充分的发作要考虑患者的安全，并且目前缺乏多监护式电休克治疗（MMECT，Multiple monitored electroconvulsive therapy）优势的证据，因此不建议常规使用MMECT。偶尔，由于紧急的临床状况，在1次治疗中出现2次充分的发作还是可接受的。一般建议在以下情况使用MECT：病人在治疗中出现精神抑制药物的恶性综合征和难处理的发作紊乱，总的来说，在一次治疗中诱导3次或3次以上的充分发作是不可取的。病人经过多次治疗后必须获得完全的临床反应，总的治疗次数取决于病人病情的程度、临床疗效和认知功能障碍的严重程度。病情已经获得好转的病人，一旦达到最大疗效时就应该终止治疗。目前没有证据表明另外的急性期治疗病情最大限度好转后继续治疗会影响复发率。如果已经达到最大强度的治疗（如使用双侧放置电极和增加刺激强度），病人自身也表现出已经接受了最大程度的治疗，在额外增加 2 次治疗后仍然达不到最大临床疗效时，应该考虑终止 ECT 治疗。在 ECT 过程中，评估病人的反应应该着重于预测病人出现的症状有哪些改变，通常心境障碍的病人进行需要 6～12 次的 ECT 治疗，但是有些病人不到 6 次治疗时就表现出完全好转，另一些病人则需接受 10 次或 10 次以上的治疗后才表现出明显好转。在对某些精神分裂的患者的治疗中，由于缺乏临床反应而改变 ECT 技术，就会需要很多次治疗，对于临床疗效缓慢或极小的病人，在 6～10 次治疗后还需要继续进行治疗。在这个时候，可以考虑改变治疗技术，包括增加刺激强度、将单侧 ECT 切换成双侧 ECT、服用药物来增大疗效等（如给精神病患者另外加服安定药）。每个治疗场所都应该有关于治疗次数的标准，在进行急性期治疗前有正式的书面评估来说明是否需要继续 ECT 治疗，这种治疗次数通常是 12～20 次。建议额外增加 ECT 治疗次数时应该征得病人家属的同意，并且需要重新签订一份协议书。当考虑使用不常见的多次治疗时，可以和其他熟悉病人情况的精神病学医生会诊，也是很有好处的。由于复发或精神病症状重现，有时需要重复一些阶段的 ECT 治疗，重复某个过程的 ECT 治疗时，要考虑先前这个阶段治疗出现的反应，包括发生的副反应等。如果先前使用过或者是预定将要使用双侧电极，尤其要考虑认知副反应的持续时间和严重程度。没有证据表明重复 ECT 疗程会导致永久性脑结构损伤，也没有证据表明限定一生中最大数目的 ECT 治疗是合适的，然而复发的频率表明连续或持续治疗是无效的。对于需要重复急性期 ECT 治疗的患者，应当充分注意 ECT 后的药物治疗，包括类型、剂量和给药的持续期。如果药物治疗防止复发无效，或者由于副作用而无法忍受，或者患者同意，应当考虑进行连续或持续 ECT 治疗。不同于药物治疗，ECT 通常在好转后突然停止。相当一部分一开始对 ECT 治疗有效的患者，在 ECT 结束后 1～2 周之内逐渐恶化或复发，因此需要继续一个疗程的治疗。如果为防止复发紧随第二次 ECT 疗程而使用连续药物疗法，应当考虑逐渐结束第二次 ECT 疗程。尽管还没有被证实，在连续药物治疗的前几周，当药物起效期间每周进行 ECT 可以防止复发。

第六章　治疗相关药物以及注意事项

第一节　静脉麻醉药的使用和注意事项

在 MECT 中，使用麻醉药的目的是消除患者因使用肌松剂而产生的窒息濒死感，让患者不会意识到恐惧的感觉，特别是肌肉瘫痪和窒息感所引起的恐惧，但不会阻止抽搐。因此，应根据 MECT 的需要来决定麻醉时间的长短和麻醉深度，而麻醉时间和麻醉深度是由麻醉药种类和剂量决定的。MECT 治疗所需的时间短，理想的麻醉药应该具备以下特点：确保患者迅速进入无意识状态；注射时无疼痛感；不影响血液动力学；无抗惊厥特性；作用时间短，患者复原快；价格不昂贵。在国内，由于 MECT 治疗是一项相对较新的治疗技术，麻醉药使用剂量尚无统一标准，如丙泊酚使用剂量从 1 毫克/千克到 2.5 毫克/千克均可见到，使用剂量范围如此之大也是进行探讨的主要原因。首先，麻醉时间过长，患者长时间不能苏醒，轻则加重患者认知功能损害，重则导致患者死亡。其次，有资料报道，部分麻醉药具有不同程度的抗惊厥作用，麻醉过深会抑制癫痫发作，影响 MECT 疗效，未见加深麻醉对疗效有益的报道。最后，麻醉药对呼吸的抑制会增加呼吸道管理的难度，增加脑功能损伤可能，从而增大 MECT 的危险性。在 MECT 治疗中，影响麻醉药使用剂量的因素主要有以下几个方面：麻醉时间和深度，电休克治疗时间 5 分钟左右，发作时间 1～2 分钟；理想麻醉状态为患者处于浅昏迷状态，反射迟钝或消失，事后不能回忆即可。

电休克治疗本质是诱发患者癫痫大发作，癫痫发作本身也会导致患者意识丧失，MECT 中麻醉药的使用剂量不应以手术中常规使用剂量为准，应以 MECT 需要为原则，剂量要小于手术常规使用剂量。以丙泊酚为例，国内常用剂量为 2～2.5 毫克/千克，与手术中常用剂量接近，临床实践发现此剂量能明显缩短患者发作持续时间或降低发作强度，当剂量减低至 1～1.5 毫克/千克时，患者发作强度增加，持续时间延长，意识恢复较快，降低 MECT 治疗风险，增加了疗效。伴有心脏病、糖尿病等躯体疾病的患者，为避免癫痫大发作过于强烈，使相应脏器不能耐受或躯体疾病症状加重，应考虑适当增加麻醉深度。抗精神病药、抗抑郁剂的镇静作用很强，与麻醉药有协同作用，此时应减小麻醉药的使用剂量，但美国精神病学会 ECT 工作组认为，精神药物（抗抑郁药、抗精神病药、苯二氮䓬类、锂盐等）可能与麻醉药有交互作用和影响肌松药作用时间从而可能影响抽搐阈值，在 ECT 开始前所有的精神药物都应该停用，静脉麻醉药可使脑耗氧减少、脑代谢降低，对脑缺氧提供一定的保护作用。

MECT 的静脉麻醉药主要有硫喷妥钠、异丙酚和依托咪酯。硫喷妥钠作为一种传统电休克治疗的麻醉用药，以其麻醉性能强、作用时间短、经济而为临床广泛使用，但其有明显的不良反应，如患者出现苏醒较慢、心脏抑制、呼吸抑制、喉痉挛、分泌物多、松弛贲门括约肌易致胃内容物返流误吸。异丙酚是目前备受推崇的可控性强、麻醉效果确切、安全有效的新型静脉麻醉药，无呃逆、咳嗽、呕吐等副作用，相反有抗呕吐的作用。异丙酚和硫喷妥钠一样对呼吸和心血管有轻度抑制作用，可使呼吸变浅、潮气量减少，也可使血压下降并影响心律。异丙酚较硫喷妥钠的安全性更好，已逐渐取代后者，可在疗程中调整剂量，以便达到理想的效果。非去极化肌肉松弛剂适用于拟胆碱酯酶不足、胆碱酯酶抑制（如一些抗青光眼的二线药物或者是有机磷酸酯杀虫剂）、血钙过高、严重的神经肌肉疾病或损伤（如四肢麻痹、肌萎缩侧硬化症）、严重的骨质疏松、严重的肌肉僵化、恶性发热的家族史的病人。有严重烧伤的病人应避免使用琥珀酰胆碱，否则会导致更多的钾丢失。与琥珀酰胆碱相比较，atracurium、mivacurium、rocuronium 和 rapacuronium 麻痹的时间更长，价格更高。在诱导发作后，抗胆碱酯酶类药物，如新斯的明或毒扁豆碱与阿托品联用都可以改变它们的药效及其持续时间，这些药物药效的发生或是消除都应该被神经刺激器监测到。在使用电刺激之前，要确保有足够剂量的肌肉松弛剂来减少膝盖、脚踝、脚底的神经反射，降低肌肉的协调能力，减少或消除对神经刺激器的反应。神经刺激器尤其适用于肌肉松弛程度不能确定，肌肉骨骼并发症的高危人群，以及只能使用非去极化肌肉松弛剂的患者。去极化肌肉松弛剂如琥珀酰胆碱，只有当肌束抽搐现象完全消失的时候，它的药效才能最大程度发挥，通常在肌束抽搐停止后才进行电刺激，最后停止抽搐的部位一般是腿部。年老的病人达到完全松弛的时间通常比年轻人长，决定常用的拟胆碱酯酶水平和二丁卡因剂量是不可取的，因为有个人史或者家族史的病人在使用肌肉松弛剂后会延长无呼吸状态。在这种情况下，确定二丁卡因的剂量需要更多的信息。在前面的治疗中，不管是为了试验还是实际中需要延长无呼吸状态，都应该使用很小剂量的琥珀酰胆碱（如最初的剂量是 1~5 毫克），或者是改变 atracurium、rocuronium 的剂量。此外，麻醉医师还应该清楚医疗环境和其他药物可能会对肌肉松弛剂的药效产生影响。在首次 ECT 治疗后，部分病人会出现重度肌肉疼痛，如果患者剧烈的肌束抽搐是因为使用了琥珀酰胆碱，那么这种肌肉的痉挛性收缩很容易处理。使用箭毒（3~4.5 毫克，静脉用药）和 atracurium（3~4.5 毫克，静脉用药）可以缓解琥珀酰胆碱诱发的肌束抽搐。如果使用了上述药物，就有必要将琥珀酰胆碱的剂量提高 10%~25% 以取得和前面治疗相同程度的肌肉松弛，因为琥珀酰胆碱和 curariform 有竞争性抑制作用。值得注意的是，尽管在随后的治疗中并没有操作上的改变，但是主述肌肉疼痛的报告却并不常见。

全静脉麻醉（totalintravenousanesthe-sia，TIVA）是指全身麻醉的诱导与维持，所有的药物经静脉给予，不使用挥发性麻醉剂和氧化亚氮。组成 TIVA 的药物可分为三部分：镇静—催眠药，使病人意识消失和遗忘；麻醉性镇痛药，减低乃至消除对伤害刺激的反应；肌松药，一般应用非去极化肌松药达到肌肉松弛的目的。目前全静脉麻醉的临床应用尚不如吸入麻醉与静吸复合麻醉广泛，其主要原因是作用时间较长的药物如硫喷妥钠、地西泮、神经安定药等，容易造成药物蓄积和苏醒延迟；单次给药麻醉不平稳；麻醉深度的判断需丰富的经验，麻醉掌握不当可能出现手术中病人知晓手术过程。近年来，一些短效的静脉麻醉药与镇痛药的出现使静脉麻醉容易控制，靶控输注使静脉麻醉的给药方法得到了很大的进步，相信全静脉麻醉具有广阔的前途。TIVA 的优点是镇静、催眠、镇痛与肌松，可以根据外科手术的不同进行单独调节，不依靠肺运送麻醉药，可吸入高浓度氧，不需要专用的麻醉药挥发器。TIVA 术后恶心、呕吐发生率低，无恶性高热激发效应，无空气污染，但需要有专门的静脉通路。为了获得稳定的血药浓度，需要按照药代动力的规律给药，靶控输注的装置目前还不够普及，血药浓度窗口的确定需要大量的临床研究。吸入麻醉时，麻醉医师通常以 MAC 值为基础来调节麻醉深度；在使用靶控输注时，同样对不同的静脉麻醉药确定 CPSO 和 CPS 等参数。个体差异、年龄因素与药物相互作用等使药代动力学的计算复杂化。静脉麻醉药需要肝脏代谢与肾脏的排出，因此对麻醉苏醒的估计目前缺乏准确计算，输注时间相关半衰期（context - sensitivhalftime）在理论上对这一问题进行了说明，但是临床应用仍需要积累经验。适应证静脉麻醉适用于所有能够静脉开放的病人，在一些情况下优于吸入麻醉。氧化亚氮与吸入麻醉剂抑制体感诱发电位的振幅，改变其潜伏期，影响诱发电位的监测，对于需要体感或运动诱发电位监测的颅内与脊柱手术，TIVA 更好。心胸外科手术时，TIVA 的应用可以使病人吸入高浓度的氧，避免吸入麻醉药对呼吸道与肺循环的不利作用，如单肺通气麻醉、肺大泡、气胸、支气管镜检查、高频喷射通气、低氧血症等，不适合使用氧化亚氮的胸腔积液、气胸、内耳手术、肠梗阻等。

避免静脉麻醉中病人知晓是麻醉医师非常关心的问题，满意的麻醉应该是病人心血管和呼吸稳定、手术期间不动、无意识和无记忆，疼痛是机体对有害刺激意识上的感受，有害的刺激是否引起疼痛取决于刺激强度和病人当时的意识水平。全静脉麻醉中给予适当剂量阿片类药物以阻止对伤害刺激的感受，一定剂量的催眠药则使意识消失，这时便不会发生麻醉与手术中的知晓，知晓时病人处于意识状态，但是不一定有记忆和回忆。病人可在麻醉状态下对指令作出反应而无术后回忆，但也可呈现模糊记忆迹象而无知晓和明确的回忆。苯二氮䓬类药对明确的和模糊的记忆均产生抑制作用，意识是全无的现象，中枢神经系统的抑制达到一定阈值致意识消失。静脉麻醉的维持中病人意识恢复并出现知晓，往往是因血药浓度的波动而致效应室药物浓度降低。目前麻醉医师多凭临床经验避免麻醉中的知晓，缺少客观的依据。

阿片类麻醉性镇痛药虽然可以消除机体对刺激的心血管反应，但是要保证意识完全消失及不发生知晓，必须与催眠药（巴比妥类、异丙酚、依托咪酯等）复合应用。吸入麻醉药本身就是催眠药，因此吸入麻醉一般不会发生知晓现象，输注是解决静脉麻醉中维持稳定血药浓度的办法。随着 TCI 控制信息理论的不断完善及计算机控制输液泵系统的不断研究与改进，单一药物、一体化的 TCI 装置正在走向商业化，全静脉麻醉在此基础上会不断发展与推广。心血管系统全静脉麻醉（TIVA）的优点之一是使血流动力学得到较好的控制。多种药物同时使用时，麻醉剂之间具有相加性的"剂量—血流动力学相关效应"。依托咪酯对血流动力学干扰最小，但仍使心脏指数下降和机体血管阻力轻度升高；苯二氮䓬类药引起静脉扩张和外周血管阻力下降，因前负荷和后负荷都减少，心排出量短暂下降，若不处理，产生代偿性心律加快及轻度增强心肌收缩性；巴比妥类药引起血压、心脏每搏量、外周血管阻力浓度相关性的下降。异丙酚所引起的血流动力学改变比较明显，这是因为它的轻度负性心力作用与动静脉舒张，血压下降不伴有心动过速。冠心病和高血压病人经常使用 TIVA，能保证充分的供氧，从而减少心肌缺血的危险性。呼吸系统气量下降，产生短时间的缺氧，呼气中二氧化碳浓度升高，进而呼吸频率和每分钟通气量改变，许多催眠药干扰胸廓、膈、腹肌活动，加剧了通气和灌注的比例失调。异丙酚、芬太尼、氯胺酮并不损伤肺低氧血管收缩反射，从对中枢性呼吸影响来看，阿片类对中枢二氧化碳化学感受器的抑制最大。

值得一提的是，巴比妥类药和依托咪酯麻醉时中枢对氧的敏感性仍能够维持。一些静脉麻醉药，如氯胺酮、羟丁酸钠具有支气管舒张作用。内脏器官系统全麻期间，由于灌注压下降与内脏血管阻力改变，肝血流量下降 20% ~ 25%。如果心排出量保持不变，肝血流量的下降可能由自主神经系统的变化和控制性通气所引起，将麻醉药注入静脉，作用中枢神经系统而产生全麻状态者称静脉麻醉。常用药有硫喷妥钠、氯胺酮和羟丁酸钠等。硫喷妥钠为一种速效巴比妥类药，对中枢神经系有强烈而短暂的抑制作用，但镇痛效能差，神志消失后遇到痛刺激，除非全麻深度已接近于呼吸暂停，仍不免有躁动，对呼吸中枢有明显的抑制作用，特别是当静脉注射速度过快时更为显著，对交感神经有抑制作用，而使副交感神经相对兴奋，因此易发生喉痉挛及支气管痉挛，能抑制心肌和扩张外周血管，短时内快速注入大量药则易发生血压下降，除嚼肌外对其他肌肉无松弛作用。深麻醉下能抑制子宫收缩，既可透过胎盘而影响胎儿，又能降低颅内压和眼压。硫喷妥钠适用于全麻诱导，短小手术全麻、基础麻醉及抗惊厥治疗，禁用于呼吸道梗阻或难以保持通畅者、哮喘病、严重心功能不全、休克、严重贫血、严重肝肾功能不全及紫质症等，常用 2.5% 新配置的水溶液，分次小量静脉注射，成人一次量为 0.5 ~ 1 克，用于控制惊厥的量要比麻醉用量小。并发症以呼吸抑制和喉痉挛多见，静脉注射时应密切监测呼吸变化，呼吸抑制时应立即托起下颌，施行人工呼吸，待血内药浓度因重新分布而降低后，通气量可在 15 分钟左右恢复正常。喉痉挛发生之前常有呼吸抑制、缺氧及舌后坠情况，使喉头敏感，再加喉头受到外物直接刺激或神经反射，均易诱发喉痉挛。麻醉前应给阿托品预防，处理应停止一切刺激，保证呼吸道通畅，面罩吸氧或药物纠正等。

氯胺酮是一种速效、短效的静脉麻醉药，其药理作用是抑制大脑联络径路和丘脑新皮质系统，兴奋边缘系统。临床表现为痛觉丧失，意识模糊，似醒非醒，睁眼，呈木僵状，对环境变化毫无反应，曾被称作分离麻醉。氯胺酮能兴奋交感中枢和直接抑制心肌，常以兴奋为主而表现血压上升、心律增快等循环兴奋状态，常用量及注速对呼吸抑制轻，不影响肝肾功能，可保存嚼肌张力和咽喉反射，但无肌松作用，能增加唾液腺分泌，升高颅压和眼压，苏醒期常有兴奋和幻觉现象。氯胺酮麻醉单用只适合于短小及浅表手术，更多作复合麻醉使用于各种手术，由于它的镇痛效果强，作用及恢复快，不抑制循环，故更适于小儿、休克和危重病人的手术，适于野战麻醉，但严重高血压、颅内压高、眼压高、心力衰竭等均不宜选用。术前给予抗胆碱药或安定类药，静脉注射初量为 1～2 毫克/千克，30～60 秒钟起效，维持 10～15 分钟，可按初量的一半或全量酌情追加；肌肉注射 4～6 毫克/千克，3～4 分钟起效，维持 20～30 分钟，手术时间过长者应复合使用其他药，可用 0.1～0.2% 溶液静脉滴入。

羟丁酸钠简称 r－OH，是中枢神经的抑制性介质 γ—氨基丁酸中间代谢产物，是神经组织的能源，主要抑制大脑皮质、海马回和边缘系统，产生类似自然睡眠的麻醉状态，无镇痛作用。注药后可使血压升高，脉搏变慢，唾液分泌增多，快速注射可引起呼吸抑制和肌震颤等锥体外系症状，能促进钾离子向细胞内转移。本药毒性极小，常用作麻醉诱导和辅助，对心肺肝肾功能影响均小，尤适于危重、休克及颅内手术病人的复合麻醉，但高血压、癫痫、低血钾者应慎用。麻醉前宜用大量阿托品或复合吩噻嗪类药，首次剂量为 50～100 毫克/千克，总量为 2.5～5 克。静脉注射速度每分钟 1 克，给药后 10 分钟左右即可深睡，下颌松弛，咽喉反射受抑制，如加气管内表面麻醉，即可顺利进行气管插管，一次用药可维持 60 分钟，再次用药量为首剂的一半。病人术中知晓的情况在临床麻醉中仍时有发生，发生率随着肌松剂的应用而增加，并成为病人投诉及法律纠纷的主要原因之一，有必要将知晓、回忆和记忆区分开来。知晓即是一种感知状态，如有意识醒觉、认知，并能对指令做出反应，记忆能够接收、整合、储存刺激信息。20 世纪 70 年代，心理学家将记忆分为清晰记忆与模糊记忆。清晰记忆包括对先前的特定事件或刺激的有意回忆，模糊记忆对涉及过去事件相关的经历、思维、情感或行为无直接的记忆，回忆相当于清晰记忆。术中知晓并能服从指令的病人，也可能对术中的任何事件无回忆。前臂肌松剂隔离法是一种在注射肌松剂前用止血带将病人的前臂与身体的其他部位隔离开来的方法，这样在麻醉偏浅时，病人虽然身体其他部位因肌松剂作用已不能活动，但仍可以活动前臂或对指令做出反应。1986 年 Russell 用前臂肌松剂隔离法对 25 名用氧化亚氮麻醉的病人进行研究，11 名病人对指令有反应，9 名病人术中睁眼，但仅 1 名病人对术中事件有回忆。在另一项用前臂肌松剂隔离法的研究中，36 名妇女在全麻的状态下行剖宫产，12 名能遵从指令，但仅 3 人有回忆。尽管病人对术中事件可能无知晓记忆，但仍可能有模糊记忆。例如，病人（催眠后）能陈述全麻时播放的故事的模糊记忆，麻醉中亦可能发生潜意识的认知，如麻醉中受到良性暗示的病人对镇痛药的需要量少，且术后恢复较未受良性暗示的病人好，模糊记忆可导致急性或慢性精神障碍或术后持续数年的噩梦。

一份回顾性研究资料表明，麻醉中并无知晓或回忆的病人，仍有 30% 术后有睡眠障碍，18% 有噩梦。不同手术和麻醉方法术中回忆的发生率有所不同。据不同文献报道，应用肌松剂的病人术中回忆的发生率为 0.5% ~4%。知晓和回忆的发生率在高危、血流动力学不稳定的病人及急诊手术的病人中更高，原因可能与病情危急不能耐受麻醉，麻醉药、镇痛药用量较小有关。在一组创伤后实施手术的病人中，血流动力学不稳定的病人 43% 有术中知晓，而血流动力学稳定的病人麻醉药用量较大，仅 11% 有术中知晓。一些病人认为术中知晓和回忆是他们在医院最糟糕的经历。麻醉偏浅和知晓可导致术后或创伤后精神障碍，若能通过监测对术中知晓和回忆做出及时的诊断和恰当的治疗，也许有助于防止慢性精神障碍发展。但目前尚无一种实时、可靠的方法来预测术中知晓，得知肌松病人术中知晓和回忆的唯一方法是术后随访，但有些病人会因随访者提问措词不当而否认术中有任何回忆，而且有些事件的回忆须在催眠下才能诱出。根据临床体征，将乙醚麻醉分为四个期：第一期为痛觉消失期，以镇痛、遗忘、镇静为特点，睑反射存在，胸腹式呼吸慢而规律。第二期为谵妄期，表现为兴奋，意识消失，躁动，通气不规则且不能预测，瞳孔散大，睑反射存在，呕吐、喉痉挛或心律失常的危险性增加。第三期为外科手术期，又分为四级：第一级轻度的骨骼肌松弛，呼吸规律，眼肌活跃；第二级呼气时间长于吸气时间，并伴有吸气暂停，眼球固定；第三级腹肌松弛，睑反射消失；第四级肋间肌完全麻痹，出现反常呼吸，呼吸不规律，瞳孔散大。第四期为延髓麻痹期，肌肉完全松弛，呼吸停止及循环衰竭。当时，此期病人可能以死亡告终，现在应用机械通气和有效的环支持使此期的病人多数得到救治。

1954 年学者 Artusio 将 Guedel 的第一期进一步分为三级：第一级骨骼肌轻度松弛，病人无遗忘（记忆缺失）和疼痛；第二级，病人完全遗忘（记忆缺失），部分镇痛；第三级，病人完全遗忘（记忆缺失）及疼痛。这些临床指征和分期在应用乙醚、环丙烷（cyclopro - pane）麻醉时适用，但随着其他麻醉药的应用及治疗药物种类的增加，其临床应用价值受到质疑。如 Spackman 等发现单纯异氟烷麻醉时，即使异氟烷浓度高至产生 EEG 爆发抑制，仍未能减轻喉镜置入时的血流动力学的反应，此发现提示麻醉和镇痛是由不同机制介导的，在应用简箭毒碱后，Guedel 和 Artusio 的麻醉深度分期的判断变得更为困难。麻醉偏浅的经典临床指征，如体动、眼球活动、呼吸节律、频率、潮气量的改变和肌松的等级在应用神经肌肉松弛剂（NMBAs）后消失，Guede 分级的几个成分中的 7 个与骨骼肌张力有关，仅存留 2 项瞳孔大小和流泪反应，在临床上不足以用于判断麻醉深度，尤其是在合并应用阿片类镇痛药时。而血流动力学反应等其他麻醉偏浅指征亦因麻醉药或术中其他治疗用药的药理作用而无法测出，例如，阿片类可阻断交感反应，而受体阻滞剂则可减轻（心血管）高敏或心动过速反应。病人术中知晓却无法表达的问题越来越突出，因此迫切需要实时、确切地判断麻醉深度，合理指导、调整临床麻醉。学者 Prys - Roberts 认为，麻醉状态即是药物诱导的无意识状态，而疼痛是清醒状态下对伤害性刺激的感知，一旦病人意识消失，便既不能感知也不能回忆疼痛，而且意识消失是一种全或无的现象，因此，麻醉不存在深度和分级。鉴于 Kissin 和 Prys - Roberts 的理论，"麻醉深度"这一术语可能是不恰当的。根据他们的理论，麻醉是由一个或多个药物的不同药效组成的，一种药物可能通过不同的机制产生几种作用。例如，阿片类可通过两种机制起作用：其一是通过特殊受体，其二与脂溶性有关。学者 Weston 和 Roth 提示挥发性麻醉剂通过多制及多效应点起作用，根据剂量的不同，吸入性麻醉剂可消除疼痛的接收，停止运动（MAC），减轻自主神经反应及一定程度的骨骼肌松弛。阿片类小剂量即可镇痛，但作为麻醉诱导却需较大剂量，同时它们也可能引致肌僵直。复合用药使麻醉深度的监测更加复杂，例如，学者 Kissin 等证实阿片类与巴比妥类联合用药在阻断翻正反射时有协同作用，但对夹尾反射却有拮抗作用，一种麻醉药可有数种由不同机制参与的效应组成。临床麻醉中给予几种不同的药物以达到遗忘、镇静、镇痛及肌松，而应激反应则常通过应用阿片类或特定的中枢或外周交感神经阻滞剂来减轻。不同病人对镇静、镇痛药的需要量存在显著差异。进行小的手术操作，有些病人仅需轻微镇静，而另一些则需深度镇静。如前所述，血流动力学以外的其他临床指征亦被用于监测麻醉深度，如出汗和流泪，但它们既不敏感又非特异。在一项 30 名产妇行择期剖宫产的研究中，术中知晓，血流动力学及体动反应发生率高，而像眼球会聚、瞳孔大小和出汗则不明显。学者 Hilgenberg 报道一例二尖瓣置换的病人术中知晓，但无血流动力学变化、出汗、流泪或体动等任何显示麻醉偏浅的征象，出汗在低温时失去其诊断价值。大量输血、长时间手术、低体温也会减轻出汗反应。心脏病人体外循环前后，病人的体温在深低温至升温时大幅度变化，限制了出汗反应。此外，在某一特定阶段，如大量液体平衡转移，可导致麻醉药的药代动力学的变化。此类病人对手术的回忆及术后睡眠障碍的发生率较高。瞳孔散大作为麻醉偏浅及交感兴奋的征象，在眼部手术后或应用眼科药物、阿片类和阿托品时失去其应用价值，对伤害性刺激的血流动力学反应并不一定意味术中知晓、麻醉偏浅或对疼痛有感觉。脑死亡机体在器官取出时仍可观察到对切皮的血流动力学反应，对伤害性刺激的血流动力学及体动反应可能不仅有中枢神经系统的参与，还有脊髓丘脑束的介入并与脊髓反射弧对肾上腺髓质的刺激有关。心脏病人术中分离主动脉等操作可致心动过速及高血压，而且有时不能用镇痛药和麻醉药来控制，需应用血管活性药物。

学者 Monk 等用异氟烷、阿芬太尼或三甲嗪方芬来降低阿芬太尼氧化亚氮麻醉病人术中的高血压，并对血流动力学及应激时激素反应进行评估。结果显示不管激素反应的类型如何，三组的血流动力学资料相似，三种药物中未发现哪种药物在控制应激反应方面有优势。此研究表明麻醉剂、镇痛剂或交感神经阻断剂均可阻断血流动力学及激素的应激反应，因此，血压、心律、眼部征象、流泪和出汗并不能用于预测机体对伤害性刺激的反应，在无任何刺激的情况下，这些参数与麻醉期间的麻醉药剂量或浓度并不相关，也无助于监测术中知晓和术后回忆。

麻醉前要详细了解病情，进行必要体检，认真检查麻醉药品、器具准备情况和仪器运行情况。实施麻醉前，认真核对病人姓名、性别、年龄、床号、诊断、手术部位、手术名称等，根据病情与麻醉方法实施必要监测，随时注意监测仪是否正常运行。实施麻醉时，严格执行操作规程及无菌操作制度，麻醉期间不得兼顾其他工作，不得擅自离开岗位，必须保持高度警惕，严密观察病情，及时发现病情变化，准确诊断，妥善处理。如病情发生突变，应迅速判断其临床意义，并及时向上级医师报告，同时告知术者，共同研究，积极处理，认真及时填写麻醉记录单。术中每分钟记录一次血压、脉搏、呼吸、氧饱和度，必要时给予心电图、中心静脉压、尿量、体温、呼末二氧化碳、血气等监测，每30分钟记录一次，如病情不稳定时应反复监测并记录。术中详细记录麻醉期间用药、输血输液量、丢失量、主要手术步骤及有关并发症等，严格掌握病人麻醉恢复标准，不达标准，不离病人，全麻及危重病人，须待病情许可后由麻醉者或恢复室医师护送回病房，认真做好交接班。麻醉中使用过的药品空瓶，均应保留至病人送出手术室止，麻醉前一天由专人或实施麻醉者到病房访视病人，详细了解病情，进行必要体检。如发现术前准备不足，应向手术医师建议或补充实验室检查或特殊检查，并商讨最佳手术时机，病人对手术和麻醉的耐受力，进行 ASA 评级，选定麻醉方法和麻醉前用药，开麻醉前医嘱。向病人介绍麻醉方式及围手术期必须注意与配合的事项，解除病人思想顾虑，使之增强信心，向病人家属介绍病情和麻醉有关情况，填写麻醉知情同意书，并办理家属或患者本人签字手续，认真填写术前会诊单。手术当天早会由会诊者向全科报告会诊情况，决定麻醉方法。遇有疑难危重病人，应重点进行讨论，制订合适的麻醉实施方案，对麻醉中可能发生的问题提出积极的防范对策。麻醉前讨论在科主任主持下认真进行，必要时向医教科汇报备案，并载入病程记录内和通知经管医师，一般应在术后 24 小时内对麻醉后病人进行首次随访，特殊病人特殊情况随时加强随访，以了解麻醉后医嘱执行情况和有关麻醉并发症等。将随访结果详细记录在麻醉记录单上，必要时记录在病程上。遇与麻醉有关的并发症，应会同经治医师共同处理或提出处理意见，随访至情况好转发现麻醉后严重并发症，必须在科内进行讨论，分析原因，提出措施，吸取教训，并向医院主管部门报告，如发生麻醉意外、事故、差错，按医疗安全管理规定执行。经常开展医疗安全教育，加强麻醉科全体人员的工作责任心和安全意识。严格遵守各项制度和操作规程，定期检查实施情况并进行奖罚。充分做好麻醉前准备，不论施行何种麻醉都要求做到思想、组织、药品、器械落实。熟悉紧急用品的位置，熟练掌握气管内插管等应急操作技能和心肺脑复苏技术，凡遇危重疑难病人，上级医师、科主任要亲临第一线，负责医师要密切观察病情并随时记录，发现问题及时处理。严格查对制度，熟悉使用药物的药理作用、配伍禁忌，用药需二人核对药名、浓度、剂量。熟练掌握麻醉机、呼吸机及各种监护设备的使用方法，并具备正确判断伪差及排除故障的能力。使用易燃易爆麻醉药品时，严防起火爆炸，室内各种气体钢瓶要有醒目标记，用后空瓶应移出手术间并挂牌说明。接触病人的电器设备严防漏电。疼痛治疗和术后镇痛是新开展的技术，应加强管理，要有相应的质量和安全保证制度，不断总结经验，保证治疗效果，确保病人安全。凡发生重大事件，应在 24 小时内报告所属市（地）麻醉质控中心，一周内书面报告省级麻醉质控中心。

麻醉中消耗的药品，于麻醉结束当日，由麻醉科医师书写处方，专人领取或用电脑统一管理，毒性药品、精神药品按有关管理办法执行。麻醉药品包括阿片类、可卡因类，如哌替啶、吗啡、芬太尼等实行"六专"（专人、专柜、专锁、专册、专处方、专交班）管理，班班交接，定期清点。专册包括病人姓名、手术名称、麻醉方法、用量、残药处理等。抢救用药品要定量保管，并按规定地点和顺序放置，保证供应。及时补充消耗药品和清理过期失效药品，药品一律不准出借。贵重仪器应由专人负责保管，严格按规程操作。使用人员须经技术培训和考核合格后方可操作，违章操作如损坏机器，按院赔偿规定负责赔偿；如造成病人痛苦或并发症的，按医疗有关规定处理。平时要做好仪器设备的保养和维修工作，发现故障后，应报告仪器保管负责人和科主任，并填维修单，向维修部门提出请求。建立贵重仪器档案，包括购买时间、价格、验收报告、启用时间、使用说明书、维修记录等。定期请设备科维修保养，包括内部清洁除尘、性能检测、仪表数据校准、易损件定期更换、电器安全监测等。计量设备要定期鉴定，并将鉴定结论粘贴在设备上。麻醉用具保管消毒制度：由专人负责麻醉用具的请领、保管。在每个病人进行麻醉操作前后，麻醉者均应用肥皂或消毒剂及清水洗手，入手术室前应按规定着装。麻醉机、回路、抽吸设备等处理：每个病人麻醉结束后，所有可废弃的物件如吸痰管、气管导管、牙垫、螺纹臂等一次性用品，应按感染质控管理要求放在手术室指定的地方统一处理，不废弃的物品如呼吸囊、双腔导管等，应用流水冲洗后放入熏箱或用环氧乙烷进行消毒。所有不废弃的金属器具应进行高压灭菌消毒。咽喉镜在每次使用后，用水及消毒液冲，酒精擦净。遇有传染病者，物品必须用消毒水浸泡。检查电源处于备用状态。麻醉结束后，用去污剂抹洗麻醉机、手推车、监护仪等。

目前电休克治疗在神经系统疾病中的应用主要是个案报道，其治疗效果并不确切。不同文献中 ECT 在各种疾病中的治疗参数及疗程各不相同，如电极位置和电量的选择，这也需要进一步研究以使治疗的实施规范化。综上所述，电休克治疗可能对于部分难治性的、耐药的精神疾病及神经疾病也是安全面有效的，但其适应证是否能够得到进一步推广，仍需更多进一步大规模的试验研究以证实。目前电休克治疗作为精神科疾病的一种主要治疗手段，将来亦有望发展成为神经疾病的治疗措施。电休克治疗在神经病学领域中的研究，希望能够引起更多研究者对于电休克治疗在神经疾病治疗中的兴趣。相信经过一段时间的探索，电休克治疗能够在神经系统疾病的临床治疗中发挥作用。

临床研究发现，MECT 抽搐高峰期患者的血压与心律可较入室时升高 25% ~55%，其引起的血流动力学剧变可使心脏耗氧量增加 2 ~4 倍，左室收缩及舒张功能减低，容易导致老年或先存心脑血管疾病的患者发生心肌缺血、心梗、室性心动过速及脑出血等意外。而应激激素分泌过于强烈和持久，可导致能量过分消耗、组织严重缺血，从而增加潜在并发症的发生率。因此，如何维持 MECT 期间血流动力学稳定、降低电击引起的应激反应一直是麻醉医师关注的重点。DEX 作为新型、高选择性的 α2 肾上腺素能受体激动剂，可以发挥镇静、镇痛、催眠、抗焦虑、遗忘以及抑制交感神经活性作用，可有效抑制手术等伤害性刺激导致的强烈应激反应。DEX 分布半衰期短，约 6 分钟，单次短时间静脉滴注消除率高，输注 10 分钟其半衰期为 4 分钟，对呼吸无抑制，小剂量给药时仅表现为轻度降低血压和心律，因此认为是适合 MECT 的辅助用药。其在 MECT 术中的应用研究较少，且关于术前使用 DEX 是否可以降低电击引起的血液应激激素水平变化以及不同剂量 DEX 复合丙泊酚麻醉用于 MECT 患者的研究均尚未见报道。

ECT 治疗带来的主要副作用为电刺激引起的强烈应激反应和术后的头痛、恶心、烦躁，电抽搐引起的血流动力学剧变容易导致心脑血管意外，而心脑血管意外是老年或先存心脑血管疾病患者 MECT 治疗死亡的首要原因，同时 MECT 前给予一定剂量的 β 受体阻滞剂或降压药物并不能有效阻止心血管反应的发生。因此，对于麻醉医生而言，如何为 MECT 患者保驾护航，减少患者的痛苦，减轻术中应激反应及术后不良反应，仍是一个需要不断探索和改进的过程。盐酸右美托咪定（DEX）与可乐定对 α2 受体的特异性之比为 8:1，选择性更高，半衰期也更短，DEX 通过激活中枢神经系统中突触后膜的 α2 - AR，降低交感神经张力，降低血压和心律，同时兴奋交感神经末梢的突触前 α2 - AR，抑制 NE 释放，减轻应激反应。学者 MizrakA 等研究发现，0.5 微克/千克 DEX 复合丙泊酚麻醉可维持 MECT 期间血流动力学平稳，DEX 用于逆行胰胆管造影（ERCP）术的研究报道，0.5 微克/千克负荷量的 DEX 可较好的抑制术中的应激反应，且低氧血症、心动过缓及低血压的发生率较 1 微克/千克组明显降低。由于精神病患者长期服用的抗精神病药物多具有中枢神经系统抑制性，其对镇静药物的需求量可能较正常者少，因此研究设定了三种不同 DEX 剂量，分别为 0.2 微克/千克、0.4 微克/千克和 0.6 微克/千克，且通过预试验发现这三个剂量均安全可行，因此拟在评价安全性及有效性的基础上探索减轻 MECT 应激反应的最佳配伍方案。术前给予小剂量的 DEX，减轻 MECT 术引起的应激反应，从而削弱 MAP 和 HR 峰值及减少 E、NE、Cor 释放，这可能与 DEX 激动脑干蓝斑核突触前膜上的 α2 肾上腺素能受体，减少传导通路上儿茶酚胺的释放，从而使交感神经活性下降，减轻应激反应有关。D1 组在电刺激后，血流动力学及应激激素变化较大，对有潜在心血管疾病的患者仍有较高风险。同时，T6 时 D1 组 MAP 明显高于 T0，HR 却明显低于 T0，说明 DEX 对 HR 的抑制较 MAP 更为明显。D3 组虽可抑制强电流刺激导致的应激反应峰值，但一旦解除干预，平均动脉压和心律下降幅度较大，易致麻醉过深，且 D3 组 T1 时有 1 例出现 BP 小于 85/55 毫米汞柱，4 例 HR 小于 50 次/分钟，在分别给予麻黄碱、阿托品后恢复正常。这提示 0.6 微克/千克 DEX 对精神病患者的循环系统抑制过深，可能与其长期服用抗精神病药有关，而 D2 组在削弱电击后应激反应的力度和时间上均优于 D1 组，且无明显不良反应发生。

　　DEX 剂量依赖性可减轻 MECT 术后烦躁、头痛以及丙泊酚注射痛的发生率，位于脑干的蓝斑核是大脑内负责调解睡眠和觉醒的关键部位，同时是体内 α2 - AR 最密集的区域，术后烦躁的减轻可能与 DEX 作用于蓝斑核的 α2 - AR，从而发挥易被唤醒的中枢性镇静作用有关。一项针对志愿者开展的研究发现，在使用 DEX 镇静和人类自然睡眠两种状态下的血流信号在功能磁共振成像上非常相似，类似生理睡眠的特点使得患者更容易合作、配合医生的指令。而 DEX 减轻丙泊酚注射痛与头痛可能与其镇痛作用有关，机制可能为 DEX 与脊髓背角神经元上的 α2 - AR 结合，使神经元细胞超级化，阻断疼痛信号向大脑的传导，也可能与抑制了 P 物质、CGRP 等感觉神经递质释放有关。此外，有研究发现 DEX 可明显减少阿片类药物用量，在镇痛作用上二者有一定的协同性。小剂量范围的 DEX 复合丙泊酚应用于 MECT 术安全有效，可剂量依赖性地减轻应激反应、术后不良反应，且不影响自主呼吸恢复时间和治疗效果。综合考虑认为，0.2 微克/千克组应激反应较大，0.6 微克/千克组抑制较深，以 0.4 微克/千克组更为适当。长期以来，氯胺酮一直被作为电休克治疗的备选麻醉药，最近有多项研究显示，在低于麻醉所需剂量时，该药通过静脉及鼻腔给药可有效抗抑郁。

现代 ECT 使用完全而短暂的全身麻醉，辅以给氧及肌肉松弛，麻醉技术与 ECT 治疗的质量息息相关，这不仅是从患者舒适及安全的角度而言，事实上，发作所产生的疗效也受到麻醉药物及气道管理的影响。在美国，最常使用的麻醉诱导剂是美索比妥和丙泊酚，而硫喷妥钠、依托咪酯及氯胺酮使用较前两种少，常作为备选药物。很多麻醉剂均具有抗惊厥效应，包括所有的巴比妥类药物及丙泊酚，尽管这一点对于 ECT 诱导而言并非好的特性，但对于绝大部分患者而言，美索比妥和丙泊酚都是令人满意的选择。美索比妥之所以被用作 ECT 麻醉剂，主要因其具有以下优点：起效快速，作用时间短，抗惊厥效应不强，效果可预测，血液动力学指标较为理想，价格低廉。美索比妥的使用会造成患者在静脉注射时有疼痛感，且发挥效应的过程不像丙泊酚那样"平滑"。另外，鉴于其所具有的抗惊厥效应，美索比妥也可用于终止 ECT 的延长发作。丙泊酚是一种乳白色液体，在起效及作用时间方面，该药与美索比妥类似。丙泊酚也具有良好的血液动力学指标，发挥效应更加平顺，发作后激越的风险更低，注射该药时，患者同样会感到疼痛，且抗惊厥效应比美索比妥强很多，这也决定了该药不适合用于某些惊厥阈高的个体和/或持续时间很短的发作。若干项研究得到结论：尽管丙泊酚存在抗惊厥属性，使用该药作为 ECT 麻醉诱导剂并不会降低抗抑郁治疗的预后，丙泊酚的抗惊厥属性使其成为年轻患者 ECT 的理想选择。与其他地区相比，硫喷妥钠在美国的使用相对较少，大约为美索比妥的一半。与美索比妥相比，该药起效较慢，但持续时间更长，硫喷妥钠常被用于要求抗惊厥效应较低，或血液动力学须重点关照的情况。该药的缺点在于，重复给药可能导致肾上腺抑制，且诱导阶段出现肌阵挛的可能性更高。

长期以来，氯胺酮一直被用作 ECT 发作需要增强时的备选麻醉剂，最近人们使用该药的目的在于直接增强 ECT 的抗抑郁效应及减轻认知损害。氯胺酮是一种"分离"麻醉剂，于1964年由苯环己哌啶衍生出来，作用机制为非竞争性拮抗 N - 甲基 - D - 天冬氨酸（NMDA）受体。目前，该药主要用于诱导全身麻醉，或作为有效成分之一为手术及其他操作提供镇痛效应。氯胺酮以 1 毫克/千克体重的剂量经静脉给药后，即可达到血药浓度峰值，进而诱导全麻状态，此时患者对语音要求或疼痛刺激无反应，整个诱导过程持续 60 ~ 90 秒，极少超过 5 分钟。眼球震颤是氯胺酮导致的标志性体征，临床医生可据此判断麻醉深度，从开始麻醉到患者完全无意识,氯胺酮所需时间较美索比妥长,而注射肌松剂琥珀胆碱的时间可能也需要推迟,ECT团队对此应有所准备。除 NMDA 通路效应之外,通过增加儿茶酚胺类物质释放及减少再摄取,氯胺酮还可产生中等程度的拟交感效应,进而导致心动过速及高血压。对于那些不能耐受氯胺酮副作用的患者而言,氯胺酮和丙泊酚的混合制剂"氯泊酚"(ketofol)或许更合适。同时给予氯胺酮及丙泊酚,两种药物所需剂量均可减少,治疗效应叠加,风险则被规避,前者的促惊厥及潜在抗抑郁效应可与后者的平滑诱导和醒转属性相结合,后者可抵消前者升高血压的副作用,而更低剂量的丙泊酚对发的消极影响也更低。学者 Rasmussen 及其同事曾开展了一项纳入 10 名患者的研究,他们发现,1~3 毫克/千克的氯胺酮对 ECT 发作不具有增强效应。然而,学者 Krystal 及其同事在另一项比较氯胺酮及美索比妥的研究中发现,平均剂量为 1.3 毫克/千克的氯胺酮延长了 83% (30/36) 的患者的发作时间,同时增加了脑电图发作幅度,其中一名患者在使用美索比妥做麻醉诱导剂时无法发作,而换用氯胺酮后即发作成功。在一项纳入了 16 名使用氯胺酮患者的回顾性病例研究中,发作时长与其他药物相比并无区别。然而,使用氯胺酮时的一致性(即运动发作与脑电发作时长的比值)更高,而该比值是发作质量的标志。在一项纳入了 22 名患者的研究中,研究者在硫喷妥钠的基础上联用了 0.5 毫克/千克的氯胺酮或盐水,结果显示两组在发作时长方面并无差异;在另一项研究中,研究者在丙泊酚的基础上联用了 0.4 毫克/千克的氯胺酮或盐水,两组在发作阈及发作时长同样未见差异。学者 Yoosefi 及其同事比较了硫喷妥钠与氯胺酮的疗效,结果显示,那些接受 1~2 毫克/千克氯胺酮麻醉诱导的患者发作时间更长,发作所需电量更小。最近由学者 Rasmussen 及其同事开展的一项研究则显示,与美索比妥组相比,1 毫克/千克氯胺酮发作的时间更长。一项涉及氯胺酮、硫喷妥钠、依托咪酯及丙泊酚的大规模病例回顾研究显示,与丙泊酚和硫喷妥钠相比,经氯胺酮及依托咪酯麻醉诱导的 ECT 发作质量更高。

ECT 中应用氯胺酮的另一个目的在于降低该治疗的负性认知效应,与美索比妥组相比,氯胺酮组在 ECT 治疗后正确再定向所需时间更短。还有研究显示,与硫喷妥钠相比,接受氯胺酮诱导的患者 MMSE 减分更少,最终改善也更明显,6 次 ECT 治疗后,接受 1 毫克/千克氯胺酮诱导的患者回忆词汇的能力较依托咪酯组患者强。然而,基于广泛的神经心理学测试结果,当 0.5 毫克/千克的氯胺酮与硫喷妥钠或丙泊酚联用时,氯胺酮并未在研究所纳入的 22 名患者中显示出认知方面的优势。另外，在 MMSE 得分及 ECT 后再定向得分方面，氯胺酮与美索比妥亦无差异。最近，NIMH、耶鲁大学及西奈山伊坎医学院的开创性研究揭示了氯胺酮所固有的抗抑郁属性，这些发现也导致了人们对于此种效应能否与 ECT 协同的再审视。有研究报告称，对于那些前两次 ECT 治疗发作失败的患者，氯胺酮诱导带来了突出且迅速的心境改善。与之类似，有研究显示，单次肌肉注射镇静所需剂量的氯胺酮后，患者在一次 ECT 治疗后即出现了戏剧性的心境改善。学者 Okamoto 及其同事报告称，接受氯胺酮诱导的 11 名患者在 4 次 ECT 治疗后的 HAM－D 得分下降幅度显著大于丙泊酚组，但这一优势在疗程结束时即消失了。另一项研究的设计则颇不同寻常，患者接受单次 ECT 治疗，然后连续观察一周。该研究显示，与单独应用丙泊酚诱导相比，单独应用氯胺酮或联用丙泊酚者在 ECT 治疗后的第 1、2、3 天 HAM－D 得分下降更为显著，但在每一周的最后几天，这一优势也消失了。另一项研究中，受试者在硫喷妥钠或丙泊酚的基础上联用 0.5 毫克/千克的氯胺酮或生理盐水。研究显示，前者抗抑郁效应较后者有中等程度的升高，但在疗程结束时，这一差异即消失。学者 Abdallah 及其同事则报告称，在硫喷妥钠的基础上联用 0.5 毫克/千克氯胺酮并不能强化抗抑郁效应，同样，在丙泊酚基础上联用氯胺酮也未体现出优势。与硫喷妥钠组相比，氯胺酮在早期展现出抗抑郁效应，但这一差异在 ECT 疗程结束时即消失。在抗抑郁效应方面，学者 Rasmussen 及其同事所开展的研究也未能显示出氯胺酮相比于美索比妥的优势。

大量研究显示，氯胺酮作为 ECT 备选麻醉药的安全性及耐受性良好，尽管可能导致高血压及分离/幻觉效应，上述副作用均较易处理，发生频率也不至于对其临床应用构成严重影响。一般认为，与美索比妥及丙泊酚相比，氯胺酮的抗惊厥效应更弱，甚至可能具有轻度促惊厥效应。因此，该药在那些高惊厥阈患者、极短发作或发作不理想患者的 ECT 治疗中占有一席之地。最令人迷惑以及失望之处在于，在与 ECT 联用时，氯胺酮未能显示出哪怕中等程度的附加抗抑郁效应，一部分原因在于"天花板效应"，意即 ECT 抗抑郁效果已经足够强大，在此基础上继续出现显著改善的难度很大。从理论上讲，如果 ECT 与氯胺酮具有相同的谷氨酸能系统抗抑郁机制，那么期待两者产生巨大的协同作用是不现实的，原因仍在于 ECT 本身的强大。另一种可能性在于，即使某些 ECT 研究所使用的是与抗抑郁时相仿的剂量，但在一般的研究中，作为麻醉诱导之用的氯胺酮剂量可达到抗抑郁剂量的 2 倍，这一剂量或许并非抗抑郁的最佳剂量。

还需要大规模的设计严谨的研究，以探讨氯胺酮在 ECT 治疗中的应用，未来的研究可能指引如何更好地发挥两者的协同效应。

第二节　肌肉松弛药的使用和注意事项

氯唑沙宗，中文别名肌肉松弛剂，用于各种急慢性软组织（肌肉、韧带）扭伤、挫伤，运动后肌肉酸痛，中枢神经病变引起的肌肉痉挛及慢性筋膜炎。MECT 中加用肌肉松弛药，可使全身骨骼肌肉达到肌松要求，避免 MECT 时全身肌肉强烈抽搐而引起的骨折等并发症。MECT 中最常使用去极化肌松药琥珀胆碱，其具有起效快、时效短、肌松佳等优点，现多用于困难插管和需要一定肌松的短小手术。当然，如同手术麻醉中的应用一样，它有很多不良反应，如肌颤、术后肌痛、颅内压和眼内压升高、恶性高热和高血钾，特别是恶性高热。琥珀胆碱易引发高血钾，血钾过高会导致心脏骤停，治疗中若怀疑有高血钾发生，应及时处理，如快速利尿或予钙剂。MECT 使用肌肉松弛剂的目的是阻止肌肉骨骼发生如下不良反应：①在肌松过程中，去极系统的损伤，如骨折和血压增高，改善气道管理；②肌松使用剂量过度状态不利于氧合成，而且降低抽搐发作过程中肌力会导致呼吸恢复时间延长，对治疗没有益处；③氯化琥珀起的副作用主要是由于四肢和躯干部位的骨骼肌收胆碱可使颅内压增高，在治疗过程中要达到消除四肢和躯干部疗的危险性；④剂量过大时，氯化琥珀胆碱位的骨骼肌收缩。由于氯化琥胆碱不仅对骨骼肌作用明显，还会对平滑肌产生较强作用，对内脏神经系统作用，导致胃内压升高、收缩幽门、松弛贲门等，所以在骨骼肌收缩完全消除的同时引起肠道反应，增加返流、误吸等风险。

目前，肌肉松弛剂的使用剂量为经验性选择，收缩仍然可能存在，但由于不会引起骨折等不良后果，常用剂量一般氯化琥珀胆碱 0.5 ~ 1.4 毫克/千克。没有必要增加肌松剂剂量导致完全的瘫痪，这样会增加治疗的危险性，建议减少用量，最小可用至 0.3 毫克/千克。应用肌松剂时，ECT 刺激前应该确保患者肌肉完全松弛，以减少不良反应，降低治疗风险。如果患者出现大关节的抽搐，剂量应增加；如果患者肌肉松弛过度，以后治疗时应减小肌松药的使用剂量，以达到预防抽搐损伤的最小剂量为原则。判断肌肉是否松弛除根据观察到明显的肌松过程外，还可以根据以下三点：①使用肌松药后两侧肢体出现不对称的松弛状态；②检查患者的腱反射是否消失，腱反射消失提示肌肉已经处于松弛状态；③可以使用肌松仪测定，此是最准确的方法，但耗时较长，除特殊情况外，不推荐在临床常规使用。以上情况均为笔者个人实践经验，国内外未有相关循证研究，在以后的工作中，可进行相关科学研究。

去极化肌松药与非去极化肌松药相互作用，小剂量非去极化肌松药可减少琥珀胆碱引起的肌颤及术后肌痛；非去极化肌松药可削弱琥珀胆碱的肌松效应，延缓起效时间，缩短恢复时间；小剂量非去极化肌松药作前处理时琥珀胆碱剂量需增加70%，预注间隔时间3分钟；手术近结束，非去极化肌松药作用减弱，但肌松不满意时，应继续用小剂量同种非去极化肌松药，不主张使用琥珀胆碱。非去极化肌松药先后使用时相互作用预注法：先静注1/10插管剂量非去极化肌松药后2~4分钟再静注9/10插管剂量肌松药，可使后者起效时间显著缩短；使用中、长时效肌松药后给予另一肌松药，经过预先使用肌松药的3~5个半衰期后，使用肌松药时效才会显现。

拮抗肌松药效应的药物包括卡马西平、苯妥英、皮质激素、麻黄碱、去甲肾上腺素、雷尼替丁、氨茶碱、碱中毒、高血钙、高血钾、低血镁、烧伤等。剖宫产孕妇肌松药属于水溶性大分子药物，较少透过胎盘屏障；应选择起效快、时效短的肌松药，防止产妇返流误吸对新生儿呼吸产生影响。肝肾功能衰竭患者肝、肾功能障碍时肌松药起效时间延长，初始剂量需增加；维库溴胺、罗库溴铵和琥珀胆碱清除半衰期明显延长，应延长给药间隔时间；术前已完成透析的肾功能衰竭患者对肌松药的反应接近正常；肝、肾功能衰竭存在严重内环境紊乱，会影响阿曲库铵和顺阿曲库铵的消除。神经肌肉疾病患者脊髓损伤与中风引起肌肉无力或麻痹、严重创伤、大面积烧伤、脊髓性肌萎缩、肌萎缩性侧索硬化症、急性感染性神经炎、肌营养不良症和横纹肌溶解症等患者禁用琥珀胆碱；重症肌无力患者的非去极化肌松药剂量应减少至正常人的1/10~1/2；术后确定无肌松药残留和通气功能基本正常后方可停止辅助通气，拔出气管内导管；强直性肌营养不良患者应严密监测肌松药效应，使用中、短时效非去极化肌松药。肌松药残留可能危害呼吸引起呼吸肌无力，肺泡有效通气不足，导致低氧血症和高碳酸血症；咽喉部肌无力，导致上呼吸道梗阻，增加返流误吸风险；咳嗽无力，无法有效排出气道分泌物，易引起术后肺部并发症；颈动脉体缺氧性通气反应受抑制，引发低氧血症。肌松药作用残留原因、未针对患者病情特点合理选用和使用肌松药；使用长时效肌松药或多次应用中短效肌松药；未能正确判断肌松药作用持续时间及没有使用肌松药拮抗药；老龄、女性、肌肉不发达和慢性消耗患者肌松药作用时间延长；低体温、水电解质紊乱及酸碱平衡失调；同时给予与肌松药有协同作用药物；肝、肾功能受损；神经肌肉疾病。肌松药残留作用评估肌松监测仪，观测刺激尺神经时拇内收肌颤搐反应，如"TOFR<0.9"提示存在肌松药作用残留，临床体征具有下述体征提示不存在肌松药残留作用，如清醒、呛咳和吞咽反射恢复；头能持续抬离枕头5秒以上；呼吸频率10~20次/分钟；在"吸气负压≥25~-50厘米H_2O；$PaCO_2$≤45毫米汞柱"。肌松药作用残留预防根据患者病情和手术需要合理选择和使用肌松药；根据患者全身情况，维持电解质正常和酸碱平衡；术毕无明确指征显示肌松药阻滞作用已完全消退者，应时行肌松药残留作用拮抗；拔除气管内导管后应在手术室或恢复室严密观测患者神志、保护必反射状态、呼吸道通畅度、肺泡气量及氧合状态至少30分钟。

琥珀胆碱肌松残留阻滞作用的拮抗无特异药，自主呼吸恢复延迟时应进行辅助呼吸或控制通气，纠正酸碱紊乱和低血钾，给予钙剂和利尿剂，胆碱酯酶功能异常者可输注新鲜冰冻血浆。非去极化肌松药的拮抗药是胆碱酯酶抑制剂，TOF计数出现2个反应或开始有自主呼吸时，新斯的明0.04~0.07毫克/千克1分钟静注，总量不超过5毫克，新斯的明不能超过最大剂量，拮抗效果不满意者应继续进行有效人工通气，给予阿托品需根据患者心律调整剂量，一般为新斯的明剂量一半。

肌肉松弛药已成为现代麻醉不可缺少的辅助用药，但在临床应用中存在许多不良反应，麻醉科医生必须熟悉并重视肌松药的不良反应，术中积极采取预防和治疗措施，以提高围术期全麻病人的安全性。在麻醉期间产生有生命危险的过敏和过敏样反应，发生率为1/1000~1/25000，其中肌松药引起的占80%，这种严重不良反应的死亡率为3.4%~6%。

肌肉松弛的出现，让很多人非常头痛，如此重要的组织出现了问题，肯定对正常的生活影响比较大。因此，为了改善这种情况，很多时候是需要使用肌肉松弛药进行治疗的，但还必须遵循一些注意事项。肌肉松弛药适用于要求肌肉松弛的手术，需行控制呼吸的手术，不能耐受深麻醉的危重患者等。当去极化与非去极化两类肌松药配合使用时，应注意两类药物的相互作用，一般先用短效的去极化类药物，换用肌松药时原则上应等待呼吸开始恢复后。用药前应备用麻醉机或人工呼吸器，一般应行气管插管术，手术过程中要保持呼吸道通畅，进行辅助或控制呼吸，以维持足够的通气量，为避免长时间的呼吸抑制和不良反应，用药时应注意某些疾病的影响。如重症肌无力患者对非去极化肌松药非常敏感，可在肌松监测的情况下选用氯化琥珀胆碱或小剂量的卡肌宁。支气管哮喘和有过敏史者禁用易引起组胺释放的药物，如筒箭毒碱；肾功能不全者不宜用主要经肾排出的药物，如三碘季铵酚、溴化氨酰胆碱和潘库溴铵。营养不良、肝脏疾病和某些癌肿对两类肌松药均敏感，应酌减用量。水和电解质紊乱、酸碱平衡失调和低温，均明显影响肌松药的作用，用量应限制在最小范围。休克时最好不用筒箭毒碱，其他肌松药亦应减量。许多抗生素，如新霉素、大剂量链霉素、卡那霉素、庆大霉素、粘菌素等，可增强非去极化类肌松药的作用，甚至可致长时间呼吸停止，尤其是用于胸、腹腔内和静脉注射时要特别注意，用药时要注意药物的相互作用。如手术前长时期用胆碱酯酶抑制药，如新斯的明、毒扁豆碱及某些抗癌药等，可延长去极化肌松药的作用，吸入性麻醉药均有增强非去极化类肌松药的作用，治疗心律失常药物，如奎尼丁、普鲁卡因胺、普萘洛尔等，能使筒箭毒碱和氯化琥珀胆碱作用加强。

肌松药的过敏反应一般属于 I 型变态反应。化学调节反应是由于药物直接作用于肥大细胞和嗜碱性粒细胞表面，导致组胺释放无抗体参与，第一次注药就可发生。组胺释放产生的效应，早期清醒病人口中有金属味，有皮疹、支气管痉挛和心血管方面的改变，其临床表现包括低血压、心动过速、支气管痉挛和皮肤征象等，严重者可引起心律失常、心血管虚脱，对有过敏史的病人使用肌松药时务必谨慎。非去极化肌松药中苄异喹啉类肌松药易致组胺释放，如右旋筒箭毒碱、阿曲库铵和米库氯铵等，其程度取决于剂量和注射速度。但该类肌松药中，顺式阿曲库铵与杜什氯铵在临床应用剂量不释放组胺也不引起心血管不良反应。氯基甾类肌松药无组胺释放，但可引发化学调节反应，对植物神经功能的干扰肌松药的主要药理作用是干扰乙酰胆碱与受体的结合。非去极化肌松药具有乙酰胆碱样结构，在临床剂量范围内非去极化肌松药对烟碱受体和毒蕈碱受体的作用明显不同，与化学结构有一定关系。泮库溴铵是双季铵化合物，有解迷走神经作用，易导致心动过速，维库溴铵的化学结构在其甾核 A 环上是叔铵基、因引解迷走神经作用较弱，而阿曲库铵、顺式阿曲库铵、米库氯铵、杜什氯铵、哌库溴铵在推荐剂量范围内无明显的自主神经系统作用。肌松药对神经节产生阻滞作用可引起血压下降，阻滞毒蕈碱样受体可引起心律失常、支气管痉挛等。去极化肌松药有许多缺点，去极化肌松药的不良反应：目前临床常用的去极化肌松药琥珀胆碱不良反应多，心血管方面可引起各种心律失常；

高血钾症、烧伤、软组织损伤、截瘫或原有高血钾病人使用后可诱发心搏骤停；眼内压、颅内压、胃内压升高；恶性高热；术后肌痛，反复静注可发生Ⅱ相阻滞。非去极化肌松药分为氨基甾类化合物和苄异喹啉类单季铵或双季铵化合物，氨基甾类肌松药易引起心脏解迷走神经作用，而苄异喹啉类肌松药易引起组胺释放。主要临床表现，皮肤征象：皮肤瘙痒，面部、颈部和躯干部红斑，严重时可出现荨麻疹和黏膜水肿。循环系统表现：头晕、心悸、出汗、胸骨后压迫感、心律增快、血压下降，有时出现心律失常甚至心力衰竭，还可引起冠状动脉痉挛。患者的呼吸系统会发生改变，肺循环阻力增加，可出现刺激性咳嗽，咳喘继之哮喘发作，喉头水肿，支气管痉挛和肺水肿，同时患者的消化系统可出现恶心、呕吐、腹胀、腹痛、腹泻等，术后肌松残留可致苏醒延迟、低氧血症、呼吸道梗阻及心搏骤停。

　　临床用药时要减轻肌松药的不良反应，可采取下列预防及治疗措施。合理掌握剂量：组胺释放与肌松药的剂量有关，例如阿曲库铵静注 0.3～0.4 毫克/千克，对健康人可以完全没有组胺释放的反应。但药量分别增至 0.5 毫克/千克、0.6 毫克/千克、0.8 毫克/千克，则分别有 30%、50%、90% 的病人产生组胺释放的反应。改变注射方法：组胺释放与肌松药的静注速度有关，因此缓慢静注有减轻肌松药的组胺释入作用，避免一次性大剂量注射，使用 H1 和 H2 拮抗药，在静注肌松药前先联合静注组胺 H1 和 H2 受体的拮抗药可预防组胺释放。目前肌松药可供选择的范围越来越大，合理选择药物有助于减少各种不良反应的发生，哮喘病人禁用阿曲库铵、筒箭毒碱，严重肝肾功能不全者禁用泮库溴铵、哌库溴铵、杜什氯铵，重症肌无力患者禁用筒箭毒碱、三碘季铵酚、泮库溴铵，心动过速患者慎用潘库溴铵、三碘季铵酚。维库溴铵主要通过肝脏代谢，故肝功能不全者慎用。肾衰竭病人应用阿曲库铵、罗库溴铵较安全，因阿曲库铵在体内生理 pH 和体温下通过 Hofmann 消除自身降解，而罗库溴铵无论对肾功能正常或终末期肾衰患者，首次应用和维持追加剂量其起效时间、作用时间无明显差别。女性患者较男性患者敏感，适当减量。也有研究表明，肾衰病人罗库溴铵的肌松作用高峰时间、临床维持时间和恢复时间均较肾功能正常者延长，且有随追加次数增多药效逐渐延长的趋势。肌松药应用于小儿与成人的情况不同，有研究表明，小儿应用相同剂量的阿曲库铵、泮库溴铵、维库溴铵，起效时间及恢复时间均较成人短，可能是因为小儿心输出量相对较大、循环较快所致，儿童对琥珀胆碱相对较成人不敏感。因此，小儿要根据手术特点来选择不同的肌松药。非去极化肌松药过量术后，残余肌松作用应进行人工呼吸并静脉联合注射新斯的明 2 ~ 3 毫克和阿托品 0.5 毫克解救。新斯的明最大量不应超过 4 毫克，阿托品最大量不应超过 2 毫克。去极化肌松药琥珀胆碱可引起窦性心动过缓或室性逸搏律，特别是迷走神经张力占优势的婴幼儿易发生，可预防性静脉给予阿托品 0.02 毫克/千克。肌束震颤至术后肌痛，眼内压和颅内压升高可预注小剂量非去极化肌松药予以预防，又可在插管前 2 ~ 3 分钟静脉注射利多卡因 1.5 ~ 2.0 毫克/千克，可有效预防，琥珀胆碱足量静注可引起咬肌痉挛，发生率为 0.5% ~ 1%，常可诱发恶心、高热，其发生率儿童为 1:12000，成人约为 1:30000。一旦发生，必须迅速降温，给予 100% 氧气，立即静注丹曲林治疗。琥珀胆碱易致高血钾，故烧伤、大面积创伤、神经系统功能障碍的病人可导致心搏骤停，应禁用。琥珀胆碱静滴 30 ~ 60 分钟，药量达 7 ~ 10 毫克/千克或总量超过 1 克易发生 II 相阻滞，II 相阻滞一旦发生，不宜盲目使用新斯的明拮抗，最可靠的处理方法是维持控制呼吸，直至自主呼吸恢复。ICU 病人长期应用肌松药停机后可出现长时间肌无力，气道保护性反射减弱，易发生肺不张和肺部感染，增加死亡率，故消除病人自发呼吸与机械通气的抵抗，应先采用镇静药，改变通气模式和选用对呼吸有抑制的药物，无效时再考虑用适量肌松药。起效快、中短时效的非去极化肌肉松弛药，即非卤代的对称的苯甲基异喹啉反丁烯二酸二酯复合物，可用于气管插管和麻醉维持，在手术中维持骨骼肌的松弛，能被半胱氨酸所拮抗。AV002 经许多动物实验证实，其起效快，中短作用时效。学者 Matthew 等在猕猴中进行了一系列 AV002 的研究，研究结果确定，猕猴的 ED95 为 0.049 毫克/千克。0.15 毫克/千克（约 $3 \times ED95$）起效时间为 54（±4）秒，其临床和总的时效分别为 19.1（±1.2）分钟和 30.5（±2.2）分钟。学者 Savarese 测定的 $3 \times ED95$ 产生 100% 阻滞大约需 60 秒，不像 AV430A 的效应时间极短，AV002 效力大概相当于 AV430A 的 3 倍，同时具有起效快，效应持续时间也比 AV430A 长 3 倍。一个理想的超短效非去极化肌松药起效时间为 60 ~ 90 秒，维持 10 分钟达到满意的插管条件，AV002 的起效和作用时间足够满足临床插管需要，满足此条件的剂量为 0.15 毫克/千克（约 $3 \times ED95$）。总之，现有的动物研究显示 AV002 是一个新型的肌松剂，起效快、中等时效，临床剂量对于血流动力学和心肺系统无显著影响。而半胱氨酸能够有效而快速的拮抗 AV002，在大剂量 100 毫克/千克时，可能产生相关小幅度但持续的血流动力学改变。AV002 的临床应用前景值得关注，但目前尚无 AV002

的人体实验，对于其在气管插管、临床维持剂量，以及拮抗情况仍需进一步研究。因此，在 AV002 应用于临床之前，尚需更多的动物实验和人体实验。

辅助现代麻醉技术，既减轻了 ECT 导致的恐惧、骨折等不良反应，同时也不影响患者的治疗效果。在麻醉药物的选择上，麻醉医师积累了丰富的经验，但目前尚无一种特定的麻醉用药配伍方案，其要求既抑制电抽搐引起的应激反应，又能将术后不良反应最小化，同时不影响恢复时间和治疗效果。因此，在寻求最佳麻醉用药配伍方案上，仍需通过大量研究进一步探索。

第三节　抗胆碱药的使用和注意事项

抗胆碱药是具有阻滞胆碱受体，使递质乙酰胆碱不能与受体结合而呈现与拟胆碱药相反作用的药物，阻滞神经节内 N 胆碱受体的药物主要呈现降低血压的作用。与 M 胆碱受体结合，对抗乙酰胆碱和其他拟胆碱药的毒蕈碱样作用，主要解除平滑肌的痉挛、抑制腺体分泌、解除迷走神经对心脏的抑制，使心跳加快，散大瞳孔，升高眼压，使呼吸中枢兴奋。临床用于抢救感染中毒性休克，解除有机磷农药中毒，用于阿斯综合征和内脏绞痛，也可用于麻醉前给药、散瞳或治疗角膜炎、虹膜炎等。常用的抗胆碱药为阿托品和东莨菪碱，ECT 时常发生窦性心动过缓，故抗胆碱药应常规应用，以减轻电击和琥珀胆碱对迷走神经的刺激，并能减少呼吸道分泌物，降低误吸危险。但临床手术麻醉发现上述两种抗胆碱药会引起术后躁动、谵妄，并加重已有的精神症状，MECT 后是否会出现尚无报道，但要引起注意。常见不良反应有口干、心悸、瞳孔散大、视力模糊、皮肤干燥、体温升高及尿潴留等，如剂量过大，则有中枢神经兴奋症状，如烦躁不安、谵妄，以致惊厥，兴奋过度转入抑制，呼吸困难，可致死亡。阿托品中毒的解救主要做对症处理，如用小剂量的苯巴比妥使之镇静，并做人工呼吸和给氧等，必要时，外周症状可用新斯的明对抗。

本类药物可分为：①阻滞 M 胆碱受体的药物，可呈现抑制腺体分泌、散大瞳孔、加速心律、松弛支气管平滑肌和胃肠道平滑肌等作用，临床上用作散瞳药、制止分泌药和解痉止痛药等。②阻断骨骼肌运动终板内的 N 胆碱受体的药物，起骨骼肌松弛作用，临床用作肌松剂。③阻滞神经节内 N 胆碱受体的药物，主要呈现降低血压的作用，临床用于治疗重症高血压病。

硫酸阿托品为抗胆碱药，常用量规格如下：皮下或静注，0.3～0.5 毫克/次，0.5~3毫克/日；极量，皮下或静注，1毫克/次。幼儿耐受差，0.2~10毫克可中毒致死；口服，0.3~0.5毫克/次，3次/日；饭前服，极量1毫克/次，3毫克/日；小儿每次0.01毫克/千克；麻醉前给药，皮下注射0.5毫克；有机磷酸酯类中毒，轻度中毒者肌注0.5~1.0毫克/次，2~3次/日，中度中毒者肌注或静注1~2毫克/次，1次/0.5~2小时。病情好转后酌情减量，重度中毒昏迷者，要早期足量应用和反复持续使用。一般静注2毫克/次，每15~30分钟1次，直至出现阿托品化（颜面潮红、瞳孔开始散大、腺体分泌减少、口干及轻度躁动不安等症状）时，可改为每30~60分钟静注1毫克以维持之。如中毒症状复发，可按上述剂量重复注射，必要时24小时总量可至50毫克，根治还需合并应用胆碱酯酶复活剂。抗休克，在补充血容量的前提下，一般为0.02~0.05毫克/千克，用50%葡萄糖注射液稀释后于5~10分钟内静注，每10~20分钟1次，直到出现面色潮红、四肢温暖、瞳孔中度散大、收缩压在10.6千帕（80毫米汞柱）以上时，逐渐减量至停用。用于阿斯综合征，1~2毫克静注，以后每30分钟静注1毫克，显效后2~4小时1毫克，直至发作停止、24小时内不复发为止。用于哮喘持续状态，1~3毫克溶于4毫升生理盐水，进行雾化吸入治疗10分钟，其疗效可持续3~5小时。

东莨菪碱（海俄辛）是外周抗胆碱药，除具有平滑肌解痉作用外，尚有阻滞神经节及神经肌肉接头的作用，但对中枢的作用较弱，能选择性地缓解胃肠道、胆管及泌尿道平滑肌痉挛和抑制蠕动，而对心脏、瞳孔及唾液腺的影响很小，对呼吸中枢有兴奋作用，抗眩晕及抗震颤麻痹作用均较阿托品强，并有显著的镇静作用。临床用于麻醉前给药，治疗震颤麻痹症、晕动病以及极重型流脑呼吸衰竭、感染中毒性休克等。服用方式为口服，10~20毫克/次，3~5次/日；1岁以上儿童，5~10毫克/次，3次/日；婴儿，5毫克/次，3次/日；肌注、静注或静脉滴注，20毫克/次，间隔20~30分钟可再用20毫克。可出现口干、心跳加快、视力调节障碍、嗜睡、心悸、面部潮红、恶心、呕吐、眩晕及头痛等不良反应，青光眼、前列腺肥大所致排尿困难、严重心脏病、器质性幽门狭窄或麻痹性肠梗阻病人禁用，幼儿、小儿慎用，如过量可引起谵妄、激动不安甚至惊厥、呼吸衰竭乃至死亡，可用拟胆碱药对症处。

氢溴酸山莨菪碱（654-2）为阻断M胆碱受体的抗胆碱药，作用与阿托品相似或稍弱，具有松弛平滑肌、解除血管痉挛、改善微循环的作用，并有镇痛作用，但扩瞳和抑制腺体分泌的作用较弱，且极少引起中枢兴奋症状。临床用于感染中毒性休克、血管性疾患、多种神经痛、平滑肌痉挛、眩晕病、眼底眼患、突发性耳聋等，可用于有机磷农药中毒的治疗。口服，5～10毫克/次，2～3次/日。感染引起的中毒性休克，静注，成人10～40毫克/次；儿童0.3～2毫克/千克，需要时可每隔10～30分钟重复给药，治疗脑血栓，加入5%葡萄糖液中静滴，30～40毫克/日。一般慢性病，肌注5～10毫克/次，1～2次/日，可连用1个月以上，治疗严重三叉神经痛，有时需加大剂量至每次15～20毫克，肌注。治疗血栓闭塞性脉管炎，静注10～15毫克/次，1次/日。一般有口干、面红、轻度扩瞳、视近物模糊等不良反应，个别有心律加快及排尿困难的状况，多于1～3小时内消失。脑出血急性期及青光眼病人禁用，在应用本品治疗的同时，其他治疗措施不能减少（如抗菌药物的使用等）。

后马托品（Homatropine），别名氢溴酸后马托品，为合成的抗胆碱药，具有阻断乙酰胆碱的作用，使瞳孔括约肌和睫状肌麻痹引起散瞳和调节麻痹，比阿托品效力快而弱，适用于眼科检查和验光。青光眼患者忌用。

樟柳碱（Anisodine），别名AT－3、703，为抗胆碱药，有抗震颤、解痉、平喘、散瞳、抑制唾液分泌以及对抗有机磷农药中毒等作用。临床用于血管性头痛、视网膜、血管痉挛、缺血性视神经炎、脑血管病引起的急性瘫痪、一氧化碳中毒所致的中枢功能障碍、震颤、麻痹、支气管哮喘、晕动病和有机磷农药中毒等。口服每次1～4毫克，每日3～4次，肌注或静注2～5毫克/次，每日1～3次。有口干、视力模糊、头昏、面红、心悸、疲乏等不良反应，少数患者可出现红、黄视及精神症状，并偶有排尿困难。不可骤然停药，否则可引起头昏、呕吐等。出血性疾病、脑出血急性期及青光眼患者忌用，严重心衰及心律失常者慎用。

红古豆碱（Cuscohygrine），别名红古醇酯，为抗胆碱药，具有中枢镇静作用和外周抗胆碱作用，以及平喘、扩张外周血管和降压作用。特点是抑制消化道蠕动和胃酸分泌作用较强。临床用于治疗胃肠道痉挛疼痛和胃溃疡。口服或肌注一次50～100毫克，每日3～4次，3周为1个疗程。有口干、嗜睡、视力模糊等症状，青光眼及低血压患者忌用。

托品酰胺（Tropicamid），别名托品卡胺、托吡卡胺，有散瞳作用和睫状肌麻痹作用，其作用快、时间短，为眼科散瞳首选药。临床用于散瞳检查眼底、验光配镜、虹膜状体炎。有口干、便秘、排尿困难、心律加快等不良反应，还能引起高眼压。青光眼患者禁用。

第四节 麻醉性镇痛药和镇静药的使用和注意事项

一、使用方法

芬太尼（Fentanyl）类麻醉性镇痛药有苏芬太尼（Sufentanil）、阿芬太尼（Alfentanil）、卡芬太尼（Carfentanil）、罗芬太尼（Lofentanil）和雷米芬太尼（Remifentanil）。芬太尼类药物大部分在 20 世纪 60～70 年代合成，是苯基哌啶衍生物。芬太尼类药物是目前临床麻醉中最常用的麻醉性镇痛药，制品为枸橼酸盐形式。苏芬太尼和阿芬太尼在临床的应用逐年增多。芬太尼类药物是 1960 年合成的纯阿片受体激动药，具有强效镇痛效应，其镇痛效价是吗啡的 100～180 倍，哌替啶的 550～1000 倍，静脉注射后起效较快，作用持续时间约 30 分钟。苏芬太尼的镇痛效价更大，为芬太尼的 5～10 倍，作用时间为其 2 倍。阿芬太尼镇痛效价较芬太尼低，为芬太尼的 25%，作用时间仅为其 30%，故称为短效镇痛药。近来又有更短效的雷米芬太尼问世，其对中枢神经系统的影响与其他阿片类药物相似，主要作用于中枢的阿片受体达到麻醉效应。3 微克/千克芬太尼基本不引起脑电图变化，而在大剂量 30～70 微克/千克时就会使病人获得稳定的麻醉状态，处于知觉消失、安眠和镇定状态，脑电图表现有大而慢的电波。芬太尼对脑电图的影响具有封顶效应，即用药达一定程度后，增加药量也不会使脑电图发生进一步改变。对循环系统的作用临床上镇痛剂量（2～10 微克/千克）或麻醉剂量（30～100 微克/千克）的芬太尼都很少引起低血压，左室功能较差者很少出现低血压，有人认为主要是其没有组胺释放作用的影响。另外，多数人认为芬太尼不引起或很少引起心肌力的变化。学者 Miller 比较了芬太尼（75 微克/千克）、苏芬太尼（15 微克/千克）、阿芬太尼（125 微克/千克）对麻醉病人心功能的影响，结果显示芬太尼对循环功能影响最小，但也有人发现苏芬太尼用于瓣膜病变手术中对循环功能影响要轻于芬太尼。使用芬太尼后的低血压多与心动过缓有关，交感神经张力较高者更易发生，由此有人猜测是中枢交感输出受到抑制的缘故。苏芬太尼引起的低血压和交感张力下降及副交感张力增强有关，也是血管平滑肌直接抑制的结果。而许多资料证实阿芬太尼比苏芬太尼和芬太尼更易引起血压下降和心动过缓。芬太尼麻醉时也有突然血压升高的情况，尤其在气管插管或强的手术刺激时发生较多。在冠心病搭桥术中，左心功能好的病人更易有高血压，常和浅麻醉或剂量低出现醒觉有关。芬太尼类药物的剂量通常限制在 100 微克/千克以下，此时如血压控制仍不满意，可使用辅助麻醉药物，如静脉镇静药或吸入麻醉药等，也可采用血管扩张药帮助降压。

有人认为在心脏手术中使用苏芬太尼时，循环功能的可控性更好，体外循环期、复跳后恢复期及术后所需血管扩张药较少，一般剂量为 15~25 微克/千克。阿芬太尼致意识丧失的 ED50 是 100~125 微克/千克，具有芬太尼和苏芬太尼的特性外，不足之处是心脏手术中对心血管的应激反应抑制不稳定，并可能发生心肌缺血。芬太尼对呼吸驱动力、时间及呼吸肌活动均有影响。在芬太尼（2 微克/千克）与咪唑安定（0.05 毫克/千克）联合应用时，低氧反应与二氧化碳反应相继受到影响。发生呼吸抑制，血药浓度达 1.5~3.0 纳克/毫升时，呼吸中枢对二氧化碳反应的敏感性即下降。芬太尼对呼吸抑制的时间相对镇痛时间为短，而苏芬太尼却相反，其呼吸抑制时间短于镇痛时间。使用 10 微克/千克芬太尼麻醉后，术后一般不至于引起呼吸抑制，但也有报道呼吸抑制曾达 5 小时以上。如剂量达 20~50 微克/千克体重时，术后必须做机械通气的准备。大剂量应用（50~100 微克/千克）后，辅助呼吸常需 12 小时或更长。与其他阿片类镇痛药相同，芬太尼、苏芬太尼、阿芬太尼等均可以引起呼吸抑制延迟，可能与血药浓度出现二次高峰有关。芬太尼及其衍生物在降低手术应激引起的内分泌及代谢反应方面比吗啡强。在冠脉搭桥手术中，50 微克/千克的芬太尼能很好地抑制插管期儿茶酚胺的释放，但在体外循环期则略显不足，要达到高剂量（100 微克/千克）时，才能抑制血浆 ADH、可的松、血糖和 GH 的增高。

在心脏手术麻醉中体外循环前，苏芬太尼（15 微克/千克）对内分泌及代谢反应的抑制比等效芬太尼要强，但在体外循环期仍需追加 10 微克/千克后才能使儿茶酚胺分泌降低。有关阿芬太尼对这方面的影响研究较少，但有人提出在心脏手术中阿芬太尼剂量达 1000 微克/千克体重时，体外循环前血浆可的松、儿茶酚胺浓度未增高，体外循环中需达 1200 微克/千克体重才能抑制 ADH、GH 的增高。体内代谢芬太尼属脂溶性药物，易透过血脑屏障，也易从脑再分布到其他组织，特别是脂肪及肌肉组织，因其分布特性，单次注射时作用期短，而反复注射则可产生蓄积作用，延长作用时间。药代动力学模式符合三室模型，和血浆蛋白结合率约为 84%，注射后 20~90 分钟血药浓度可出现第二个峰值，与药物从周边室再转入血循环有关。胃壁和肺组织也是储存芬太尼的重要场所，静脉注射后 20 分钟，胃壁内含量约为脑内的 2 倍，其释出至肠道碱性环境中可再被吸收入血循环。体外循环下手术时储存在肺内的一小部分芬太尼待自体循环恢复后，因肺通气灌流比例改善也可被释放入血，形成二次高峰值，其清除半衰期是 4.2 小时，清除率为 11.6 ~ 13.3 毫升/千克/分钟，分布容积为 4.1 升/千克体重。芬太尼主要在肝内进行生物转化，变成无药理活性的物质，由尿及胆汁排出体外。苏芬太尼亲脂性更强，约为芬太尼的 2 倍，更易透过血脑屏障，与血浆蛋白结合率为 92.5%，高于芬太尼，其清除半衰期是 2.5 小时，清除率为 12.7 毫升/千克/分钟，分布容积是 1.7 升/千克。因其与阿片受体亲合力高，所以镇痛效果比芬太尼好，为 5 ~ 10 倍，作用时间也长。它也在肝内进行生物转化，形成 N - 去烃基和 O - 去甲基的代谢产物，从尿液和胆汁中排出。去甲苏芬太尼的药理活性为苏芬太尼的 10%，由尿液中排除不到 1%。阿芬太尼的脂溶性较芬太尼低，与血浆蛋白结合率为 92%，其清除半衰期是 1.2 ~ 1.5 小时，清除率为 6.4 毫升/千克/分钟，分布容积是 0.86 升/千克。注射阿芬太尼后 1 分钟，血药浓度即达到峰值，起效较快，但作用时间短，镇痛时间仅为 10 分钟，其代谢与芬太尼相似，主要在肝内进行生物转化，少量（1%）经尿液直接排除。麻醉性镇痛药和镇静药尚未常规用于 MECT，有报道指出，芬太尼可增加癫痫期心律失常的发生，术中应做好心律失常的抢救准备，术前可用阿托品预防。有报道芬太尼能延长癫痫发作期，有利于电休克治疗；另有报道在 MECT 中使用芬太尼可明显降低术后头痛、肌肉痛的发生率。临床常用的是芬太尼、苏芬太尼、阿芬太尼三种，主要作为镇痛药用于复合全麻或静脉麻醉中，根据药物配方不同，使用剂量不等，通常手术芬太尼剂量不超过 10 微克/千克。芬太尼与氟哌啶按 1:50 的比例混合称为氟芬合剂，商品名为英诺伐（Innovar），用于神经安定麻醉（NLA）中。由于它们对心血管系统的影响较其他阿片类镇痛药小，目前已成为心血管麻醉中的主要用药，常见剂量使用，如芬太尼可达 50 ~ 100 微克/千克体重。苏芬太尼的镇痛比芬太尼更强，安全范围广，约为芬太尼的 100 倍，也是复合全麻的理想用药，多用于心脏手术麻醉中。由于阿芬太尼的药代动力学特点，很少有蓄积作用，适用于分次或持续静脉输注多种给药方式，应用方便。采取静脉持续输注方式给药，可按 1 ~ 12 微克/千克/分钟的速率给予。停药后很快清醒，呼吸恢复也较芬太尼快，但在心血管手术麻醉中并不比芬太尼有优势。新近面世的短效雷米芬太尼已有许多临床应用经验的报道，包括心脏手术麻醉中的应用，还有待进一步观察。

二、不良反应及注意事项

大剂量或快速静脉注射芬太尼或苏芬太尼有引起胸、腹壁肌肉僵硬的可能，直接影响通气，可用肌肉松弛药或阿片受体拮抗药处理。苏芬太尼可减少胃肠蠕动而致便秘，也可增加胆道压力，与其他阿片类药物一样。反复或大量使用芬太尼类药后有可能出现延迟性呼吸抑制，长期反复使用也可产生依赖性，但较吗啡与哌替啶为轻。其镇痛作用的另一特点是神志不受影响，术中可能知晓，作用于延髓孤束核阿片受体时可抑制咳嗽，作用于极后区催吐化学感受器，则引起恶心，呕吐，由于吗啡刺激动眼神经核中植物神经成分，表现有缩瞳作用，急性中毒时具有针尖样瞳孔的临床体征，对循环系统的作用由于抑制交感活性，增强迷走张力，对血管平滑肌的直接作用和释放组胺的间接作用，引起外周血管扩张，引起低血压与吗啡用量相关，大剂量用药（1～4毫克/千克静脉注射），尤其与氟烷共用时要注意补充血容量小剂量（高于0.5毫克/千克）时相对安全。但单次、快速给药时，即使小剂量（5～10毫克静脉注射）也可能发生注射速度低于5毫克/分钟时可减少其发生，预先使用组胺H1、H2受体拮抗剂，或临时采用头低足高位也可减少其发生。吗啡产生明显的呼吸抑制作用，表现为呼吸频率减缓，潮气量减少，分钟通气量下降，呼吸抑制程度与用药剂量相关，大剂量可导致呼吸停止，这是吗啡急性中毒死亡的主要原因。

老年病人（60岁以上）对吗啡的敏感性较高，使用相同剂量时，血浆浓度高于年轻者，呼吸抑制程度更深，窒息、间歇性呼吸、上气道梗阻等并发症多见。通常吗啡的低脂溶性限制了它对血脑屏障的穿透能力，但对幼婴儿来说血脑屏障尚未健全，因此这类患儿对吗啡耐受性较低，在合并其他中枢性抑制者，如已有中枢病变者，使用吸入麻醉药、巴比妥类药物、酒精及其他镇静药物者均可加强吗啡的呼吸抑制效应。临床应用吗啡作为麻醉前用药时，主要目的是使病人镇静，减少麻醉药需要量，并使麻醉诱导平顺，成人剂量为8～10毫克，主张皮下或肌肉注射，生物利用度可达100%，口服仅达20%～30%。吗啡用于全凭静脉麻醉或静吸复合麻醉已有几十年历史，大多用于心脏手术病人中，其剂量为1毫克/千克左右，但由于其缺点较多，如麻醉深度不足、组胺释放作用、遗忘作用较差、抑制应激反应不充分等，弊多于利，近年来已被芬太尼、苏芬太尼等取代。术后病人的自控性镇痛（PCA）或癌痛的治疗中，常见不良反应是皮肤瘙痒、恶心呕吐、尿潴留、呼吸抑制等。大剂量急性中毒时表现严重的呼吸抑制、紫绀、昏迷、血压降低、心律减慢及针尖样瞳孔，应吸氧并采用机械通气，同时可用纳洛酮或其他拮抗药拮抗。如有支气管哮喘，上呼吸道梗阻，颅内高压如颅内占位病变或颅脑外伤等，严重肝功能障碍，待产妇，1岁以内幼儿等情况不宜使用码啡。哌替啶对中枢神经系统的作用与吗啡的作用相似，镇痛效价约为吗啡的1/10。除镇痛作用外，还有镇静安眠及解除平滑肌痉挛的作用。用药后的欣快感和反复使用后的成瘾及药物依赖均比吗啡要低，作用时间较吗啡短，对各种疼痛都有效，尤其是对内脏痛的效果更好。肌肉注射哌替啶50毫克，痛阈可提高50%，如注射75毫克，使痛阈提高75%，与注射15毫克吗啡的效应相同。哌替啶抑制心肌收缩的作用更强，即使在小剂量（2~2.5毫克/千克）哌替啶麻醉下，也可引起血压、外周阻力及心排血量下降。使用10毫克/千克的剂量时，除明显的心排血量下降外，还可发生心搏骤停。因其组胺释放作用比吗啡强，又具有阿托品样作用，在给药后常有心律增快反应哌替啶对呼吸系统有明显的抑制作用，主要表现为潮气量减少，抑制程度与剂量相关。对老年及小儿影响更大，使用过程中也可能有呼吸抑制延迟和再发现象。相同剂量时，呼吸抑制作用比芬太尼稍弱，其他作用哌替啶由于结构类似阿托品，使用中具有类阿托品样作用，无缩瞳作用，反而引起瞳孔散大，并有抑制涎腺分泌作用。临床应用作为麻醉前用药时，主要目的是使病人镇静，减少麻醉药需要量，成人剂量为1毫克/千克，肌肉注射。在临床麻醉中常作为各类阻滞麻醉时的辅助用药，一般按0.5~1毫克/千克经静脉给予，可同时给予其他镇静药以加强效应老年，小儿及危重病人注意酌情减量。由于其对循环系统的负性效应，如组胺释放，心肌收缩力的抑制作用及增高心律等限制了它的临床使用范围，不宜以大剂量作为全麻的主要用药。有轻度不良反应，如眩晕、出汗、恶心、呕吐严重反应偶见，可发生血压下降或虚脱。

　　苏芬太尼和雷米芬太尼在临床应用中逐年增多对中枢神经系统的作用。雷米芬太尼，阿芬太尼比苏芬太尼和芬太尼更易引起血压下降和心动过缓对呼吸系统的作用芬太尼对呼吸驱动力、时间及呼吸肌活动上均有影响。在芬太尼（2微克/千克）与咪唑安定（0.05毫克/千克）联合应用时，低氧反应与二氧化碳反应相继受到影响，发生呼吸抑制血药浓度达1.5~3.0纳克/毫升时，呼吸中枢对二氧化碳反应的敏感性即下降。芬太尼抑制呼吸的时间比等效吗啡或哌替啶要短，恢复的时间也快，芬太尼对呼吸抑制的时间相对镇痛时间为短，而苏芬太尼却相反，其呼吸抑制时间短于镇痛时间，使用 10 微克/千克芬太尼麻醉后，术后一般不至于引起呼吸抑制，如剂量达 20 ~ 50 微克/千克时，术后必须作机械通气的准备，大剂量应用（50 ~ 100 微克/千克）后，辅助呼吸常需 12 小时或更长。与其他阿片类镇痛药相同，芬太尼、苏芬太尼、阿芬太尼等均可以引起呼吸抑制延迟，可能与血药浓度出现二次高峰有关。临床应用芬太尼家族中，临床常用的是芬太尼，苏芬太尼，雷米芬太尼三种主要作为镇痛药用于复合全麻或全凭静脉麻醉中，根据药物配方不同，使用剂量不等，通常手术芬太尼剂量不超过 10 微克/千克。芬太尼与氟哌啶按 1∶50 比例混合称为氟芬合剂，商品名为英诺伐（Innovar），用于神经安定麻醉（NLA）中。由于它们对心血管系统的影响较其他阿片类镇痛药小，目前已成为心血管麻醉中的主要用药，常大剂量使用，如芬太尼可达 50 ~ 100 微克/千克。苏芬太尼的镇痛比芬太尼更强，安全范围广，约为芬太尼的 100 倍，也是复合全麻的理想用药，多用于心脏手术麻醉中。由于雷米芬太尼的药代动力学特点，很少有蓄积作用，适用于分次或持续静脉输注多种给药方式，应用方便。采取静脉持续输注方式给药，可按 0.1 ~ 0.2 微克/千克/分钟的速率给予，停药后很快清醒，呼吸恢复也较芬太尼快。大剂量或快速静脉注射芬太尼或苏芬太尼有引起胸、腹壁肌肉僵硬的可能，直接影响通气，可用肌肉松弛药或阿片受体拮抗药处理。苏芬太尼可减少胃肠蠕动而致便秘，也可增加胆道压力，与其他阿片类药物一样，反复或大量使用芬太尼类药后有可能出现延迟性呼吸抑制。长期反复使用也可产生依赖性，但较吗啡与哌替啶为轻。其他阿片受体激动药可待因（Codeine）其镇痛效果仅为吗啡的 1/6，而且镇痛效果达到一定程度后，再增加药物剂量，其镇痛效果也不增加，但镇咳作用较强，因此，临床中主要用于镇咳，而麻醉中很少使用，临床剂量引起呼吸抑制，呕吐及产生依赖性的作用均较弱。阿片受体纯拮抗药纯阿片受体拮抗药本身对阿片受体无激动效应，通过与麻醉性镇痛药竞争受体产生拮抗作用。纳洛酮是临床上应用最广的阿片受体拮抗药，解救阿片类镇痛药急性中毒及它们引起的呼吸抑制等，并有催醒作用；拮抗全麻后麻醉性镇痛药的残余作用；拮抗新生儿在母体受到麻醉性镇痛药影响所致的呼吸抑制；还可利用其激发戒断症状的特性，对可疑的阿片药成瘾者作诊断。有研究证实纳洛酮还可用于与阿片受体不相关的催醒作用，如对酒精急性中毒的解救等，可能与通过胆碱能作用激活生理性觉醒系统有关。静脉首次剂量为 0.3 ~ 0.4 毫克，根据病情 15 分钟后可肌肉注射 0.6 毫克，或按 5 微克/千克/小时继续静脉输注。由于其作用时间短暂，单次剂量拮抗成功后，待作用消失有可能再度陷入呼吸抑制和昏睡。拮抗术后麻醉性镇痛药时，痛觉的突然恢复可使交感系统活性骤然增强，发生血压升高，心律增快，甚或心律失常，肺水肿，特别在心功能异常或容量已相对过量的病人中更易出现，需引起注意。

关于镇静药的使用需要注意，多动症儿童镇静药根据用量大小不同，可起到安神、催眠、镇惊、止抽的作用，对一些刺激，包括疼痛都会失去感觉。有的家长，当孩子哭闹得厉害时，就想给孩子服用些镇静药，以使孩子能安静入睡，这对孩子的健康是有害的。因此，无论是什么原因引起的哭闹不休，没有医生的许可，不能随便给孩子服镇静药。儿童多动症是一种脑功能轻微障碍引起的综合征，在儿童期的患病率并不低。镇静药会抑制呼吸中枢，使呼吸频率减慢，呼吸暂停时间变长，影响儿童吸收氧气量，不利于脑发育。治疗多动症的有效药物是利他灵，多数患儿服用不久症状即可好转。

进重症监护室（ICU）的患者通常需要上呼吸机，这会对他们造成一定损伤并引起不适的感觉，因此医生常给这些患者服用大剂量镇静药物。美国芝加哥大学的 John P. Kress 博士等人的研究发现，每天让这类患者暂停服用一次镇静药，可使他们更快地脱离呼吸机和 ICU 按时持续服用镇静药，使患者更舒适并保持稳定的血药浓度，但也使患者依赖呼吸机的时间延长，并妨碍医生评估患者的神经功能。因此，Kress 博士等人把 60 例用呼吸机的患者的镇静药用法改为每天暂停一次，使患者能清醒过来。研究发现，与另外 68 例按时持续服用镇静药的患者相比，这些患者依赖呼吸机与停留在 ICU 中的时间明显缩短，即恢复自主呼吸的时间提前约 2.5 天，出 ICU 的时间提前约 3.5 天。此外，这些患者需要进行特殊神经功能检查的可能也低于持续服药的患者，而发生烦躁、拔出呼吸管等现象的可能也并未升高。镇静药主要用于焦虑和烦躁等的对症治疗，常用药物有苯巴比妥、眠尔通、利眠宁和安定等。一般认为，后两药不易引起呼吸和循环抑制，安全范围大，而且产生耐受性和成瘾的可能性较小，因而用于镇静比较合适。剂量应因人而异，以最小有效为标准，用药时间宜短，若一周左右，情况好转，应及时停药，以免形成耐受性和成瘾。应该指出，烦躁、焦虑多见于神经衰弱，而神经衰弱常常是由于长期思想矛盾或精神负担过重，造成中枢神经系统兴奋与抑制过程的失调所引起。因此，进行细致的思想工作，帮助病人处理自己的矛盾是必要的，不适当地滥用药物是无益而有害的。医学上诊断安定类药物戒断综合征（即戒断效应）的标准是：长期服用中、高剂量安定类药物后停药或减少用量时，出现恶心或呕吐；全身不适或乏力；心动过速或出汗；焦虑或激动；姿势性血压下降；手、舌和眼睑的粗大震颤；失眠加重；癫痫大发作。一旦对安定产生了药物依赖，成瘾者就不得不持续服药，而且所需的剂量会越来越大，这样一来，安定的其他各种副作用就可能表现出来。最普通的副作用就是晚上服安定，白天感到困倦、精力不集中、反应迟钝、记忆减退、眩晕等，对从事需要反应机敏、判断准确和身体协调的工作或运动，如驾车、高空作业或操纵有危险的机器设备的人来说，发生意外事故的几率将明显增加。安定本身虽然以镇静作用为主，但也曾有报道服用安定后出现矛盾性行为反应，包括攻击行为、敌对态度、性攻击、言语增多、情绪不稳、不安、抑郁、自杀倾向等。这些反应最常出现在服用安定药后1~2周或在药物剂量增加时。此外，这类药物对于青少年健康人格和正确世界观的形成也有很大负面作用，大剂量服用安定还可导致药物中毒，其最大的危险是呼吸和心搏骤停。虽然安定类药物剂量的安全范围比较大，但如果同时大量饮酒或服用了其他中枢神经抑制药物，即使服药量不大也可能中毒，正常服用镇静催眠药有利人体健康。镇静药物有助于改善失眠，是有效帮助睡眠和有效改善睡眠的良药，能避免失眠对人体的严重危害，治疗失眠病，提高睡眠质量。多数镇静药属于健康药品，不属于精神药品，国家鼓励药店和药房销售安全性较高的镇静药，以利人体健康，提高药店效益，适当服用镇静药正面作用大，不良反应较少，但不推荐用于儿童和孕妇。镇静药和催眠药之间并没有明显界限，只有量的差别。小剂量的催眠药具有镇静效果，镇静药能使人安静下来，适当使用镇静药有利于病人休养。

　　有学者对瑞芬太尼与芬太尼在无抽搐电休克中的应用价值进行了研究，通过把研究对象随机分为空白对照组、芬太尼组和瑞芬太尼组，每组30例（n = 30），对照组常规治疗，芬太尼组加注芬太尼1微克/千克，瑞芬太尼组加注瑞芬太尼1微克/千克，监测患者的心律、收缩压、舒张压、平均动脉压、血氧饱和度，并分时段（麻醉前、麻醉后、刺激时、刺激后3分钟、5分钟）即时记录下来，记录癫痫发作时间、能量抑制指数、辅助通气时间、苏醒时间及不良反应，所有数据用SPSS12.0统计软件处理，计量资料采用单因素方差分析、两两比较采用q检验，组内比较采用配对t检验，计数资料用卡方检验，$p < 0.05$为显著性差异。芬太尼组和瑞芬太尼组在MECT治疗中心血管反应的比较各时段均无显著差异（$p > 0.05$）；与对照组比较，芬太尼组、瑞芬太尼组在刺激时、刺激后 3 分钟、刺激后 5 分钟心律、收缩压、舒张压、平均动脉压均比对照组低（p＜0.05），血氧饱和度在治疗中组间、组内变化无差异（p＞0.05）；芬太尼组、瑞芬太尼组在苏醒时间、辅助通气时间、癫痫发作时间及能量抑制指数变化无差异（p＞0.05）。与对照组比较，芬太尼组、瑞芬太尼组在苏醒时间、辅助通气时间比对照组长（p＜0.05），癫痫发作时间及能量抑制指数变化无差异（p＞0.05）。三组中，治疗后不良反应比较无差异（p＞0.05），两种药物都可以明显抑制 MECT 的心血管反应，安全应用于 MECT 治疗。

无抽搐电休克治疗时精神病患者应激反应强烈，临床报道，瑞芬太尼、芬太尼均可抑制应激反应。为了在临床上能更好地选择用药，使患者受益，专家、学者把瑞芬太尼、芬太尼分别应用在 MECT 治疗中，比较两种镇痛药物抑制心血管反应的效果、对治疗效果的影响及用药不良反应。研究对象符合 CCMD－3 精神分裂症诊断标准；麻醉分级 ASA Ⅰ～Ⅱ级，符合 MECT 治疗条件；未用镇痛剂、血管活性药物及抗精神病药物。对有 MECT 禁忌证者、不符合入组条件者、治疗不足 3 次停止治疗者进行排除。经家属和患者知情同意，把入组患者随机分为空白对照组、芬太尼组和瑞芬太尼组，每组 30 例（n＝30）。空白对照组平均年龄 27.50（±9.20）岁，男 14 例，女 16 例；平均体重 59.33（±7.63）千克；芬太尼组平均年龄 29.20（±10.41）岁；男 17 例，女 13 例，平均体重 59.63（±10.84）千克。瑞芬太尼组平均年龄 31.00（±11.90）岁，男 10 例，女 20 例；平均体重 58.47（±6.56）千克，三组一般资料无区别（性别 X^2＝3.315，P＝0.191；年龄 F＝0.824，P＝0.442；体重 F＝0.151，P＝0.860）。患者入室后开放静脉通道，连接监护后，依次静脉注射阿托品 0.01 毫克/千克，然后，芬太尼组注射芬太尼 1 微克/千克（瑞芬太尼组注射瑞芬太尼 1 微克/千克，对照组不注射镇痛剂），丙泊酚 2 毫克/千克，琥珀酰胆碱 0.8 毫克/千克，待肌颤结束后用醒脉通治疗仪通电治疗。用多功能监护仪监测心电、心律、收缩压、舒张压、平均动脉压、血氧饱和度，并分时段即时记录打印下来；记录癫痫发作时间、能量抑制指数、辅助通气时间、苏醒时间，记录治疗中、治疗后的不良反应，包括肌僵、恶心呕吐、吸痰、嗜睡、术后头痛、肌肉痛。三次治疗记录的平均值计为一个患者的统计资料。用 SPSS12.0 统计软件处理，计量资料用"均数±标准差（±s）"来表示，计量资料分析组间采用单因素方差分析（One－WayANOVA）、组间两两比较采用 q 检验（NK），组内比较采用配对 t 检验，计数资料用卡方检验（X^2），p＜0.05 为显著性差异。对三组患者的心血管反应进行对比，发现芬太尼组和瑞芬太尼组在 MECT 治疗中心血管反应的比较各时段均无差异（$p > 0.05$）。与对照组比较，芬太尼组、瑞芬太尼组在刺激时、刺激后 3 分钟、刺激后 5 分钟 HR、SBP、DBP、MAP 均比对照组低（$p < 0.05$），SpO_2 在治疗中组间变化无差异（$p > 0.05$）；麻醉前后 HR 无区别（$p > 0.05$），刺激时 HR 迅速升高（$p < 0.05$），在刺激后 3 分钟、5 分钟仍高于麻醉前（$p < 0.05$）；所有患者的 SBP、DBP、MAP 麻醉后均低于麻醉前（$p < 0.05$），刺激时 SBP、DBP、MAP 迅速升高（$p < 0.05$），刺激后 3 分钟、5 分钟对照组逐渐下降但仍高于麻醉前（$p < 0.05$），芬太尼组、瑞芬太尼组 3 分钟、5 分钟时则迅速下降与麻醉前无差异（$p > 0.05$），SpO_2 在治疗中组间、组内变化无差异（$p > 0.05$）。三组苏醒时间、辅助通气时间、癫痫发作时间及能量抑制指数变化，芬太尼组、瑞芬太尼组在苏醒时间、辅助通气时间、癫痫发作时间及能量抑制指数变化无差异（$p > 0.05$），与对照组比较，芬太尼组、瑞芬太尼组在苏醒时间、辅助通气时间比对照组长（$p < 0.05$），癫痫发作时间及能量抑制指数变化无差异（$p > 0.05$）。三组苏醒时间、辅助通气时间、癫痫发作时间及能量抑制指数变化，三组治疗中、治疗后不良反应比较无差异（$p > 0.05$）。

在精神科，MECT 治疗是临床常用且有效的治疗措施，但会引起患者明显的心血管反应，心律和血压明显升高是其典型特征。瑞芬太尼是一种合成的新型阿片类药物，是芬太尼家族中的最新成员，具有镇痛作用强、起效快、维持时间短等特点，临床常用于麻醉诱导和维持麻醉。芬太尼是临床常用且比较传统的镇痛药物，起效快、作用强。芬太尼组和瑞芬太尼组与对照组比较，芬太尼组、瑞芬太尼组在刺激时、刺激后 3 分钟、刺激后 5 分钟，HR、SBP、DBP、MAP 均比对照组低，说明两种药物在临床上都可以明显抑制 MECT 治疗中的心血管反应。瑞芬太尼和芬太尼相比，瑞芬太尼能更好地抑制心血管反应，但没有统计学差异。组内比较所有患者，SBP、DBP、MAP 麻醉后均低于麻醉前，是由于注射麻醉药肌松弛、血液再分布引起，HR 不低是应用阿托品的缘故。两种药物对癫痫发作时间、能量抑制指数的影响没有差别，说明对 MECT 治疗的效果无影响，都可以应用于 MECT 治疗。瑞芬太尼和芬太尼的苏醒时间、辅助通气时间都比对照组长，提醒临床中使用时注意呼吸管理，避免呼吸抑制，适当延长辅助通气时间和观察时间。两种药物在 MECT 疗中、疗后不良反应和对照组没有区别，临床报道两种药物的肌僵现象未出现，可能与给药剂量有关。

有报道称当剂量小于 2 微克/千克时不会出现肌僵现象，给药剂量是 1 微克/千克，说明此剂量安全、有效。综上所述，两种药物都可以安全应用于 MECT 治疗，芬太尼便宜一些，经济紧张的患者可考虑使用，瑞芬太尼效果好、作用时间短，可能更适合 MECT 治疗。